GUIA DE SUPLEMENTOS ALIMENTARES PARA ATLETAS

A meu pai
M. D. Gundill

GUIA DE SUPLEMENTOS ALIMENTARES PARA ATLETAS

Frédéric Delavier   Michael Gundill

Manole

Título do original em francês: *Guide des compléments alimentaires pour sportifs*, 1ère édition
Copyright © 2007, Éditions Vigot

Tradução: dr. Marcos Ikeda
Revisão científica: prof. José Peralta
    Nutricionista – Mestre em Ciência dos Alimentos pela FCF – USP
    Coordenador do Curso de Especialização em Nutrição Desportiva & Qualidade de Vida – FEFISA
Editoração eletrônica: Anna Yue
Projeto gráfico: Tauros
Capa: Graph'm
Pesquisa iconográfica: Sophie Lecoq

Créditos das imagens

Fotografias: p. 12 Louie Psihoyos/gettyimages; p. 14 Lori Adalski Peek/gettyimages; p. 15 Brake/Sunset; p. 17 Peter Adams/gettyimages; p. 32 Steve Wrubel/gettyimages; p. 35 à esquerda: Dag Sundberg/gettyimages, à direita: Iata Cannabrava/gettyimages; p. 36 Spencer Rowell/gettyimages; p. 40 Mike Powell/gettyimages; p. 42 Rob Atkins/gettyimages; p. 59 Rex Interstock/Sunset; p. 61 Wallis/Sunset; p. 75 Photo Alto/Sunset; p. 86 GK Hart/Vikki Hart/gettyimages; p. 92 Moulu Philippe/Sunset; p. 93 à esquerda: BSIP/TH Foto, à direita: NHPA/Sunset; p. 94 FLPA/Sunset; p. 95 à esquerda: Animals Animals/Sunset; p. 96 à esquerda: Superbild/Sunset, no canto direito superior: Rex Interstock/Sunset, no canto direito inferior: Harvey Martin/Sunset; p. 97 à esquerda: BSIP/OSF/William Gray, à direita: GL Production/Sunset; p. 98 à esquerda: GL Production/Sunset, à direita: Arthaud/Sunset; p. 109 BSIP/Biophoto Associates; p. 111 à esquerda: Bringard Denis/Sunset, à direita: Jim Cummins/gettyimages; p. 117 Hola Images/gettyimages; p. 118 BSIP/F. Lukassek/Arco; p. 126 Laramie/Sunset; p. 127 BSIP/TH Foto; p. 132 BSIP/Chassenet; p. 133 FLPA/Sunset; p. 138 à esquerda: Laramie/Sunset, à direita: Fichaux Jean-Marc/Sunset.
Todas as outras fotografias: © direitos reservados.

Ilustrações: p. 105 e 110: © Dessins de Vadim Rolland, *Le nouveau précis d'esthétique cosmétique,* Éditions Vigot, 2006.
Todas as outras ilustrações, incluindo a da capa, são de Frédéric Delavier.

Dados Internacionais de Catalogação na Publicação (CIP)
    (Câmara Brasileira do Livro, SP, Brasil)

Delavier, Frédéric
    Guia de suplementos alimentares para atletas /
Frédéric Delavier, Michael Gundill ; [tradução
Marcos Ikeda]. -- Barueri, SP : Manole, 2009.

    Título original: Guide des compléments
alimentaires pour sportifs.
    Bibliografia.
    ISBN 978-85-204-2750-7

    1. Esportistas - Alimentação 2. Suplementos
alimentares I. Gundill, Michael. II. Título.

08-11795   CDD-613.28

    Índices para catálogo sistemático:
    1. Esportistas : Suplementos alimentares :
        Dietética 613.28

Todos os direitos reservados.
Nenhuma parte deste livro poderá ser reproduzida,
por qualquer processo, sem a permissão expressa dos editores.
É proibida a reprodução por xerox.
A Editora Manole é filiada à ABDR – Associação Brasileira de Direitos Reprográficos.

1ª edição brasileira – 2009

Direitos em língua portuguesa adquiridos pela:
Editora Manole Ltda.
Avenida Ceci, 672 – Tamboré
06460-120 – Barueri – SP – Brasil
Fone: (11) 4196-6000
Fax: (11) 4196-6021
www.manole.com.br
info@manole.com.br

Impresso no Brasil
Printed in Brazil

Sumário

PREFÁCIO **11**

A ciência a serviço do esporte 11
Dopagem ou não? 13
Como realizar a escolha certa em função de suas
próprias necessidades? 13
Como consumir os suplementos de maneira correta? 13
Os limites do conhecimento 13

**I. SUPLEMENTOS E EXERCÍCIOS DE LONGA
DURAÇÃO (*ENDURANCE*)** **14**

O PROBLEMA DA DESIDRATAÇÃO 15
HIDRATAÇÃO E REIDRATAÇÃO 15
Force a reidratação 15
Determine o seu nível de hidratação 16
HIDRATAÇÃO E SÓDIO 16
Atenção às perdas de sódio 16
Sódio e desempenho físico 17
Quanto sódio ingerir? 17
O QUE BEBER? 17
Benefícios das bebidas de reidratação 17
Importância da concentração de carboidrato na bebida .18
Estratégias inovadoras que diminuem
a desidratação 18
Teoria da hiper-hidratação 18
Impacto do glicerol 19
Como utilizar o glicerol? 19

CARBOIDRATOS 19
O PAPEL DOS CARBOIDRATOS NO EXERCÍCIO
DE LONGA DURAÇÃO (*ENDURANCE*) 19
Avaliação da necessidade de carboidratos 20
Cuidado com a qualidade de seus carboidratos 20
Adapte os tipos de carboidrato às suas necessidades 21
Como garantir um ótimo estoque de glicogênio
nos músculos? 21
1. Recarga glicídica "imediata" 21
2. Recarga glicídica em 24 horas 21
3. Recarga glicídica ao longo de vários dias 21
As atletas reagem de maneira diferente 22
DEVE-SE CONSUMIR CARBOIDRATOS
IMEDIATAMENTE ANTES DE UM ESFORÇO? 22
Benefícios das bebidas energéticas antes
de um esforço 23

Sinergia da combinação de carboidratos antes
e durante o esforço 23
A ALIMENTAÇÃO ENERGÉTICA DURANTE
O ESFORÇO 24
Carboidratos e sensação de fadiga durante o esforço 24
Tire proveito dos receptores glicídicos 25
Os carboidratos protegem a integridade muscular 25
Quando ingerir carboidratos durante o esforço? 25
Habitue-se progressivamente às bebidas energéticas ... 25
Posologia de uma bebida durante o exercício 26
Benefícios das proteínas como complemento aos
carboidratos durante o esforço 26
1. Aumento do desempenho 26
2. Proteção da integridade muscular 26
3. Aceleração da recuperação 27
Quando o peso se torna uma desvantagem 27
ESTRATÉGIAS DE RECUPERAÇÃO PÓS-ESFORÇO 27
Recuperação a curto prazo 27
Recuperação a longo prazo 28
Aumente a eficácia dos carboidratos 28
Benefícios da combinação carboidratos e proteínas
após o esforço 29
1. O papel da densidade calórica 29
*2. As proteínas permitem uma recuperação
   mais profunda* 29
Benefícios da glutamina 30
Carboidratos e treinamento excessivo (*overtraining*) 30

AS DIETAS RICAS EM GORDURAS 31
O PAPEL DOS LIPÍDIOS NOS EXERCÍCIOS
DE LONGA DURAÇAO 31
Benefícios das gorduras nos exercícios de longa
duração 32
O papel dos triglicerídeos intramusculares 32
COMO RECONSTITUIR AS RESERVAS DE
TRIGLICERÍDEOS INTRAMUSCULARES? 33
Imediatamente após um esforço 33
Três horas mais tarde 33
Nos dias seguintes 33
OS TRIGLICERÍDEOS DE CADEIA MÉDIA (TCM) 33

**OUTROS TIPOS DE SUPLEMENTO PARA EXERCÍCIOS
DE LONGA DURAÇÃO** 34
EFEITO DA CAFEÍNA E SEUS DERIVADOS SOBRE O
DESEMPENHO 34
Mecanismos de ação 34

O desempenho físico em exercícios intensos pode ser
melhorado pela cafeína..35
O café não é tão potente quanto a cafeína.......................35
Dopagem ou não?..35
Como utilizar a cafeína?..35
Efeitos secundários...36
CREATINA PARA EXERCÍCIOS DE LONGA DURAÇÃO?..36
CARNITINA E DESEMPENHO...37
Metabolismo da carnitina...38
Os atletas têm maior necessidade de carnitina?..............38
Efeitos da suplementação de carnitina.............................38
"COQUETÉIS DE OXIGÊNIO"..39
O efeito placebo é forte no atleta.....................................39

II. SUPLEMENTOS PARA A FORÇA E A MASSA MUSCULAR · 40

PROTEÍNAS E MASSA MUSCULAR.....................................41
METABOLISMO DAS PROTEÍNAS.......................................41
No nosso organismo existem duas grandes categorias
de aminoácidos..41
1. Aminoácidos essenciais...41
2. Aminoácidos não-essenciais.......................................41
Para os atletas, surgem duas outras categorias
de aminoácidos..41
1. Aminoácidos condicionalmente essenciais..................41
2. Aminoácidos com propriedades particulares................41
NECESSIDADE DE PROTEÍNAS NA POPULAÇÃO
SEDENTÁRIA..41
Regulação alimentar..42
Regulação pelo esforço...42
OS ATLETAS TÊM MAIOR NECESSIDADE
DE PROTEÍNAS?...42
Avaliação das necessidades protéicas
dos atletas...43
1. Atletas de endurance..43
2. Atletas de força..43
Atividade física e nível sanguíneo de aminoácidos..........43
EXISTE UM CONSUMO IDEAL DE PROTEÍNAS?..............43
AS PROTEÍNAS APRESENTAM EFEITOS NOCIVOS?......44
Proteínas e geração de ácidos...44
Proteínas e massa óssea..44
O que são as proteínas em pó?..44
Problemas cardiovasculares...45
Impacto sobre os rins...45
OS DIFERENTES TIPOS DE PROTEÍNA.............................45
Proteína do soro do leite (*whey protein*)..........................45
Benefícios da proteína do soro do leite............................46
Caseína..46

Proteínas: anabólicas ou anticatabólicas?.........................47
As misturas de *whey protein*/caseína................................48
Colostro...48
Proteína do ovo..49
A mistura de caseína/ovo...49
Proteína de soja...50
Leite ou soja?...50
As particularidades da soja..50
Proteína e testosterona formam um bom par?...................51
AMINOÁCIDOS E MASSA MUSCULAR...........................51
AMINOÁCIDOS E ANABOLISMO.......................................51
Como reforçar a ação anabólica dos aminoácidos?........52
ALIMENTE-SE IMEDIATAMENTE APÓS
UM ESFORÇO...52
Proteínas e/ou carboidratos logo após um esforço
intenso?...53
PODEMOS MISTURAR PROTEÍNAS COM
CARBOIDRATOS?..54
Gainers (hipercalóricos)...54
EXISTEM RAZÕES PARA ENRIQUECERMOS
AS PROTEÍNAS COM AMINOÁCIDOS?............................55
Suplementos de aminoácidos e desempenho...................56
EFEITOS DOS AMINOÁCIDOS ISOLADAMENTE............58
BCAAs..58
1. Metabolismo dos BCAAs...58
2. Ação dos BCAAs...58
3. Exercícios físicos e nível de BCAAs.............................58
4. Benefícios dos BCAAs para os esportes de força........59
5. Benefícios dos BCAAs para o exercício
de endurance..59
6. Como utilizar os BCAAs?...60
Glutamina...60
1. Metabolismo da glutamina..60
2. Mecanismos de ação da glutamina..............................60
3. Exercícios físicos e nível de glutamina.........................60
4. Benefícios da glutamina para o desempenho..............61
5. Como utilizar a glutamina...61
Arginina...62
1. Metabolismo da arginina...62
2. Mecanismos de ação da arginina................................62
3. Exercícios físicos e nível de arginina...........................62
4. Benefícios da arginina para o atleta de força..............62
5. Benefícios da arginina para o atleta
de endurance..63
6. Como explicar os efeitos tão contrastantes
da arginina?..63
7. A arginina como estimulador da secreção de GH........64
8. NO: o paradoxo da arginina...64
9. Como utilizar a arginina..65
L-citrulina...65

Malato de citrulina 65
HMB 65
Carnosina 66
L-tirosina 66
Suplementação e treinamento de força 67
1. Impacto dos carboidratos líquidos sobre a força 67
2. Impacto dos carboidratos sobre a massa
muscular 67

HORMÔNIOS QUE REGULAM NOSSO DESEMPENHO 68
ESTIMULADORES DA SECREÇÃO HORMONAL 69
Hormônios do anabolismo 69
Existem estimuladores (boosters) da secreção de
testosterona? 69
Estimuladores da secreção do hormônio
de crescimento 69
Estimuladores da secreção de IGF 69
Estimuladores da produção de monóxido de
nitrogênio (NO) 70
Estimuladores da secreção de insulina 70
Hormônios do catabolismo 71
Inibidores do cortisol 71
Inibidores da miostatina 71
Inibidores do PTH 72
Inibidores de citocinas 72
GERADORES DE ATP 72
Creatina 73
1. Histórico da creatina 73
2. Como a creatina regula a massa muscular? 73
3. Sinergia treinamento/creatina 73
4. Nem todos respondem à creatina 74
5. Como a creatina produz força? 75
6. Abrangência dos benefícios da creatina 76
7. Atividade física e nível de creatina 76
8. Os atletas têm maior necessidade de creatina? 77
9. A creatina é um suplemento natural? 77
10. A creatina é um produto que dopa ou que mascara
    a dopagem? 77
11. Efeitos secundários da creatina 77
12. A carga de creatina é necessária? 77
13. Como utilizar a creatina 78
Ribose 78
1. Ribose e ATP 78
2. Impacto da ribose sobre o atleta 79
3. Respostas variadas 79
4. Efeitos secundários da ribose 79
5. Como utilizar a ribose? 79
UTP 79
1. Ação do UTP sobre a capacidade de endurance 79
2. Mecanismos de ação do UTP 80

3. Como utilizar o UTP? 80
ATP 80
Inosina 80
Reguladores do pH 80

III. VITAMINAS, MINERAIS, ANTIOXIDANTES, ÁCIDOS GRAXOS ESSENCIAIS E "BIÓTICOS"　82

VITAMINAS E MINERAIS, PARA QUÊ? 83
ALGUMAS LIÇÕES EXTRAÍDAS DO ESTUDO
SU.VI.MAX 83
OS LIMITES DO SU.VI.MAX 83
Aporte micronutricional dos atletas 83
ATIVIDADE FÍSICA E PERDA DE
MICRONUTRIENTES 84

EFEITOS DOS SUPLEMENTOS POLIVITAMÍNICOS/
MINERAIS SOBRE O DESEMPENHO 84
A PROBLEMÁTICA DO FERRO 85
Alternativas à suplementação direta de ferro 85

ANTIOXIDANTES: INDISPENSÁVEIS, INÚTEIS
OU CONTRAPRODUTIVOS? 86
As duas classes de antioxidantes 86
ATIVIDADE FÍSICA E NÍVEL DE ANTIOXIDANTES 86
BENEFÍCIOS DA SUPLEMENTAÇÃO 87
QUANDO OS ANTIOXIDANTES SE VOLTAM
CONTRA VOCÊ 87

ÁCIDOS GRAXOS ESSENCIAIS 88
DESEQUILÍBRIOS SIGNIFICATIVOS 88
ESPORTE E ÁCIDOS GRAXOS ESSENCIAIS 88
CLA 89

PROBIÓTICOS E PREBIÓTICOS 89
BENEFÍCIOS DOS "BIÓTICOS" PARA O ATLETA 89

IV. PLANTAS E "ADAPTÓGENOS"　90

SUPLEMENTOS 91
DERIVADOS DE PRODUTOS VEGETAIS 91
Ginseng coreano (*Panax ginseng*) 91
Nem todos os tipos de ginseng são equivalentes 91
Efeitos secundários do ginseng 92
Eleuterococo (*Eleutherococcus senticosus*) 92
Problemas ligados aos suplementos vegetais 92
Guaraná (*Paullinia cupana*) 93
Definição de adaptógeno 93

Tríbulo terrestre (*Tribulus terrestris*) 93
Rodiola (*Rhodiola rosea*) 94
Cordyceps chinês (*Cordyceps sinensis*) 94
Ginkgo (*Ginkgo biloba*) 94
Feno-grego (*Trigonella foenum-graecum*) 95
Arnica (*Arnica montana*) 95
L-teanina 96
Equinácea (*Echinacea angustifolia*) 96
Atenção à interação com medicamentos 97
Maca (*Lepidium meyenii*) 97
Sabal (*Serenoa repens*) 97
Ácido acético 97
Cúrcuma (*Curcuma longa*) 97
DERIVADOS DE PRODUTOS DA APICULTURA 98
Mel 98
Pólen 98
Geléia real 98
Própolis 98

V. SUPLEMENTOS DE "PROTEÇÃO" DO ATLETA — 100

O ESPORTE É NECESSARIAMENTE BOM PARA A SAÚDE? 101
AS OITO FACETAS DA RECUPERAÇÃO 101
1. Recuperação hídrica 101
2. Recuperação energética 101
3. Recuperação de micronutrientes 101
4. Recuperação imunológica 102
5. Recuperação endócrina 102
6. Recuperação muscular 102
7. Recuperação "articular" 102
8. Recuperação nervosa 102

PARA EVITAR PROBLEMAS EVENTUAIS 103
SUPLEMENTOS ANTICÂIMBRAS 103
A desidratação desencadeia câimbras? 103
Sódio e câimbras 103
Creatina e câimbras 104
EXERCÍCIO E IMUNOSSUPRESSÃO 104
O papel dos carboidratos 104
O papel das proteínas 105
Outros suplementos 105
ALTERAÇÕES DO CICLO MENSTRUAL 105
ALTERAÇÕES DO APARELHO DIGESTÓRIO 105
Problemas intestinais 105
1. Origem desses problemas 106
2. Benefícios de uma suplementação 107
Reduzir a incidência das "pontadas" 107

Boca seca 108
Náusea 109
Refluxo gastroesofágico (RGE) 109
PROBLEMAS CARDÍACOS 109
Fadiga cardíaca 109
Danos cardíacos 109
PROBLEMAS DE CONDICIONAMENTO SANGUÍNEO 109
Aumento da viscosidade do sangue 110
Suplementos que podem ajudar a reduzir a viscosidade do sangue 110
Existe atleta com anemia? 110
RINS E PROTEINÚRIA 111
PROBLEMAS DAS VIAS RESPIRATÓRIAS 111
Incidência de broncoconstrição 111
O papel primordial do aquecimento 113
Benefícios da suplementação 113
CEFALÉIA 113
DOR E FADIGA NOS MEMBROS 114
O que são a dor e a fadiga nos membros? 114
1. Presença do ácido lático 114
2. Presença de microlesões 115
Sensações enganosas 115
Ação protetora das proteínas 115
Avaliação de outros suplementos 115
PREVENÇÃO DE PROBLEMAS ARTICULARES 116
Exemplos de sobrecarga articular 116
Glicosamina 117
1. O que é glicosamina? 117
2. Mecanismos de ação da glicosamina 117
3. Avaliação científica da eficácia da glicosamina 117
4. Os benefícios da glicosamina para o atleta são apenas especulações 118
5. Como utilizar a glicosamina? 118
Condroitina 119
MSM 119
Gelatina de origem animal 120
Ácidos graxos 120
Ácidos graxos acetilados 120
Cremes termoterapêuticos 121
Silício 121
Outros suplementos apresentados como protetores articulares 121
PREVENÇÃO DE LESÕES MUSCULARES 122
PRESERVE SUA ESTRUTURA ÓSSEA 122

VI. SUPLEMENTOS EMAGRECEDORES — 124

RETORNO À REALIDADE 125

TODOS OS REGIMES FUNCIONAM – SÓ NO INÍCIO 125
A DUPLA DA ELIMINAÇÃO DE GORDURA 125

PERDA DE PESO 126
LUTE CONTRA OS SEIS PROBLEMAS LIGADOS
AO REGIME 126
1. Diminuição do metabolismo 126
2. Utilização reduzida de gorduras 126
3. Aumento do apetite.. 126
4. Perda de massa magra 126
5. Desequilíbrio acidobásico 126
6. Problemas cardiovasculares 127
SUPLEMENTOS TERMOGÊNICOS ESTIMULANTES 127
Cafeína 127
Erva-mate 128
Chá verde 128
Citrus aurantium (flor de laranja amarga) 128
Forscolina 129
Ioimbina para agir sobre as "zonas difíceis" 129
SUPLEMENTOS "TERMOGÊNICOS"
NÃO-ESTIMULANTES 130
Cálcio 130
Eficácia real do cálcio 131
Cálcio e perda óssea 131
Guggulsterona 131
Fosfatos inorgânicos 131
O PAPEL DA L-CARNITINA NA PERDA DE GORDURA .. 132
ÁCIDOS GRAXOS ESSENCIAIS 133
CLA 133
O PAPEL DOS ANTIOXIDANTES NA PERDA
DE GORDURA 133

Vitamina C 133
Naringina 134
REDUTORES DE APETITE 134
Aspartame 134
Aspartame e apetite 134
HCA 135
Hoodia gordonii 135
Vinagre 136
Nicotina 136
FIBRAS 136
Frutooligossacarídeos (FOS) 136
Glucomanano 136
Goma guar 137
REDUTORES DA ABSORÇÃO CALÓRICA 137
BLOQUEADORES DA ABSORÇÃO DE GORDURAS........ 137
Quitosana 137
Cálcio 137
Chá verde 138
BLOQUEADORES E DESACELERADORES
DA ABSORÇÃO DE AÇÚCARES................................. 138
Nopal 138
Phaseolus vulgaris L. 138
Gymnema 138
CREMES DE AÇÃO LOCAL 139
SUBSTITUTOS DE REFEIÇÕES 139
Faça a escolha certa 140

ÍNDICE REMISSIVO   **141**

REFERÊNCIAS   **146**

Nota do revisor

Melvin H. Williams, um dos maiores pesquisadores do mundo na área de nutrição esportiva na atualidade, escreveu: "as recomendações para uma alimentação saudável, ou seja, aquelas que promovem o melhor estado nutricional, são as mesmas que possibilitam o melhor desempenho físico". Na minha atuação profissional, defendo firmemente esse conceito.

Não se pode fechar os olhos ao avanço da tecnologia e simplesmente ir contra o consumo dos novos produtos pelo simples fato de haver um desconhecimento em relação a suas propriedades. O consumo de suplementos nutricionais em determinadas circunstâncias realmente pode contribuir para a melhora do desempenho esportivo ou nas mudanças da composição corporal.

Contudo, a literatura faz recomendações para o cuidado que os profissionais devem ter quanto à prescrição de suplementos nutricionais para os atletas ou esportistas, principalmente pelo fato de poderem conter substâncias proibidas não declaradas no rótulo ou até mesmo não possuir a composição centesimal prometida. Porém, ainda é pouca a informação para nós, nutricionistas, sobre estes dados que deveriam ser amplamente divulgados pelos fabricantes ou importadores. Os dados referidos não correspondem apenas à "informação nutricional" que já aparece nos rótulos das embalagens, mas também aos resultados de análises dos produtos realizadas sob supervisão de órgãos fiscalizadores competentes, atestando a veracidade da informação apresentada nos rótulos.

A indicação para o consumo de suplementos nutricionais deverá respeitar os resultados da avaliação do consumo alimentar, assim como as características individuais do atleta ou esportista – dados estes que serão obtidos na consulta com seu nutricionista.

Assim, propriedades miraculosas ou mágicas são uma constante no mundo comercial dos suplementos nutricionais para atletas. Embora haja muitas pesquisas em relação a esse assunto, ainda podem ser encontradas muitas informações controversas, inclusive a falta de consenso na comunidade científica em relação a diversos tópicos deste tema da nutrição esportiva.

Prof. José Peralta – Nutricionista

Prefácio

O uso de suplementos alimentares vem aumentando no universo do esporte, e as estatísticas mostram que os atletas de alto nível são os maiores consumidores. Estudos realizados com atletas canadenses que participaram dos Jogos Olímpicos de Atlanta em 1996, por exemplo, mostram que 69% deles utilizavam suplementos nutricionais. Esse valor aumentou para 74% nos jogos de Sidney no ano 2000 (**Huang**, 2006). É provável que essa proporção tenha aumentado ainda mais durante os últimos jogos. Parece lógico que esse consumo relativamente alto também ocorra entre os esportistas não-profissionais. Infelizmente, a maioria destes escolhe com freqüência os suplementos por meio de boatos, pois, ao contrário dos atletas profissionais, não recebem aconselhamento científico.

As motivações também são diferentes de acordo com cada atleta. Quando jovens, eles contam com os suplementos para melhorar seu desempenho. Por outro lado, para mais de 60% dos atletas **master** de nível mundial que utilizam suplementos, o objetivo é principalmente a "saúde" (**Striegel**, 2006).

Essa realidade nos levou a redigir esta obra, cujo objetivo é ajudar os atletas a realizar as escolhas certas em matéria de suplementação. Quando descobrimos o mundo dos suplementos alimentares, a enorme oferta de produtos é, sobretudo, fonte de confusão. Alguns suplementos produzem benefícios comprovados cientificamente, mas não é esse o caso de todos – muitos são produtos da moda. Substâncias cuja inatividade foi comprovada continuam disponíveis no mercado. Tentaremos ajudá-lo, nesse labirinto de caixas, cápsulas, ampolas, comprimidos e pós, a determinar o que funciona e o que não funciona, e a se adaptar a seus próprios objetivos.

A ciência a serviço do esporte

Para isso, nós nos basearemos em pesquisas médicas publicadas em revistas cientificamente reconhecidas. De fato, trata-se de um setor de pesquisa que se desenvolve cada vez mais em paralelo à expansão do mercado desses produtos. Apesar de se apoiar sobre uma base científica sólida, esta obra pretende ser prática e de utilização simples. Ainda assim, foram feitas referências aos problemas e aos limites da pesquisa científica no domínio dos suplementos alimentares. Por isso, os exemplos citados de usuários são relativamente limitados. Os estudos geralmente não são de longo prazo e, com bastante freqüência, são financiados pelos produtores ou vendedores de suplementos. Isso não significa, contudo, que os resultados desses estudos devam ser sistematicamente rejeitados por não serem de confiança. Ao contrário, uma boa quantidade deles demonstra a ineficácia ou os limites de muitos suplementos.

Também é normal que os fabricantes de suplementos realizem pesquisas sobre a eficácia e o modo de ação de seus produtos. Se não as fizessem, nós os criticaríamos. Mas é lamentável que numerosos suplementos sejam colocados no mercado sem estudos prévios em seres humanos. As extrapolações feitas a partir de experimentos com animais ou de especulações da medicina dita "tradicional" são muitas.

Outros estudos são financiados por órgãos como agências aeroespaciais, que buscam meios de otimizar o desempenho de seus astronautas para lutar contra a atrofia e a perda de força constatadas no espaço. Os militares também são outra fonte de informações científicas, na medida em que publicam seus resultados. Como os atletas, os militares são grandes consumidores de suplementos alimentares. Por exemplo, na unidade de elite da marinha norte-americana, 78% dos militares interrogados declararam utilizar suplementos alimentares regularmente (**Goforth**, 1998). As razões são as mesmas que as dos atletas. Em 50% dos casos, o objetivo é aumentar a massa muscular, a força e a potência. Em seguida, vêm a necessidade de energia e a vontade de melhorar a saúde.

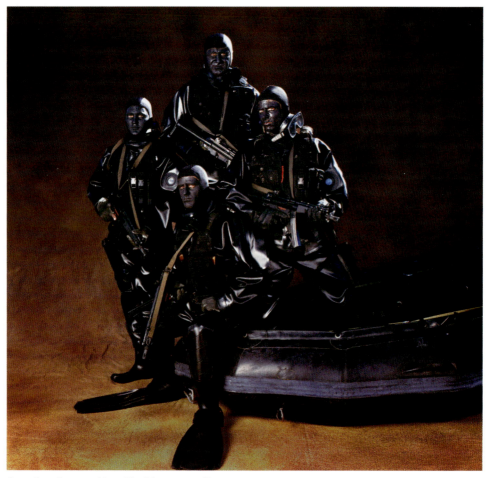

O uso de suplementos é bem difundido entre os militares.

Dopagem ou não?

O uso de suplementos é freqüentemente associado à dopagem. Em primeiro lugar, é necessário definir o que é a dopagem. Uma definição muito simples de dopagem seria: "utilização de hormônios ou de substâncias que atuam como hormônios com o objetivo de melhorar o desempenho". Os suplementos alimentares mencionados nesta obra não têm qualquer relação com hormônios. Trata-se de substâncias que encontramos geralmente na alimentação e que foram concentradas para melhorar seus efeitos. Por essa razão, veremos que, em alguns casos, a fronteira nem sempre é bem definida.

Como realizar a escolha certa em função de suas próprias necessidades?

A primeira coisa a ser feita é determinar quais são as qualidades físicas exigidas pela sua atividade esportiva (resistência, força, rapidez etc.). Entre essas qualidades, é necessário estabelecer quais são as que constituem o fator limitante de seu desempenho (pode ser falta de resistência, de força, de potência etc.). Depois que esses parâmetros forem bem definidos, será mais fácil para você estabelecer a escolha do ou dos suplementos alimentares que lhe convêm melhor e que o ajudarão a progredir mais. O objetivo é oferecer a possibilidade de ultrapassar os obstáculos que retardam sua progressão.

Como consumir os suplementos de maneira correta?

Uma vez feita a seleção de seu ou de seus suplementos, é conveniente consumi-los de maneira correta para otimizar os efeitos. A prudência deve ser constante. Nunca se deve alterar bruscamente a alimentação ou introduzir de súbito uma dose excessiva de um suplemento. As alterações devem ser realizadas com cuidado e de maneira gradual[1]. Além disso, pesquisas mostram que o momento do consumo é um fator determinante para a eficácia dos suplementos alimentares. Para favorecer a recuperação energética e muscular, por exemplo, os suplementos de regeneração devem ser consumidos o mais cedo possível após o término do esforço. Uma espera prolongada diminui seu impacto positivo.

Os limites do conhecimento

Infelizmente, a ciência não responde a todas as interrogações que o atleta pode fazer. Por exemplo, uma questão que é completamente ignorada refere-se à duração ideal do tempo de consumo de um suplemento. Sobre esse ponto, os atletas são deixados a agir por conta própria. Por essa razão, é conveniente ter bom-senso[2]. Enquanto um suplemento continuar a produzir o efeito desejado ou enquanto a necessidade ainda se fizer presente, não existe realmente uma razão para interromper seu consumo[3]. Por outro lado, se o efeito benéfico aparentemente diminuir ou se você parar o treinamento, não se mostra útil continuar com o uso do suplemento. O custo da suplementação representa outro parâmetro que deve ser levado em consideração.

---

[1]   N.R.: Consideramos essa condição uma regra de ouro que, infelizmente, é ignorada com freqüência.

[2]   N.R.: Recomenda-se consultar um nutricionista ou médico antes de se fazer uso de suplementos alimentares.

[3]   N.R.: A não ser que o suplemento origine algum comprometimento de qualquer função orgânica.

SUPLEMENTOS E EXERCÍCIOS DE LONGA DURAÇÃO (*ENDURANCE*)

A suplementação dos atletas de *endurance* deve responder a uma tripla preocupação:
- Prevenir problemas graves como a desidratação.
- Otimizar o desempenho imediato.
- Favorecer a recuperação.

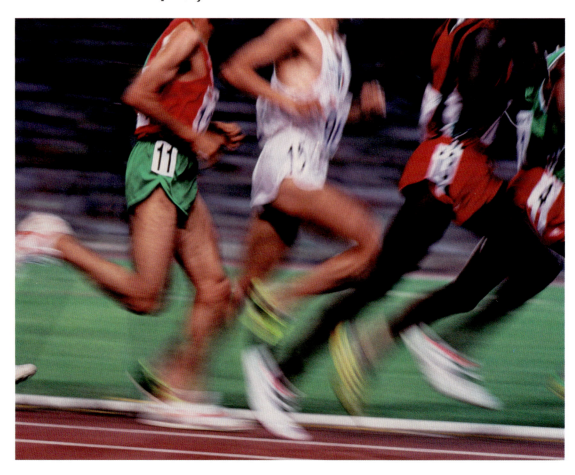

O problema da desidratação

Quanto mais intenso for o trabalho muscular, maior a quantidade de calor que geramos. A melhor maneira para o nosso corpo eliminar esse calor é por meio da transpiração. Um atleta pode facilmente transpirar um litro por hora (1 L/h). Porém, esse valor pode chegar a até 3 L/h em condições extremas.

A desidratação produz efeitos imediatos, não somente sobre o desempenho do atleta, mas também sobre sua saúde. Apesar de nosso corpo ser composto por aproximadamente 60% de água, ele quase não possui reservas hídricas que possam ser utilizadas sem alguma conseqüência. Toda perda de água causada por uma transpiração abundante desencadeará imediatamente um déficit hídrico. Isso contrasta com as reservas energéticas que nosso corpo armazena de maneira abundante sob a forma de tecido adiposo ou de glicogênio.

▶ **Desidratação = Fadiga inútil**

Essas perdas de líquido desencadeiam uma diminuição do volume plasmático (parte líquida do sangue). Cada batimento cardíaco desloca conseqüentemente um menor volume de sangue, e a eficiência do coração diminui. Ele é obrigado a bater mais rápido para irrigar de modo conveniente os tecidos. Como essa compensação é apenas parcial, o fluxo sanguíneo nos músculos acaba sendo reduzido, o que se traduz por uma menor entrada de oxigênio e uma eliminação menos eficaz de produtos metabólicos gerados pelas contrações repetidas. Os músculos ficam asfixiados e apresentam dificuldade de funcionar de modo aeróbio; por causa dessas dificuldades metabólicas, a temperatura corporal aumenta. Todas essas anomalias fisiológicas são traduzidas rapidamente pela fadiga, que se torna mais evidente quando a perda de peso corporal fica em torno de 2%.

Os atletas de alto nível apresentam um volume plasmático de 20 a 30% superior à média, o que constitui uma barreira de defesa suplementar contra a desidratação. **Laursen** (2006) demonstrou também que os triatletas de alto nível suportam bem uma perda de peso de 3%. Por isso, os esportistas amadores são alertados a não agir como os superastros, que suportam melhor que os outros a desidratação.

HIDRATAÇÃO E REIDRATAÇÃO

Force a reidratação

Ao contrário de animais como os camelos, que possuem uma excelente capacidade de beber o equivalente ao que eliminam, o homem tende a compensar apenas metade de suas perdas hídricas a curto prazo, a não ser que ele force essa compensação.

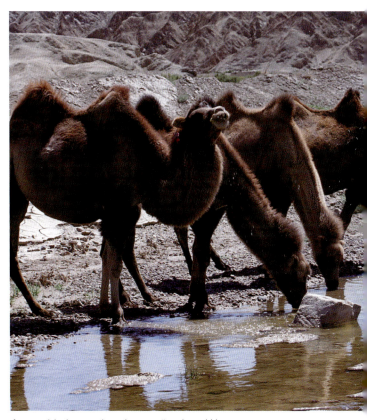

Ao contrário dos camelos, o homem não sabe se hidratar corretamente.

Em teoria, o atleta deveria compensar suas perdas hídricas o mais disciplinadamente possível durante um esforço. Na prática, isso raramente acontece. De fato, se é relativamente fácil perder 1 L de água em uma hora, é extremamente raro que um atleta beba mais de 0,5 L/h durante um esforço. As quantidades efetivamente constatadas aproximam-se de 200 a 300 mL/h. Esse nível parece, de qualquer modo, corresponder à capacidade máxima do aparelho digestório de assimilar sem problemas todo esse líquido. Uma ingestão de mais de 800 mL/h tem maior probabilidade de causar problemas gastrointestinais.

Determine o seu nível de hidratação

Você pode avaliar o seu nível de desidratação. Os principais indicadores são citados a seguir:

▶ Observe se você apresenta tendência a transpirar muito ou não.

▶ Experimentando um pouco de seu suor, você poderá avaliar se ele está muito salgado ou não. Em caso afirmativo, será necessário estar atento à ingestão de sódio (ver adiante).

▶ Avalie também suas variações de peso durante o esforço. Verifique o seu peso imediatamente antes do esforço e imediatamente após. Não se esqueça de adicionar ao peso anterior ao esforço a quantidade de água que você irá ingerir durante o exercício. Se seu peso variar mais de 2% (aproximadamente 1,5 a 2 kg para um homem [de 75 kg]), é muito importante controlar a hidratação.

▶ Freqüentemente, recomenda-se a prática do controle da cor da urina como indicador. Uma urina clara é sinônimo de boa hidratação, embora essa prática tenha sido questionada (**Kovacs**, 1999). Convém explorá-la com prudência.

▶ Estudos mostram que a desidratação é mais relevante se um esforço for realizado de manhã do que à tarde. Essa diferença poderia ser explicada por uma condição hormonal mais favorável à perda hídrica pela manhã.

> ### Uma boa hidratação
> ### = Melhoria do desempenho

Atualmente, a necessidade de uma boa hidratação durante o esforço é universalmente reconhecida. No entanto, trata-se de uma noção recente no mundo esportivo. Até a década de 1970, recomendava-se ao atleta que ele evitasse beber durante um esforço. Paradoxalmente, estudos militares haviam demonstrado há anos que era necessário beber durante um esforço, sobretudo quando o tempo está quente. Atualmente, essa noção não é mais questionada, como provam as pesquisas descritas a seguir.

Em um ambiente a 31°C, atletas de *endurance* tiveram de pedalar cinqüenta minutos a 80% de seu VO$_2$máx. antes de realizar uma prova final o mais rapidamente possível (**Below**, 1995). Quando os indivíduos puderam beber uma grande quantidade de água (1,3 L) durante o esforço, o tempo necessário para a prova final foi reduzido em 6% em relação a uma ingestão de líquido de apenas 200 mL.

Mesmo a uma temperatura de 21°C, a ingestão de água pode fazer a diferença. Atletas treinados tiveram de pedalar duas horas a 69% de seu VO$_2$máx. antes de realizar o esforço mais longo possível a 90% de sua capacidade. Com a ingestão de uma quantidade suficiente de água para compensar suas perdas hídricas, o desempenho máximo foi prolongado em dois minutos e trinta segundos em relação ao realizado na ausência de qualquer hidratação (**McConell**, 1997).

Atletas treinados puderam ingerir ou não água destilada durante um exercício com bicicleta com duração de duas horas realizado a 67% de seu VO$_2$ máx. (**Hargreaves**, 1996). A temperatura ambiente era de 20°C. Em virtude do consumo hídrico, a elevação da freqüência cardíaca e da temperatura corporal foi menor do que quando eles não puderam beber. A utilização do glicogênio muscular diminuiu 16% e a elevação plasmática de lactato foi atenuada. Essas diferenças denotam uma melhor capacidade de manutenção de canais energéticos aeróbios – e, como consequência, melhora do desempenho – em razão de uma boa hidratação.

Cleary (2005) demonstra que o catabolismo muscular é intensificado pela desidratação. Esta, de fato, não apenas reduz o desempenho, mas também prolonga o tempo necessário para a recuperação. Veremos, no capítulo V, que numerosos problemas de saúde que afetam os atletas são acentuados pela desidratação.

HIDRATAÇÃO E SÓDIO

Atenção às perdas de sódio

O suor não é composto apenas por água, ele é rico em sódio, cuja perda deve ser compensada sobretudo pelos esportistas iniciantes, pois esse mineral é indispensável para o bom andamento da contração muscular. As pesquisas mostram que, quanto maior for o nível de treinamento do atleta, menos o seu suor será rico em sódio. Trata-se de um mecanismo de proteção do corpo. De qualquer modo, essas perdas podem continuar sendo importantes. **Nós eliminamos de 1 a 4 g de sódio por litro de suor**. Por exemplo, após um jogo de futebol realizado a uma temperatura ambiente de 24 a 29°C, jogadores profissionais transpiram o equivalente a 6 g de sal e 2 L de água (**Maughan**, 2004). Mesmo no tempo frio (5°C), a perda de sal dos jogadores de futebol ultrapassa 4 g. A transpiração permanece elevada, ultrapassando, em média, 1,5 L e, em determinados jogadores, as perdas chegam a 3 L. Portanto, não é apenas em decorrência do calor intenso que os problemas de desidratação podem ocorrer.

Durante esforços de curta duração, as perdas de sódio apresentam pouca chance de causar problemas graves de saúde, mas, **nas provas com duração superior a quatro horas, patologias graves decorrentes da falta de sódio podem aparecer** em atletas que não ingerirem água (**Sharp**, 2006)[1].

O fato de ingerir água não compensa a perda de sal que ocorre pelo suor e também pela urina. Em termos científicos, dizemos que a água abaixa a pressão osmótica do organismo, pois ela é uma solução hipotônica (que apresenta concentração de íons minerais como sódio, cloro e potássio inferior à do sangue). Uma bebida é denominada isotônica quando sua concentração de sódio encontra-se entre 290 e 300 mOsm/L. Ela corresponde ao nível de sódio no plasma. Acima dessa concentração, a solução é denominada hipertônica.

Essa diluição do sódio produz um primeiro efeito secundário: ela corta a sede. Isso explica, em parte, a razão pela qual muitos atletas se desidratam sem ter consciência disso. O objetivo é parar imediatamente essa diluição muito perigosa para o corpo.

Sódio e desempenho físico

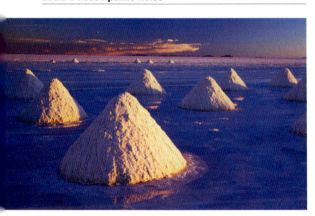

O sal é um nutriente fundamental para os atletas.

O estudo de **Weschler** (2006) ilustra perfeitamente os problemas da perda hídrica e de sódio durante um esforço. Ciclistas treinados pedalaram a 55% do VO_2 máx. durante três horas a uma temperatura ambiente de 34°C. Durante esse esforço, ingeriram um volume de água equivalente à quantidade de suor eliminado. Num grupo, a água foi enriquecida com sal (1 g de sal por litro); no outro, a água era destilada (não contendo sal). No grupo privado de sódio, seis dos dez atletas não conseguiram ir até o final das 3 horas; no grupo sódio, somente quatro não conseguiram terminar. A velocidade de diminuição do sódio plasmático foi 2,5 vezes mais rápida no grupo água destilada que no grupo sódio. Weschler mostra que **existe uma correlação inversa entre o desempenho e a velocidade de diminuição de sódio no sangue**. Quanto mais significativa for esta última, mais modesto é o desempenho. Água pura não é recomendada nesse caso porque desencadeia a perda de sal. A ingestão de sódio favorece o desempenho quando esforços prolongados são efetuados no tempo quente.

Quanto sódio ingerir?

Recomenda-se 1,7 a 2,9 g de sal por litro na bebida energética. No entanto, existe uma tolerância máxima para cada indivíduo: o sal altera o sabor da bebida e a torna desagradável para consumo, sobretudo durante um esforço.

Os tabletes de sal não são aconselhados porque podem causar problemas gastrointestinais. Outro problema relacionado a um consumo excessivo de sódio durante a reidratação é que a eliminação de potássio pela urina é muito acelerada (**Shirreffs**, 1998). Um excesso de sódio poderia favorecer a desidratação em vez de preveni-la, porque uma bebida muito hipertônica acelera a evacuação de líquido intracelular em direção ao plasma.

O QUE BEBER?

Benefícios das bebidas de reidratação

As bebidas de reidratação propiciam múltiplos benefícios:
▶ Atuam contra a diminuição do volume sanguíneo.

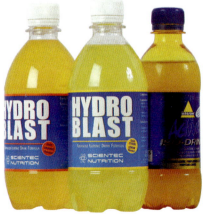

Bebidas de reidratação: as melhores amigas dos atletas de endurance.

---

[1] N.R.: Outros estudos contestam esses dados:
Speedy DB, Thompson JM, Rodgers I, et al. *Oral salt supplementation during ultradistance exercise*. Clinical Journal of Sport Medicine 2002; 12:279-84.
Hewbutler TD, Sharwood K, Collins M, Speedy D, Noakes T. *Sodium supplementation is not required to maintain serum sodium concentrations during an ironman triathlon*. British Journal of Sports Medicine 2006; 40:255-9.

- Combatem a elevação da temperatura corporal.
- Fornecem combustível aos músculos.
- Retardam o aparecimento da fadiga.

Em outros termos, elas protegem o atleta contra a desidratação e, ao mesmo tempo, melhoram o seu desempenho.

Como o atleta tende a não se hidratar suficientemente, as bebidas de reidratação devem favorecer a vontade de beber. Os fabricantes de bebidas esportivas fazem de tudo para que seus produtos possuam um sabor agradável. Isso aumenta a quantidade de líquido ingerido em comparação com a água quando o atleta estiver livre para beber à vontade (**Johnson**, 1988).

Importância da concentração de carboidrato na bebida

A adição de carboidratos, até uma concentração de 6%, tende a favorecer a reidratação, acelerando a absorção de líquidos. Além desse limite, o conteúdo de açúcar vai desacelerar a reidratação. É por isso que as bebidas de reidratação apresentam uma concentração nitidamente menor de carboidratos do que as bebidas energéticas. Além disso, uma concentração maior do que aproximadamente 10% de açúcar aumenta a probabilidade de ocorrência de problemas gastrointestinais durante o exercício. Como informação adicional, os refrigerantes que encontramos atualmente no comércio contêm de 10 a 12% de açúcar. Se você realmente quiser utilizá-los durante um esforço, deve diluí-los adicionando água.

A porcentagem de carboidratos deve, portanto, estar claramente indicada na embalagem para que você saiba realmente qual tipo de bebida está consumindo.

Teoricamente, os carboidratos importantes durante um esforço são os polímeros de glicose ou maltodextrina. Eles possuem a melhor capacidade de aumentar a absorção de água e açúcar pelo intestino. No entanto, eles são nitidamente mais caros que o açúcar de mesa (sacarose), que é composto por glicose e frutose. Em relação ao desempenho, a sacarose parece ser igual à glicose, mas do ponto de vista da relação qualidade/preço, a sacarose é claramente a vencedora[2].

Portanto, é fácil confeccionar sua própria bebida de reidratação com açúcar de mesa[3], sal e um xarope para dar um sabor agradável. É necessário respeitar as dosagens de sal e de carboidrato que mencionamos, adaptando-as ao máximo às suas necessidades.

---

[2] N.R.: Se fosse considerado apenas o preço, a sacarose teria claramente maior vantagem, porém, outros fatores devem ser avaliados, como a osmolaridade resultante na bebida.

[3] N.R.: O uso de sacarose nas bebidas pode originar maiores desconfortos. Nesse caso, aconselha-se utilizar a maltodextrina.

Estratégias inovadoras que diminuem a desidratação

A temperatura da bebida parece ter um papel tanto fisiológico quanto psicológico. Assim, num ambiente a 35°C, indivíduos treinados que tiveram de pedalar o maior tempo possível a 65% de sua capacidade aumentaram seu desempenho em 12% quando receberam uma bebida fria (4°C) em comparação a quando beberam outra morna (19°C) (**Mundel**, 2006 b). Seu consumo hídrico aumentou quase 1/3 com a bebida fria. O aumento de sua temperatura corporal, assim como o aumento do ritmo cardíaco, diminuiu em relação à bebida com maior temperatura.

Em relação aos esforços que têm de prosseguir ao longo de dias de tempo quente, pesquisas realizadas pelo exército norte-americano sugerem uma estratégia inovadora para lutar contra a desidratação (**Flakoll**, 2004). Imediatamente após os exercícios, os soldados em manobra tiveram que tomar um placebo ou uma suplementação oral de 10 g de proteínas + 8 g de carboidratos + 3 g de gorduras durante 54 dias. Esse período de manobra muito intensa incluía longas marchas e exercícios de força.

No grupo que recebeu proteínas + carboidratos + gorduras, a incidência de desidratação foi reduzida em 83% quando comparada ao grupo placebo. A princípio, poderíamos questionar o porquê. Os autores explicam esse fenômeno por uma melhor recuperação física dos militares que tomaram o suplemento. Ao se recuperarem melhor dos esforços da véspera, eles eram mais capazes de lutar contra a desidratação. Ao contrário, a má recuperação dos soldados do grupo placebo intensificava a desidratação durante as provas dos dias seguintes.

Teoria da hiper-hidratação

Considerando-se as perdas de água inevitáveis que ocorrem durante um esforço, o ideal seria constituir uma "reserva" hídrica corporal um pouco antes do treinamento. Nosso primeiro reflexo seria ingerir líquido abundantemente antes de começar. Infelizmente, quando isso ocorre, em alguns minutos o excedente de água que acabamos de absorver já está na bexiga e isso é mais incômodo do que qualquer outra coisa durante um esforço.

De fato, a velocidade com que a bexiga é preenchida está intimamente ligada ao consumo hídrico. Quanto maior ele for, mais rapidamente a bexiga se encherá. Mesmo quando o corpo começa a desidratar, não ocorre compensação equivalente à velocidade de enchimento da bexiga. É por essa razão que **beber água pode precipitar uma desidratação já instalada**. O líquido que acabamos de ingerir não teve tempo para deixar o aparelho digestório e a velocidade de enchimento da bexiga já se acelera, retirando do sangue a água que faz falta.

Ingerir líquido em excesso antes de começar não constitui a solução ideal, mesmo que no tempo quente não devamos começar já desidratados. Se desejarmos compensar as perdas hídricas com água, será necessário ingerir o equivalente a cerca de 150% das perdas para compensar também a eliminação pela urina; no entanto, durante um esforço, isso é quase impossível. Portanto, é necessário assegurar a otimização da retenção dessa água. É um dos papéis da adição de sódio. É também por essa razão que alguns atletas utilizam o glicerol.

Impacto do glicerol

A fim de reduzir as perdas urinárias, os pesquisadores testaram os efeitos do glicerol. Ele impede momentaneamente que os rins eliminem água, que não passa mais para a bexiga e é estocada em excesso no corpo. Na prática, o glicerol duplica a retenção hídrica em comparação à ingestão exclusiva de água.

Essa retenção temporária de água supostamente conduz a um melhor desempenho, sobretudo quando o tempo está quente. É o que mostra o estudo realizado por **Anderson** (2001). Ciclistas treinados pedalaram durante noventa minutos a uma temperatura ambiente de 35°C. Duas horas antes da partida, eles beberam exclusivamente água ou água + 1 g de glicerol por kg de peso corporal. No grupo que consumiu glicerol, as perdas urinárias antes da partida foram reduzidas em 25%. Durante a prova, o ritmo cardíaco e a temperatura corporal permaneceram mais baixos nesse mesmo grupo. O desempenho apresentou uma melhoria de 5%. Outros estudos não mostram benefícios tão evidentes pelo consumo de glicerol. Portanto, não se trata de um suplemento miraculoso para lutar contra a desidratação, mas se esta for realmente a problemática, o glicerol provavelmente representa uma estratégia a ser experimentada.

> **Antes de tomar glicerol, verifique se não existem contra-indicações como hipertensão arterial.**

Como utilizar o glicerol?

Nas duas horas que precedem a prova, recomenda-se ingerir 1 g de glicerol por kg do peso corporal, misturado com aproximadamente 1,5 L de água e dividindo a bebida ao longo do tempo. No entanto, não se deve começar com esse procedimento. O glicerol é um líquido xaroposo com um gosto bem doce; não possui um sabor muito agradável. Quando não estamos habituados, a dose de glicerol pode irritar o aparelho digestório, causar um certo mal-estar e até mesmo cefaléia.

Esses efeitos secundários, em razão de uma ingestão súbita sem preparação prévia, explicam provavelmente por que tantos estudos não são capazes de demonstrar os benefícios da suplementação de glicerol. Inicie com uma ou duas colheres de café misturadas na água. Adicione uma colher a cada treinamento se tolerar bem esse produto, até atingir a quantidade sugerida de 1 g por kg de peso corporal. Além do glicerol, tal volume de água não torna necessariamente agradável a preparação para um esforço físico.

> **Por isso, o uso do glicerol deve ser reservado para provas realizadas em condições climáticas com fortes possibilidades de induzir à desidratação.**

Carboidratos

O PAPEL DOS CARBOIDRATOS NO EXERCÍCIO DE LONGA DURAÇÃO (*ENDURANCE*)

Durante um esforço físico, os carboidratos representam nossa principal fonte de combustível. De fato, eles apresentam a vantagem de estar disponíveis nos músculos muito mais rapidamente que a energia proveniente das gorduras. Em nossa sociedade moderna, consumimos tanto açúcar que nosso corpo todo se especializou na sua utilização como combustível. Essa especialização ocorreu em detrimento da oxidação das gorduras, as quais armazenamos com mais facilidade.

Infelizmente, as reservas corporais de açúcar são limitadas. Elas são compostas essencialmente do açúcar que circula no sangue e do glicogênio muscular e hepático. Quando atingíssemos o limite durante uma prova de *endurance*, nosso corpo deveria funcionar automaticamente com o combustível alternativo: as gorduras. Essa fonte de energia está presente em nossos músculos, no sangue e principalmente no tecido adiposo. Contudo, como acabamos de citar, nós enfraquecemos as vias metabólicas responsáveis pela oxidação das gorduras. Quando atingimos o esgotamento das reservas de açúcar, a fadiga se

GUIA DE SUPLEMENTOS ALIMENTARES PARA ATLETAS | *19*

instala bruscamente por não sabermos utilizar as gorduras de modo ideal.

Para prolongar esse limite, é necessário aumentar as reservas corporais do carboidrato antes de um esforço e preservá-las ao longo dele. Os carboidratos também têm um papel na recuperação muscular. Em sinergia com as proteínas, eles têm como função a manutenção da integridade da massa muscular. Portanto, a maioria dos esportistas deve adotar uma alimentação rica em carboidratos. Uma atenção particular deve ser dada às refeições que precedem e às que sucedem o esforço. Também é importante consumir carboidratos ao longo do treinamento.

Avaliação da necessidade de carboidratos

Apresentaremos aqui apenas as grandes linhas que servirão para a elaboração do seu programa alimentar. Você deverá adaptar o consumo às suas necessidades específicas.

Para exercícios de *endurance* com duração inferior a uma hora ou que são de intensidade leve, recomenda-se consumir diariamente 5 a 7 g de carboidratos por kg de peso corporal. Para os esportes relativamente intensos com duração de uma a três horas, o consumo deve estar entre 7 e 10 g/kg. Para as atividades extremas, que ultrapassem quatro horas, a recomendação é de 10 a 12 g/kg (**Burke**, 2001).

Entretanto, é necessário observar que, na prática, esses consumos raramente são atingidos. Ao longo de décadas, o consumo de carboidratos parece aumentar progressivamente, mas ele ainda permanece longe dessas diretrizes "científicas", sobretudo no caso das mulheres. Estas são submetidas a preocupações estéticas mais rígidas que as dos homens. O consumo médio efetivamente constatado para atletas bem treinados é de, no máximo, 9 g/kg. Para as mulheres, ele é em geral inferior a 7 g/kg.

Poderíamos questionar se essas quantidades teóricas, cientificamente estimadas, são realmente válidas. Em primeiro lugar, trata-se apenas de dados que devem ajudar o esportista a formular o seu programa alimentar. Além disso, elas sugerem que pode existir uma margem de progressão "nutricional" que permitiria aos esportistas melhorarem ainda mais o seu desempenho. É possível que atletas de elite tenham se acostumado a extrair o máximo de um ambiente dietético ainda não ideal.

Cuidado com a qualidade de seus carboidratos

Os termos glicídios, carboidratos ou açúcares identificam o mesmo tipo de nutriente. Teoricamente, para suprir suas necessidades de carboidratos, o atleta poderia se alimentar exclusivamente de balas. No entanto, instintivamente, sabemos que esta não seria uma alimentação ideal,

não somente para o desempenho, mas também para a saúde. Além do aspecto quantitativo dos carboidratos, o aspecto qualitativo permanece muito importante. Elaborou-se uma classificação dos diferentes tipos de carboidrato. Já se falou de carboidratos "simples", digeridos rapidamente, e de carboidratos "complexos", assimilados lentamente. Atualmente, essa classificação foi aperfeiçoada por meio de tabelas de índice glicêmico. Esse índice mensura a elevação do nível de açúcar no sangue, produzida por 25 ou 50 g de glicídios oriundos de um alimento. Essa medição é comparada, em seguida, com uma alta provocada pela mesma quantidade de glicídios provenientes de fontes utilizadas como referência (pão branco ou glicose).

Quanto maior o índice glicêmico de um alimento (isto é, próximo de 100), mais rápida é a sua absorção. O nível de açúcar no sangue aumenta então bruscamente, o que produz uma forte elevação de insulina. Essa resposta hormonal faz com que a glicemia diminua abruptamente. Por outro lado, um alimento com um índice glicêmico baixo aumenta o nível sanguíneo de açúcar de maneira moderada, mas durável. Com um consumo calórico igual, há uma economia na secreção de insulina em relação à produzida no consumo de carboidratos com índice glicêmico elevado. O nível de açúcar no sangue permanece, dessa maneira, mais estável ao longo do tempo.

Se essa classificação por índice glicêmico apresenta algumas vantagens, ainda está longe de ser perfeita. A seguir são citadas algumas razões:

▶ A quantidade de glicídios mensurada pelos cientistas (25 a 50 g) está longe da utilizada pelo atleta. Com consumo mais freqüente, a resposta glicêmica do atleta é obrigatoriamente mais elevada.

▶ Para um mesmo ingrediente, como o arroz, a resposta glicêmica pode ser muito variável de acordo com o tipo de arroz, sua origem ou seu cozimento. Por essa razão, nas tabelas de índice glicêmico, o índice do arroz varia de 42 a 112.

▶ É raro o consumo de apenas um alimento por vez, por exemplo, comer somente arroz. A adição de um ou mesmo de vários outros alimentos como manteiga, carne ou legumes, faz com que a resposta glicêmica não seja facilmente previsível. Por exemplo, o leite é um poderoso estimulante da secreção de insulina. Conseqüentemente, ele altera a resposta glicêmica dos cereais.

▶ A temperatura na qual o alimento é consumido desencadeia variações sobre a resposta glicêmica. Por exemplo, quando consumimos batatas frias com molho vinagrete, a resposta glicêmica diminui 43% em comparação com o consumo exclusivo de batatas quentes.

Portanto, cabe ao próprio atleta decidir quais as fontes de carboidratos que lhe são mais convenientes.

Adapte os tipos de carboidrato às suas necessidades

Os estudos científicos indicam que é oportuno apostar na diversidade do índice glicêmico dos alimentos em função das necessidades do atleta. Assim, recomenda-se preferir os carboidratos com índice glicêmico baixo nas horas que precedem um esforço (ver adiante). Durante e logo após um esforço físico, os açúcares com índice glicêmico elevado é que deverão ser privilegiados (**Siu**, 2004). É por essa razão que, exceto quando vem expressamente indicado, as bebidas de reidratação ou energéticas são à base de açúcar com índice glicêmico elevado. Algumas horas após o esforço, você deve se reorientar para alimentos com índice glicêmico baixo.

Como garantir um ótimo estoque de glicogênio nos músculos?

Se os carboidratos estão em primeiro plano nos esportes de longa duração, isso se deve ao fato de que as pesquisas estabeleceram claramente que **existe uma relação direta entre o nível de desempenho e as reservas de glicogênio nos músculos.** Com a ajuda de uma intervenção nutricional, o atleta pode aumentar suas reservas de glicogênio de um modo relativamente fácil.

Muitos se preocupam com o desempenho físico apenas quando estão com tênis nos pés. Entretanto, o preparo para um bom desempenho futuro começa a partir do fim do último treinamento. O objetivo, nesse instante, é recuperar-se o mais rápido e o mais completamente possível. Depois disso, é preciso se preparar para o próximo treinamento ao longo das refeições com a ajuda de uma alimentação rica em carboidratos e moderada em proteínas e gorduras. Paradoxalmente, como já vimos, as pesquisas realizadas com esportistas mostram que eles geralmente não consomem quantidades suficientes de carboidratos. Essa "carência" não permite que eles otimizem sua recuperação e preencham ao máximo suas reservas corporais de carboidratos.

A concentração normal de glicogênio muscular é próxima de 300 a 400 mmol por kg de músculo seco. Em termos mais concretos, isso significa que um indivíduo sedentário armazena entre 200 e 500 g de glicogênio; um atleta de nível médio deve ultrapassar os 400 mmol, e um atleta de bom nível deve ultrapassar a barreira dos 500 mmol. O nível de glicogênio é considerado elevado quando for superior a 600 mmol/kg. Valores acima de 800 mmol foram mensurados em atletas de elite. Com duas vezes mais energia, é normal que eles consigam suportar um esforço de maior duração.

Foi na década de 1960 que nasceu o conceito "carga glicogênica pré-esforço" (**Bergstrom**, 1967). O princípio é o de que quanto mais rapidamente esgotamos as reservas de glicogênio (combinando um esforço prolongado com a privação de carboidratos na dieta), mais forte será o "rebote" em seguida, quando consumirmos carboidratos novamente. Essa estratégia apresentava vários inconvenientes. Por um lado, ela era difícil de ser colocada em prática, porque o procedimento levava de três a seis dias. Por outro, ela violava vários princípios que citamos em nossa introdução, como saber proceder aos poucos, habituando progressivamente o corpo a uma novidade. Ao diminuirmos de maneira significativa o consumo de carboidratos e treinarmos os músculos, quando estes não recebem sua fonte de energia habitual, nós nos traumatizamos física e mentalmente, o que deixa traços duradouros de fadiga. Mesmo se os músculos estiverem efetivamente saturados de glicogênio, esse aspecto representa apenas uma faceta de um bom desempenho. Para melhorá-la, prejudicamos várias outras.

As pesquisas científicas recentes mostraram que, para indivíduos treinados, a fase de depleção extrema não é necessária, e que uma saturação pode ser obtida em 24 horas. Por essa razão, estratégias mais simples e mais eficientes foram desenvolvidas.

1. Recarga glicídica "imediata"

Uma ingestão de aproximadamente 200 g de glicídios três horas antes de um esforço aumenta em 11% as reservas musculares de glicogênio (**Chryssanthopoulos**, 2004).

2. Recarga glicídica em 24 horas

Uma duplicação do nível de glicogênio muscular pode ser obtida em 24 horas com uma ingestão de 10 g de carboidratos com índice glicêmico elevado por kg de peso corporal (**Bussau**, 2002). Para facilitar a ingestão de tal quantidade de glicídios, os atletas podem recorrer a um suplemento de maltodextrina sob a forma líquida. Nenhum treinamento deve ser realizado durante essas 24 horas de recarga. Prolongar esse procedimento por mais 48 horas não produz qualquer benefício suplementar, o que se dá, sem dúvida, pelo fato de que os níveis máximos (iguais ou superiores aos obtidos com procedimentos mais complexos) são atingidos em 24 horas. Portanto, uma recarga pode ser rápida e realizada na véspera de um treinamento ou de uma competição sem necessidade de se colocar em ação planos cansativos e arriscados.

3. Recarga glicídica ao longo de vários dias

Sem alterar o consumo calórico total, o simples fato de aumentar a proporção de glicídios de 60 a 75% durante quatro dias permite que atletas envolvidos em esportes de longa duração aumentem sua reserva de glicogênio muscular em 23% (**Tarnopolsky**, 2001). Quando além dessa alteração o consumo calórico é aumentado em 34%, o nível de glicogênio aumenta mais 12%.

A ingestão de 10 g de carboidratos por kg de peso corporal por remadores que treinam duas vezes por dia durante quatro semanas permite aumentar o nível de glicogênio muscular em 65% (**Simonsen**, 1991). Esse nível de glicogênio pode ser mantido em seguida com um consumo diário de 5 g de carboidratos por kg. O acúmulo de glicogênio se traduz por um aumento imediato de 10% da potência muscular em um percurso de 2.500 m.

As atletas reagem de maneira diferente

Ao contrário do que acabamos de descrever em relação aos homens, as mulheres são menos sensíveis a essas alterações e reagem de maneira menos favorável. O fato de aumentar o percentual de carboidratos em 60 a 75% sem aumentar o consumo energético quase não influencia o nível de glicogênio. Somente o aumento de 34% das calorias e o consumo de 75% destas sob a forma de carboidratos permitem um aumento de 17% do glicogênio.

Essas diferenças se explicam pelo fato de que:
▶ Proporcionalmente, as mulheres comem menos que os homens.
▶ Em razão do seu sistema hormonal, elas utilizam mais as gorduras que os açúcares durante um esforço.
▶ Sua reserva de glicogênio é menos determinante que a dos homens.

Entretanto, aumentando as reservas de glicogênio, as mulheres melhoram seu desempenho de maneira considerável. Por exemplo, em quatro dias, atletas do sexo feminino de alto nível conseguiram elevar em 13% sua reserva de glicogênio muscular, aumentado a porcentagem de carboidratos de 50 a 80% de seu consumo energético (**Walker**, 2000). Isso se traduziu numa melhoria de 8,5% no seu desempenho físico quando tiveram de pedalar durante o maior período de tempo possível a 80% de seu VO_2 máx.

DEVE-SE CONSUMIR CARBOIDRATOS IMEDIATAMENTE ANTES DE UM ESFORÇO?

O fato de se alimentar um pouco antes de um esforço físico também tem como objetivo aumentar rapidamente as reservas de glicogênio nos músculos e no fígado. Como a digestão necessariamente não terminou no início do esforço, a refeição permite ainda um consumo energético prolongado. No entanto, essa prática foi desaconselhada durante muito tempo. De fato, os carboidratos podem elevar o nível de insulina, o que reduz a glicemia ao mesmo tempo que impede a boa utilização das gorduras como combustível. Em vez de fornecer energia, as refeições pré-esforço podem provocar sua rarefação. Esse quadro catastrófico explica por que a ingestão de carboidratos antes de um esforço apresenta o risco de estar associada a uma queda do desempenho. Estudos mostraram que, tanto para os homens quanto para as mulheres, a ingestão de 75 g de glicose imediatamente antes de um esforço de *endurance* na bicicleta a 80% do VO_2 máx. reduz o desempenho em 19% (**Foster**, 1979).

Estudos mais recentes mostram que é possível tirar proveito de uma refeição pré-esforço. No entanto, deve-se ter em mente que, na maioria dos estudos, os esportistas que utilizaram placebo não haviam se alimentado desde a noite anterior. Essa situação é muito comum entre os atletas, mas você deve concordar que, de qualquer modo, ao menos em teoria, ela não parece ideal.

O consumo de uma refeição contendo 100 g de glicídios (na forma de cereais e leite), três horas antes de um treinamento, permitiu que ciclistas conseguissem suportar um exercício de bicicleta realizado a 70% de seu VO_2 máx. durante 136 minutos, contra 109 minutos no grupo de atletas que não se alimentaram desde a véspera (**Schabort**, 1999).

Goodpaster (1996) comparou o efeito de 75 g de glicose ou de carboidratos mais complexos ao de um placebo utilizado 30 minutos antes de um esforço de ciclistas de alto nível. O teste físico consistia em pedalar durante noventa minutos a 66% do VO_2 máx., imediatamente antes da realização de um esforço máximo com duração de trinta minutos. A

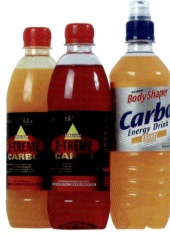

As bebidas energéticas permitem ganhos de endurance *significativos.*

idéia dos pesquisadores era de que os carboidratos complexos poderiam fornecer energia por um período mais longo e de maneira menos brusca que a glicose. Essa hipótese não foi confirmada, pois foi obtido um melhor desempenho com a glicose. Nesse caso, o desempenho foi 7% melhor que com o uso de placebo.

Entre as mulheres ativas, uma ingestão de 75 g de carboidratos sob a forma de cereais ricos em fibras, 45 minutos antes de um exercício de noventa minutos na bicicleta, melhora o desempenho em 16% em comparação ao uso de um placebo (**Kirwan**, 1998).

Benefícios das bebidas energéticas antes de um esforço

A ingestão de bebidas contendo carboidratos antes de um esforço é ainda mais controversa, como mostram os exemplos a seguir. Atletas treinados consumiram 150 g de glicose antes de um percurso com bicicleta durante 120 minutos a 63% de seu VO_2máx., finalizado com um esforço máximo (**Febbraio**, 2000). Em comparação à utilização de um placebo, o desempenho não melhorou significativamente. Por outro lado, há uma melhora quando os 150 g de glicose são consumidos durante o esforço em si ou quando eles são consumidos antes e durante o esforço. Contudo, o consumo de carboidratos antes e durante o esforço não apresenta mais benefícios que o consumo exclusivamente durante o esforço.

Anantaraman (1995) mostra que a ingestão de 30 g de polímero de glicose imediatamente antes de um esforço máximo de uma hora reduz em 9% a perda de potência muscular que ocorre nos últimos vinte minutos.

Quando triatletas ingeriram uma solução de 10% de glicose 5 ou 35 minutos antes de um percurso de 4 km de natação, o desempenho apresentou uma tendência à melhoria, mas apenas em oito de dez atletas (**Smith**, 2002).

Ciclistas treinados que consumiram 25 g de glicídios 25 minutos antes de um percurso de uma hora observaram uma melhoria de 1,5% em seu desempenho. Essa melhoria foi constatada em seis de oito atletas. No caso de um deles, o desempenho piorou, enquanto para outro, os glicídios produziram o mesmo efeito que o placebo.

Em tempo quente, corredores de alto nível consumiram 60 ou 80 g de glicídios enriquecidos com eletrólitos ou com água (placebo), uma hora antes de uma prova de corrida de 15 km (**Millard-Stafford**, 1997). Os indivíduos também puderam consumir sua respectiva bebida durante o esforço. Os glicídios não produziram nenhum efeito nos primeiros 13,4 km. No entanto, eles apresentaram uma melhoria de 5% no desempenho nos últimos 1.600 m em comparação com o grupo que consumiu água. Onze dos doze corredores melhoraram seu desempenho tendo consumido 80 g de gli-

cídios. Somente oito dos doze corredores melhoraram seu desempenho com 60 g de glicídios.

Sinergia da combinação de carboidratos antes e durante o esforço

Várias vezes, ciclistas treinados tiveram de realizar uma prova a 70% do VO_2 máx. até a exaustão (**Wright**, 1991). Em um primeiro caso, eles receberam 333 g de glicídios (essencialmente maltodextrina) ou um placebo, três horas antes do esforço. Em razão do consumo de carboidratos, a capacidade de pedalagem foi 18% maior do que com o placebo.

Em um segundo caso, eles consumiram um total de 175 g de glicídios, divididos em doses a cada vinte minutos durante o esforço. Graças aos glicídios, o desempenho apresentou uma melhoria de 32%. Em um terceiro caso, os ciclistas consumiram 333 g de glicídios, três horas antes da prova, e 175 g durante o esforço. O desempenho apresentou uma melhoria de 44%. Em todos os casos, a ação benéfica dos carboidratos manifestou-se claramente após duas horas e quarenta minutos de esforço. Nesse momento, os ciclistas que utilizaram placebo se esgotaram rapidamente. Para os que ingeriram carboidratos antes e durante o esforço, a redução da potência muscular ocorreu mais lentamente.

Corredores consumiram 180 g de glicídios essencialmente com índice glicêmico elevado (pão branco, cereais, suco de laranja, açúcar de mesa e leite) ou um placebo, três horas antes de uma prova realizada a 70% do VO_2máx. até o esgotamento (**Chryssanthopoulos**, 2002). Os atletas do grupo placebo receberam apenas água durante o esforço; os que se alimentaram consumiram placebo ou uma bebida dosada com 6,9% de glicídios durante o esforço. Os atletas do grupo placebo apresentaram fadiga após 102 minutos; a fadiga foi adiada em nove minutos em decorrência da refeição realizada antes do esforço. Para os corredores que se alimentaram antes e consumiram glicídios durante o esforço, o desempenho foi 23 minutos mais longo. Nesse caso, o fato de consumir carboidratos durante o esforço aumenta os benefícios obtidos pela refeição pré-esforço.

> #### CONCLUSÃO
> Podemos observar que, no que diz respeito à alimentação pré-esforço, avançamos em terreno minado. É necessário se manter prudente e proceder de maneira cuidadosa. Parece-nos que é importante se alimentar antes de uma prova de *endurance*, sobretudo se ela for muito longa. As recomendações científicas são de consumir entre 1 e 4 g de glicídios por kg de peso corporal (de preferência com índice glicêmico baixo) de uma a

quatro horas antes do início do esforço (**Burke**, 2001). No entanto, é necessário habituar lentamente o corpo a suportar e a utilizar bem os nutrientes que lhe são oferecidos. Além do risco de hipoglicemia, o indivíduo pode apresentar uma sensação de desconforto gastrointestinal, e mesmo ânsia de vômito, se os alimentos não forem bem selecionados e se ele não habituou seu organismo progressivamente a esse tipo de alimentação. Os alimentos com índice glicêmico baixo geralmente são mais fibrosos que os outros. Ao desacelerarem a digestão, eles podem produzir um desconforto digestivo durante o esforço. A quantidade e a origem do combustível e o momento da ingestão representam três parâmetros que devem ser determinados individualmente com o máximo de precisão possível.

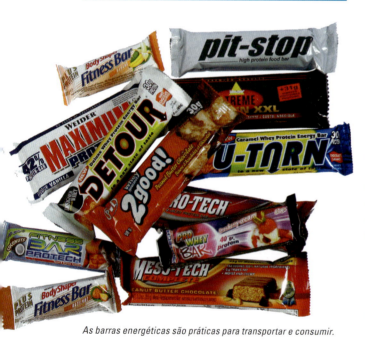

As barras energéticas são práticas para transportar e consumir.

A ALIMENTAÇÃO ENERGÉTICA DURANTE O ESFORÇO

A alimentação durante o esforço deve exercer uma tripla função:
▶ Fornecer combustível.
▶ Prevenir a queda da glicemia.
▶ Economizar as reservas de glicogênio.

De fato, **a diminuição da taxa de glicogênio nos músculos e a baixa do nível de açúcar no sangue representam dois fatores que conduzem diretamente à fadiga**. Quando a glicemia cai, ocorre uma diminuição do ritmo de utilização de glicídios. A velocidade de oxidação dos glicídios é de aproximadamente 1 g/min. Durante esforços prolongados, essa velocidade pode diminuir para a metade, com as conseqüências que se imagina sobre o desempenho. **Estudos mostram que, com a ingestão de carboidratos, ocorre uma duplicação da velocidade de utilização dos açúcares**, que pode chegar a 2 g/min.

A manutenção dos níveis da glicemia aumenta a capacidade dos músculos de utilizar a glicose do sangue. Isso economizará bastante glicogênio muscular e, conseqüentemente, retardará a fadiga. Uma ingestão mínima de 45 g de carboidratos por hora é necessária para se obter essa economia de glicogênio. Esses efeitos são bem ilustrados no estudo seguinte.

Atletas de nível médio tiveram de correr o máximo de tempo possível a 70% de seu VO_2 máx. (**Tsintzas**, 1996). Imediatamente antes e a cada vinte minutos durante a prova, eles consumiram uma bebida dosada com 5,5% de glicídios ou um placebo (água). Aqueles que consumiram a bebida energética conseguiram correr 132 minutos, contra 104 minutos com o uso de placebo. O ganho de resistência conferido pelo consumo de glicídios é explicado em grande parte pela diminuição de 24% da velocidade de consumo do glicogênio.

No estudo de **Below** (1995) que mencionamos anteriormente, uma ingestão de 79 g de glicídios durante um esforço de uma hora melhora o desempenho em 6%. Essa melhoria vem se somar àquela obtida quando os indivíduos consomem uma grande quantidade de água (1,3 L) e não uma pequena (200 mL) com os carboidratos. Uma boa hidratação mais o consumo de carboidratos aumentam o desempenho em 12%.

Por razões práticas, essa alimentação durante o esforço é realizada mais facilmente com bebidas e com os diversos suplementos energéticos. Os melhores resultados se manifestam para os esportistas mais sujeitos à hipoglicemia.

Carboidratos e sensação de fadiga durante o esforço

Numerosos estudos mostram que a ingestão de glicídios durante o esforço físico atenua a instalação da sensação de fadiga, mesmo se a ingestão da bebida energética não melhorar o desempenho. Isso pode parecer paradoxal, mas essa dissociação tem origem em nosso cérebro. Ele utiliza sobretudo os carboidratos como combustível. Portanto, é normal que uma queda da glicemia esteja associada a problemas de concentração e mesmo a uma fadiga anormal. Antes de ocorrer uma neuroglicopenia (falta de glicose no sistema nervoso, que pode produzir conseqüências graves), é preferível evitar a carência de energia no cérebro, mantendo a taxa de glicemia com a ingestão de uma bebida contendo carboidratos. No nível cerebral, os glicídios poderiam também desacelerar a elevação da serotonina, um neurotransmissor vetor de fadiga.

Tire proveito dos receptores glicídicos

Carter (2004) descobriu um outro mecanismo de ação das bebidas energéticas. Ele simplesmente fez com que ciclistas treinados, em pleno esforço, provassem uma solução energética sem sabor, impedindo-os de engoli-la. Os indivíduos mantinham a bebida na boca por apenas cinco segundos antes de cuspi-la. Esse simples ato permitiu melhorar em 3% o desempenho máximo ao longo de uma hora. Para o autor, a boca contém receptores que enviam sinais diretamente ao cérebro de que a energia está chegando. Essa melhoria do desempenho é perceptível principalmente nos primeiros 45 minutos de esforço.

Essa descoberta conduz a duas aplicações práticas:
- Os atletas que não toleram as bebidas energéticas durante o esforço podem utilizar essa estratégia para aumentar o desempenho, e também como uma primeira etapa para habituar o corpo a receber carboidratos.
- Para os demais, é sem dúvida prudente, na medida do possível, manter a solução energética alguns segundos na boca antes de engoli-la. Essa simples ação permitirá que você aproveite os benefícios rápidos das soluções energéticas que, como veremos, normalmente produzem efeitos mais demorados.

Os carboidratos protegem a integridade muscular

Quando um esforço é prolongado, uma parte cada vez maior da energia é fornecida pelos aminoácidos musculares. Nossos músculos sofrem um processo de autocanibalização[4]. Também ocorre uma maior produção de amônia (vetora da fadiga) e de uréia (aceleradora da desidratação pelo aumento do fluxo urinário). Além de sua ação sobre o desempenho, a ingestão de carboidratos durante um esforço longo protege os músculos contra o catabolismo, ao reduzir a produção de uréia e de amônia (**Snow**, 2000). Com os músculos menos traumatizados, o período de recuperação necessário entre dois treinamentos é menor.

Quando ingerir carboidratos durante o esforço?

Os estudos mostram que **os carboidratos ingeridos durante um esforço de** *endurance* **começam a ser utilizados trinta minutos mais tarde. Sua eficácia é máxima**

---

[4] N.R.: Catabolismo.

duas horas após a ingestão. Portanto, vemos que existe um tempo de latência entre o consumo e sua ação energética. Esse retardo explica a razão pela qual os diferentes estudos mostram que **é preferível consumir carboidratos certo tempo antes de um esforço**. Assim como para a hidratação, não se deve esperar que seja sentida a necessidade de utilizar as bebidas energéticas, pois já seria tarde demais. Ainda que seja correta a afirmação "antes tarde do que nunca", a antecipação é mais recompensadora.

Esse tempo de latência fica bem evidente no estudo seguinte. Atletas de *endurance* tiveram de pedalar durante duas horas a 70% do VO_2 máx. antes de realizarem um esforço máximo de quinze minutos (**McConell**, 1996). Em um caso, eles receberam uma bebida energética dosada a 7%, e em outro, um placebo durante todo o esforço. Em um terceiro caso, eles receberam placebo durante noventa minutos e, em seguida, uma bebida fortemente dosada com glicídios (21%). Neste último caso, o desempenho foi igual ao obtido com o placebo. Em decorrência da ingestão contínua de carboidratos, o desempenho máximo foi melhorado em 10%. Sete dos oito atletas obtiveram seu melhor desempenho em virtude da ingestão da bebida com 7% de carboidratos ao longo de todo o esforço.

Habitue-se progressivamente às bebidas energéticas

Ao longo de um esforço de *endurance*, nosso corpo utiliza três fontes de energia:
- Os carboidratos, que são mais fáceis de ser utilizados, quando há disponibilidade.
- As gorduras, que são consumidas paralelamente aos açúcares. Quanto mais abundantes forem os açúcares, menos significativa é a porcentagem de gordura oxidada e vice-versa.
- Quanto mais prolongado for o esforço, mais o corpo irá buscar sua energia nos aminoácidos dos músculos. Isso é inevitável, mas certamente não é algo bom.

Se você nunca utilizou suplementos energéticos durante o esforço, seu corpo habituou-se a utilizar quantidades crescentes de energia proveniente das suas gorduras com o objetivo de atenuar a depleção dos carboidratos. Tomar uma bebida energética pela primeira vez constitui um tipo de choque "energético" para o corpo. Essa confusão pode explicar por que determinados atletas não sentem imediatamente os benefícios desses suplementos. É por essa razão que **é preferível introduzir os carboidratos gradualmente em sua alimentação durante o esforço para que o corpo possa se habituar**. Essa estratégia gradual permitirá que se tire o melhor desses suplementos, não somente do ponto de vista energético, mas também em relação ao nível digestivo.

Observamos aqui um problema inerente à utilização de bebidas energéticas durante esforços. Ao fornecermos uma fonte exógena de combustível, inibimos os mecanismos de mobilização e de utilização das gorduras corporais. Tornamo-nos dependentes dos açúcares e não devemos nos esquecer de levar a bebida conosco, sob o risco de um contradesempenho imediato.

Posologia de uma bebida durante o exercício

Estima-se que os músculos de um atleta de *endurance* consomem aproximadamente 1 g de glicose por minuto. Podemos concluir que não é muito útil consumir mais de 60 g de açúcar por hora durante um esforço. Para uma bebida dosada a 8% (o que representa a concentração máxima recomendada), isso corresponde à ingestão de 750 mL/h. Assim como para a reidratação, na prática parece difícil suprir a totalidade das necessidades do corpo com bebidas esportivas. No entanto, é necessário que ao menos a metade delas seja suprida.

Da mesma forma que no caso da bebida de reidratação, é possível produzir sua própria bebida energética com açúcar de mesa[5], sal e um xarope. Tome cuidado para não ultrapassar, ao menos no início, a concentração de 8% de açúcar.

Se a maior parte dos açúcares atualmente utilizados produz de maneira sensível os mesmos efeitos, o ideal seria optar por uma bebida que contivesse várias fontes de glicídios. De fato, os diferentes tipos de carboidratos são absorvidos por processos de assimilação distintos. A diversidade das fontes permite que uma maior quantidade de glicídios seja digerida.

> **Conclusão**
>
> Se a necessidade de ingerir água durante o esforço é uma noção recente, o conceito de que a ingestão de energia apresenta vantagens é ainda mais. Ele surgiu na década de 1980, impulsionado pelos esforços comerciais de vendedores de bebidas energéticas. Atualmente, existem poucas controvérsias quanto à eficácia desses suplementos durante um esforço, independentemente do tipo de atividade de *endurance* praticada. Por essa razão, abordamos o tema apenas superficialmente e preferimos nos concentrar em questões mais delicadas.
>
> O problema desses suplementos decorre principalmente do fato de sua utilização não ser sempre fácil em todas as situações. Além disso, alguns atle-

> tas têm dificuldade para aceitá-los (ver capítulo V). Nesse caso, aconselhamos a começar com doses bem pequenas, a fim de criar o hábito e treinar o corpo para assimilá-las e utilizá-las bem.

Benefícios das proteínas como complemento aos carboidratos durante o esforço

Cada vez mais, estudos mostram que a adição de proteínas a uma bebida com carboidratos pode se revelar benéfica. Trata-se de um desenvolvimento bastante recente das pesquisas.

As proteínas irão:
- Combater o aumento do nível cerebral de serotonina (um neurotransmissor vetor de fadiga).
- Reforçar a ação protetora dos glicídios no que diz respeito à integridade muscular.
- Favorecer a restauração do glicogênio assim como a velocidade de síntese de proteínas após o esforço.

1. Aumento do desempenho

O primeiro benefício da adição de proteínas a uma bebida com carboidratos é a melhoria do desempenho, como ilustra o estudo a seguir. Ciclistas treinados pedalaram durante três horas com diversas intensidades (de 45 a 75% do VO_2 máx.) (**Ivy**, 2003). Eles tiveram que concluir o exercício forçando o maior tempo possível a 85% do VO_2 máx. A cada vinte minutos, alguns receberam um placebo (água) ou uma bebida glicídica dosada a 7,75%, ou essa mesma bebida enriquecida com 1,94% de proteínas. Em comparação ao placebo, os glicídios prolongaram o esforço por sete minutos, enquanto a combinação de carboidratos/proteínas retardou a fadiga em quatorze minutos.

2. Proteção da integridade muscular

As proteínas permitem ir além do simples aumento do desempenho, protegendo os músculos contra o catabolismo. Por exemplo, esquiadores alpinos treinados ou de alto nível consumiram um suplemento à base de carboidratos + proteínas, ou água, ou nenhum suplemento (**Seifert**, 2005). Para o grupo que consumiu o suplemento, a ingestão foi realizada logo antes, durante e imediatamente após o esforço. No total, aqueles que tomaram o suplemento ingeriram 1,6 L de água. Os que utilizaram a combinação absorveram um total de 98 g de carboidratos e 24 g de proteínas.

Durante a última das três horas de treinamento, a fadiga foi muito sentida por aqueles que não utilizaram suplemen-

---

[5] N.R.: Ver nota 3, p. 18.

tos. Eles efetuaram, em média, 2,9 descidas[6]. Com a água, 3,5 descidas puderam ser realizadas, contra 3,8 com a combinação de carboidratos + proteínas. Nas duas horas que sucederam o esforço, os marcadores do catabolismo muscular aumentaram 93% na ausência de suplemento e 49% com a água. Vemos que o simples fato de ingerir água protege parcialmente a integridade da massa muscular durante um esforço realizado em tempo frio (entre -2 e -4°C). A proteção foi total com a combinação de glicídios e proteínas.

3. Aceleração da recuperação

Quando os treinamentos devem se encadear de maneira rápida, a adição de proteínas produz benefícios substanciais. Em um estudo realizado por **Saunders** (2004)[7], ciclistas treinados pedalaram a 75% do VO_2 máx. até a fadiga. Doze a quinze horas mais tarde, repetiram o mesmo esforço, mas dessa vez a 85% do VO_2 máx. Eles tiveram que ingerir carboidratos sozinhos ou uma combinação de carboidratos e proteínas a cada dez minutos, durante todo o primeiro percurso, e nos trinta minutos após o exercício. A bebida glicídica continha aproximadamente 50 g de carboidratos. A combinação de carboidratos e proteínas continha a mesma quantidade de carboidratos, além de 13 g de *whey protein*[8] (ver capítulo II). A combinação continha, portanto, 52 calorias a mais que a solução que continha apenas carboidratos.

Durante o primeiro teste, os ciclistas conseguiram pedalar 29% a mais com a combinação do que com a bebida contendo unicamente carboidratos. Durante o segundo teste, o desempenho melhorou em 40% com a bebida contendo a combinação, em comparação àquela com somente carboidratos. Os marcadores do catabolismo muscular logo antes do segundo teste diminuíram 83% em virtude da adição de proteínas. Vemos que, ao proteger a integridade da massa muscular, a combinação de carboidratos e proteínas acelera a recuperação e favorece o desempenho, o que se torna crítico quando se devem realizar esforços seguidos.

Quando o peso se torna uma desvantagem

Paradoxalmente, na prática, muitos atletas de alto nível contam com o catabolismo muscular que ocorre durante o esforço para perder peso, tendo como objetivo melhorar o desempenho graças a um peso corporal menor. O caso mais célebre é o de Lance Armstrong, que sacrificou mais de 6 kg de músculo, buscando atingir um melhor desempenho. Estima-se que uma perda de 5% de peso equivale a uma melhoria de 1% no desempenho em bicicleta sobre terreno plano, e muito mais em encostas. Apesar de essa prática evidentemente não ser das mais saudáveis, ela é, contudo, bastante comum. Entre atletas do sexo feminino, ela é ainda mais difundida, pois critérios "estéticos" se unem a razões "práticas". Se a perda muscular for seu objetivo, as proteínas devem ser evidentemente evitadas, pois irão torná-la mais lenta.

ESTRATÉGIAS DE RECUPERAÇÃO PÓS-ESFORÇO

A preparação nutricional para um esforço futuro é iniciada imediatamente após você ter terminado um treinamento ou uma competição. **Com a reidratação, a velocidade da síntese do glicogênio muscular é provavelmente o fator número um para uma recuperação rápida** (consulte o capítulo V para mais informações relativas às diferentes facetas da recuperação).

Quanto antes o nível de glicogênio retornar ao normal, mais cedo o atleta recuperará seu desempenho. Se for importante que o indivíduo reconstitua rapidamente suas reservas energéticas, quando for treinar novamente nos dias que se seguem, esse fator se torna primordial aos praticantes que devem treinar várias vezes por dia. Portanto, vemos que existem duas situações que os atletas deverão enfrentar:

▸ A recuperação a curto prazo.
▸ A recuperação a longo prazo.

Recuperação a curto prazo

Durante a fase de preparação, é freqüente para o atleta ter de encadear treinamentos durante todo o dia. Sua capacidade de recuperação corre o risco de se tornar um elo fraco entre esses treinamentos. Nesse contexto, a nutrição e a suplementação terão um papel determinante, como ilustra o estudo a seguir. Homens e mulheres correram o tempo

> ### Atenção
> **A substituição excessiva de carboidratos por proteínas, sobretudo de maneira brusca, está associada a uma queda do desempenho em exercícios de *endurance*, não a um aumento. É melhor adicionar um pouco de proteínas à sua bebida energética (sempre de maneira progressiva) e não eliminar os carboidratos excessivamente.**

---

[6] N.R.: Treino de esqui.
[7] N.R.: Os dados transcritos foram adaptados pelo autor.
[8] N.R.: Proteína do soro do leite.

mais longo possível a 70% do VO$_2$ máx. (**Fallowfield**, 1995). Eles deveriam repetir o mesmo esforço quatro horas mais tarde. Nesse lapso de tempo, receberam um placebo ou uma bebida glicídica imediatamente e duas horas após esse primeiro esforço. A bebida energética era dosada a 6,9% e fornecia um total de 1 g de carboidratos por kg de peso corporal. Durante o segundo teste, o grupo que havia tomado glicídios conseguiu agüentar o esforço durante 62 minutos, contra apenas quarenta minutos do grupo placebo.

O principal fator que limita essa recuperação rápida é a velocidade de digestão dos carboidratos. Nós nos defrontamos com a capacidade do aparelho digestório de assimilar essa energia. É por essa razão que é necessário se alimentar o mais rapidamente possível após um esforço. Ao menos em um primeiro momento, é conveniente privilegiar os carboidratos com índice glicêmico alto. As bebidas energéticas, por não conterem fibras, devem ser privilegiadas em detrimento dos alimentos clássicos, os quais são mais difíceis de ser digeridos. Também é muito importante evitar as gorduras. Estas tornam mais lenta a digestão e, conseqüentemente, dificultam a entrada de glicose nos músculos.

Os alimentos com carboidratos de massa molecular elevada (como o milho híbrido) são cada vez mais populares entre os atletas de alto nível. Após um esforço, eles permitem duplicar a velocidade de síntese do glicogênio muscular em comparação aos alimentos com carboidratos não modificados (**Piehl Aulin**, 2000). Seu custo muito elevado constitui, no entanto, um obstáculo importante à sua utilização, mas **sua superioridade em permitir uma recuperação rápida parece ser inegável**.

Como veremos a seguir, também é aconselhável adicionar proteínas ou aminoácidos à bebida de recuperação. A proporção ideal em geral sugerida é de 80% de carboidratos e 20% de proteínas.

Recuperação a longo prazo

Felizmente, a maioria dos atletas não precisa voltar a treinar tão rapidamente. Eles têm vários dias para se recuperar antes de repetirem o esforço. Quanto mais intenso tiver sido o esforço, mais difícil e longa será a recuperação. Por exemplo, entre os maratonistas de alto nível, apesar de um regime rico em glicídios (ao menos 7 g por kg de peso corporal), o nível de glicogênio muscular cai 56% após uma competição (**Asp**, 1999). Vinte e quatro horas depois, ele é 41% mais baixo que antes do esforço. Dois dias mais tarde, ele permanece 27% mais baixo. Serão necessários sete dias para retornar ao nível anterior ao da competição.

Além disso, **tanto a qualidade quanto a velocidade da recuperação é que irão determinar os desempenhos futuros**. É por essa razão que é necessário agir o mais rapi-

damente possível após um treinamento para garantir uma boa recuperação. É o que ilustra muito bem um estudo que foi muito importante para as pesquisas sobre o *timing* da recuperação (**Ivy**, 1988 a). Ele demonstrou que respeitar um procedimento estrito de utilização de bebidas glicídicas era preferível para se obter uma eficácia máxima. Assim, Ivy fez com que ciclistas ingerissem uma solução de carboidratos dosada a 25% imediatamente após um esforço de setenta minutos ou duas horas mais tarde.

Nas duas horas após o esforço, a utilização imediata da bebida multiplica por três a velocidade de síntese do glicogênio muscular em relação a nenhum consumo de bebida. Nos 120 minutos seguintes, a ingestão de carboidratos por ciclistas que aguardaram acelerou a velocidade de síntese do glicogênio, mas não o suficiente para recuperar o enorme retardo acumulado em comparação com aqueles que agiram imediatamente. Tendo esperado duas horas, a velocidade máxima de produção do glicogênio foi 45% inferior àquela mensurada quando a bebida foi ingerida imediatamente após o esforço.

Entretanto, **Ivy** (1988 b) mostra que existe um limite além do qual o aumento da quantidade de carboidratos não acelera mais a velocidade de ressíntese de glicogênio. Após um treinamento de duas horas, os indivíduos absorveram 1,5 ou 3 g de polímero de glicose por kg de peso corporal, imediatamente e duas horas após esse esforço. A síntese de glicogênio não foi mais relevante com 3 g que com 1,5 g. Portanto, convém utilizar outras estratégias para acelerar a recuperação energética.

Aumente a eficácia dos carboidratos

A necessidade de otimizar a reserva glicídica é mais importante quanto mais o esforço tiver provocado traumatismos musculares relevantes. Neste caso, uma simples ingestão de carboidratos não permite conter a redução do nível de glicogênio que perdura após o treinamento (**Zehnder**, 2004). Se essa ingestão não pode impedir a redução, poderá menos ainda permitir o retorno rápido ao nível de glicogênio anterior ao esforço. Será necessário encontrar meios de tornar os carboidratos mais eficazes na tarefa de recuperação.

Uma primeira estratégia consiste em fracionar seu consumo para utilizá-los o mais freqüentemente possível. Em muitos estudos, os indivíduos utilizaram os carboidratos imediatamente após o esforço e, depois, duas horas mais tarde. Consumir a mesma quantidade de carboidratos, mas tomando-os a cada trinta minutos, parece produzir os melhores resultados e, ao mesmo tempo, facilitar o trabalho do aparelho digestório. **O período em que o esforço físico sensibiliza os músculos para os efeitos dos carboidratos dura aproximadamente três horas**. É conveniente manter um rigor alimentar durante esse período de tempo. Geralmente, aconselha-se consumir 50 a 75 g de carboidratos nos trinta minutos que sucedem o esforço e, na seqüência, ao menos 1,2 a 1,5 g de glicídios por kg de peso corporal por hora, durante as três horas seguintes.

> ### ▶ Atenção
>
> **Entre os fumantes que consomem mais de um maço de cigarros por dia, a velocidade de síntese do glicogênio é reduzida para menos de um terço daquela dos não-fumantes. Por outro lado, os atletas bem treinados têm a capacidade de refazer mais rapidamente suas reservas de glicogênio. Um treinamento de *endurance* de apenas dez semanas permite duplicar a velocidade de preenchimento das reservas de glicogênio nos músculos após um esforço (Greiwe, 1999).**

Benefícios da combinação de carboidratos e proteínas após o esforço

Seja para uma recuperação de curto ou de longo prazo, é necessário sempre buscar a maior eficácia possível. A ingestão de carboidratos, mesmo quando muito eficaz, atinge rapidamente seu limite. As pesquisas recentes mostram que **a adição de proteínas permite ir bem além do que permitem os carboidratos utilizados de maneira exclusiva**.

A combinação de carboidratos e proteínas acelera a velocidade de síntese do glicogênio muscular. Isso é explicado pela secreção mais intensa de insulina resultante dessa mistura do que somente do consumo de carboidratos. A insulina irá acelerar a entrada de glicose nos músculos, ao mesmo tempo que favorecerá a atividade de enzimas indispensáveis ao armazenamento de glicogênio. Essa atividade enzimática está também sob o controle das proteínas que irão sustentá-la de maneira independente mas complementar.

Williams (2003) demonstrou que a ingestão concomitante de proteínas e de bebida contendo carboidratos produz os efeitos mais significativos sobre a recuperação energética. Imediatamente após um percurso de duas horas, assim como 120 minutos depois, ciclistas treinados ingeriram uma bebida esportiva[9] ou uma mistura de carboidratos e proteínas. A combinação forneceu um total de 106

---

[9] N.R.: 6% de carboidratos.

g de carboidratos e 28 g de proteínas. A bebida esportiva forneceu 42 g de carboidratos. Por causa da combinação, a elevação plasmática de glicose foi 17% superior e a de insulina, 92% superior à obtida com a bebida esportiva. Como resultado, o armazenamento de glicogênio foi 128% superior ao possibilitado pelos carboidratos sozinhos. Quatro horas mais tarde, um segundo esforço similar ao primeiro teve de ser produzido. A resistência à fadiga foi 55% superior para os ciclistas que consumiram a combinação em comparação aos que consumiram só carboidratos.

1. O papel da densidade calórica

Criticamos no estudo de **Williams** (2003) o fato de que a combinação de proteínas + carboidratos fornecia muito mais calorias que a bebida esportiva. É necessário dizer que **a densidade calórica é outro fator importante para a recuperação**, sobretudo quando o esforço é de longa duração. **Carrithers** (2000) não confirma os resultados de Williams quando o consumo calórico é similar nos dois grupos. Por outro lado, os trabalhos de **Ivy** (2002) seguem o mesmo sentido dos de Williams. Ivy mostra que entre os ciclistas masculinos treinados, a ingestão de uma mistura de proteínas e carboidratos permite recuperar, em quarenta minutos, 22% do glicogênio gasto durante a prova de *endurance* ocorrida anteriormente. Uma solução de carboidratos que fornece apenas o mesmo número de calorias que a mistura permite recuperar apenas 11% do glicogênio utilizado. Após duas horas, a recuperação é de 30% com a mistura, contra 24% para os carboidratos sozinhos. Após quatro horas, a recuperação é de 47% com a mistura e de 31% com os carboidratos.

2. As proteínas permitem uma recuperação mais profunda

Existem outras vantagens em substituir uma fração de carboidratos por proteína. O principal interesse é que **as proteínas irão favorecer a reparação e o reforço das fibras musculares** que tiverem sido lesadas durante o treinamento. De fato, somente as proteínas contribuem diretamente para a reparação de lesões causadas aos diferentes músculos: músculos lisos do intestino, músculos esqueléticos que asseguram o movimento e o músculo cardíaco. Sozinhos, os carboidratos terão apenas um papel secundário sobre toda a maquinaria anabólica. Por outro lado, sua sinergia com as proteínas permitirá uma ação muito eficaz sobre a integridade da massa muscular (ver o capítulo II).

É essa proteção que tende a mostrar o estudo de **Flakoll** (2004), que mencionamos anteriormente. Infelizmente, se o efeito protetor das proteínas sobre a integridade da massa muscular de marinheiros em manobra parece real, ele não é significativo por causa das dosagens mínimas desse estudo

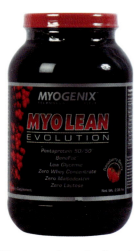

As proteínas em pó são realmente indispensáveis?

(10 g de proteínas e 8 g de carboidratos). Com uma posologia mais significativa, os efeitos protetores teriam seguramente sido mais acentuados.

Cade (1991) acompanhou nadadores de alto nível durante uma temporada de seis meses. Cada treinamento durava duas horas. Em um primeiro momento, a eficácia de uma bebida energética dosada a 6% foi comparada à da água. Os suplementos foram utilizados imediatamente antes e depois, duas vezes durante o treinamento. No grupo que utilizou a água, os marcadores do catabolismo muscular aumentaram 58%. Com o consumo de carboidratos, eles diminuíram 11%.

Em seguida, após uma intensificação de 25% do treinamento, quatro grupos foram formados:
▶ O grupo 1 recebeu água antes e durante o treinamento, assim como uma solução de 16% de carboidratos logo após o esforço.
▶ O grupo 2 recebeu água antes e durante o esforço e, em seguida, uma combinação de 16% de carboidratos e de 15 g de proteínas do leite.
▶ O grupo 3 ingeriu carboidratos antes, durante e após o esforço.
▶ O grupo 4 ingeriu carboidratos antes e durante o esforço, e proteínas depois.

O catabolismo aumentou 25% no grupo 1. Ele diminuiu 12% nos grupos 2 e 3, e 41% no grupo 4. Portanto, vemos que existe um efeito somatório entre os carboidratos e as proteínas no que diz respeito à proteção muscular.

Uma continuação do estudo com nadadores olímpicos mostrou que a combinação de proteínas e carboidratos reduz à metade o aumento do catabolismo. A recuperação muscular é então obtida em 8 horas e não em 22, como é o caso com os carboidratos sozinhos.

Benefícios da glutamina

Sugeriu-se que a ingestão de glutamina (ver capítulo II) após um esforço de *endurance* favorecia a síntese muscular de glicogênio. Esse parece ser o caso de atletas que utilizaram a glutamina isoladamente (**Varnier**, 1995). A glutamina poderia então servir como um precursor de carboidratos. Por outro lado, a adição de 8 g de glutamina a uma bebida energética pareceu não oferecer benefício suplementar para o músculo (**Bowtell**, 1999). Contudo, um efeito somatório sobre o armazenamento de glicogênio hepático foi observado. Tendo em vista outros benefícios propiciados por esse aminoácido para o atleta, a adição de alguns gramas de glutamina na bebida de recuperação pode se revelar positiva. Não seria aconselhável, no entanto, contar apenas com a glutamina para refazer os estoques dessa reserva energética após o esforço.

Carboidratos e treinamento excessivo (*overtraining*)

Pesquisas mostram que, quando exercícios de *endurance* intensos se sucedem ao longo dos dias, os músculos apresentam uma depleção progressiva de glicogênio. Esse esgotamento está associado a uma queda do desempenho e também à manifestação de uma sensação persistente de fadiga. Nesse caso, convém adotar um regime rico em carboidratos com a finalidade de atenuar a diminuição progressiva de glicogênio.

Por exemplo, ciclistas treinados foram submetidos a um período de oito dias de treinamento muito intenso com a finalidade de provocar um quadro de *overtraining* (**Halson**, 2004). Em um caso, esses atletas receberam uma alimentação com teor moderado de carboidratos (6,43 g por kg de peso corporal) ou outra 22% mais rica em calorias em virtude de um aumento da quantidade de carboidratos (9,4 g por kg). Esse enriquecimento provinha sobretudo de uma suplementação líquida de glicídios realizada antes, durante e principalmente após cada treinamento.

Durante um teste final, esses atletas tiveram de pedalar o mais rápido possível a 74% do VO_2 máx. Por causa do período de *overtraining*, o desempenho diminuiu 25% no caso de regime com teor moderado de carboidratos. No grupo rico em carboidratos, ele diminuiu apenas 16%. Após duas semanas suplementares de treinamento mais moderado, o desempenho ultrapassou em 10% o de base em razão do regime rico em carboidratos, enquanto permaneceu ainda 13% inferior com o regime com teor moderado desse nutriente.

Se um regime rico em calorias e em carboidratos não impede o *overtraining*, ele reduz fortemente sua incidência. No entanto, não se deve esquecer o fato de que a recuperação energética é apenas uma das facetas da recuperação (ver capítulo V). Além desse aspecto energético, a recuperação deve ocorrer no nível da integridade das fibras musculares, das articulações, tendões e ligamentos, do aparelho digestório e dos sistemas nervoso, endócrino e imune. O aspecto energético não deve ser negligenciado, mas ele não é a chave de tudo, mesmo que possa, como mostram os estudos, ajudar o atleta nas fases de grande volume de trabalho.

A longo prazo, o treinamento intenso modulará nossa capacidade de utilizar os carboidratos. Assim, ciclistas de alto nível foram acompanhados durante toda uma temporada (**Manetta**, 2002). Na fase de repouso, a capacidade desses campeões de utilizar bem os carboidratos como combustível diminui. Ela é otimizada quando seu desempenho está no auge, durante a primeira parte da temporada de competição. Depois, ela diminui paralelamente à manifestação do *overtraining* e à queda do desempenho no final da temporada.

As dietas ricas em gorduras

O PAPEL DOS LIPÍDIOS NOS EXERCÍCIOS DE LONGA DURAÇÃO

As reservas energéticas de gordura são muito mais abundantes do que as de carboidratos. Teoricamente, seria muito mais vantajoso contar com as gorduras do que com os carboidratos nos esforços prolongados. Apesar de utilizarmos lipídios permanentemente, a sua oxidação, sobretudo em ritmo acelerado, é um processo trabalhoso para a grande maioria dos esportistas. É por essa razão que a maior parte dos atletas lança mão dos carboidratos.

No entanto, uma minoria utiliza as gorduras de maneira muito eficaz. Essa também é uma característica desenvolvida com o treinamento. Por exemplo, entre atletas de *endurance* bem treinados, as gorduras fornecem 44% da energia necessária para pedalar durante duas horas a 50% do VO_2 máx. Entre os indivíduos sedentários que produzem o mesmo esforço, as gorduras fornecem apenas 33% da energia. A conseqüência direta é a melhoria das capacidades oxidativas, constatada no treinamento como uma economia do glicogênio muscular e hepático. Nesse contexto mais favorável, o esforço evidentemente poderá ser mantido por um período mais longo.

Quanto melhor o condicionamento do atleta, maior será a chance de se observar o aumento desse perfil "oxidativo". Por exemplo, oito ciclistas de alto nível tiveram de realizar duas vezes um esforço de longa duração. Em um caso, seguiram um regime rico em carboidratos e, no outro, um regime rico em gorduras. Cinco dos oito campeões apresentaram uma leve melhoria do desempenho com o regime rico em carboidratos. O desempenho dos outros três melhorou nitidamente (11%) em virtude do regime gorduroso; a compensação ao longo do tempo para os três atletas foi maior que a desencadeada pelos glicídios para os outros cinco.

Se você é iniciante ou apresenta um nível médio, tem poucas chances de estar nessa situação. Por outro lado, nesses mesmos níveis, mulheres atletas apresentarão mais chances de estarem nessa categoria que os homens. De fato, elas utilizam com mais eficácia as gorduras que os homens.

Em indivíduos atipicamente capazes de oxidar as gorduras, seguir um regime rico em carboidratos e ter um consumo elevado de açúcar durante o esforço pode se revelar muito contraproducente. Seu desempenho será melhor por meio de um regime rico em gorduras.

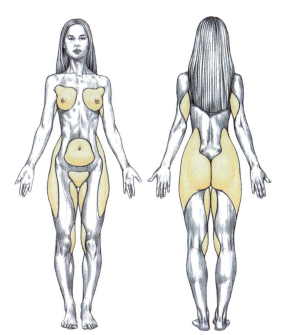

Distribuição das gorduras na mulher.

Benefícios das gorduras nos exercícios de longa duração

Se é inegável que para a maioria dos atletas um regime rico em carboidratos produzirá uma ação favorável sobre seu desempenho, isso não significa automaticamente que é necessário rejeitar as gorduras. Qual seria a recomendação ideal de ingestão de gorduras? Durante quatro semanas, **Horvath** (2000) comparou três níveis de ingestão de gorduras de corredores treinados:

▶ Um nível baixo, fornecendo 16% da energia da dieta sob a forma de lipídios (44 g para os homens e 31 g para as mulheres).
▶ Um nível médio, fornecendo 31% de gorduras.
▶ Um nível elevado, fornecendo 44%.

Um teste gradual, passando da marcha a uma corrida realizada a 80% do VO_2 máx., mensurou as alterações do nível de desempenho em função do regime alimentar. O regime a 30% permite um ganho de desempenho de 8% para os homens e de 20% para as mulheres, em comparação ao regime a 15%. O regime a 44% não apresenta mais benefícios que o regime a 30%.

Vemos, portanto, que realmente não é útil consumir muita gordura, e que são as mulheres que mais se beneficiam dessa alteração. No entanto, existe um viés nesse estudo, pois, com o regime pobre em gorduras, o consumo calórico total dos atletas era aproximadamente 15% inferior ao dos dois outros grupos. Aliás, o consumo efetivo de gorduras a 45% no grupo revelou ser menos elevado que o previsto. Além do mais, psicologicamente, é difícil para um atleta consumir tanta gordura.

Na prática, um regime rico em gorduras dificilmente parece viável, mas lipídios são necessários, se não para o desempenho, ao menos para manter um consumo calórico em adequação com o aumento de consumo do atleta. A média de consumo lipídico constatado no caso de atletas de alto nível é próxima de 25%. Uma ingestão de 20 a 25% parece ser desejável para um esportista "normal". O atleta "oxidativo" poderá aumentar essa quantidade em detrimento dos glicídios. Qualquer que seja o seu caso, será necessário adotar uma abordagem mais dinâmica do que sugerem essas porcentagens.

O papel dos triglicerídeos intramusculares

Não são apenas as gorduras do tecido adiposo que o esportista utiliza. Ele também armazena gorduras nos seus músculos. É o que denominamos triglicerídeos intramusculares. São eles que conferem um aspecto marmóreo à carne bovina, por exemplo. Em um indivíduo sedentário há, em média, 200 g dessa substância, o que equivale a uma reserva energética de aproximadamente 1.800 calorias.

Isso representa 2/3 da energia disponível sob a forma de glicogênio muscular. As mulheres parecem ser mais bem providas deles que os homens. **Quanto maior for o nível do atleta, mais seus músculos são ricos em gorduras.** Essa concentração pode ser praticamente multiplicada por dois com o treinamento.

Em ciclistas bem treinados que pedalaram três horas a aproximadamente 70% de seu VO_2 máx., o nível de triglicerídeos intramusculares diminui aproximadamente 60%, e isso ocorre apesar da ingestão de uma bebida energética durante o esforço. Em quatro dos seis ciclistas, essa baixa ultrapassa até mesmo os 70%. Quanto mais o esforço se prolongar além de duas horas, mais essas reservas irão diminuir. Esses triglicerídeos musculares poderiam contribuir com até 25% da energia necessária para esforços prolongados.

Esse consumo terá conseqüências importantes para a recuperação energética. Sete dias após uma maratona, as reservas de triglicerídeos intramusculares de atletas treinados estão sempre 35% abaixo do normal. Sua reconstituição após um esforço pode se revelar crítica, sobretudo com os regimes ricos em carboidratos e pobres em gorduras. De fato, os carboidratos não são suficientes para reconstituir essa reserva lipídica. Portanto, é indispensável consumir gorduras para refazer especificamente suas reservas.

Por exemplo, no caso de ciclistas treinados, um percurso de três horas realizado a 62% do VO_2 máx. diminuiu o nível de triglicerídeos intramusculares em 21%. Quando, após o esforço, eles consumiram alimentos ricos em gordura (39% do consumo calórico), as reservas foram reconstituídas em 48 horas. Uma supercompensação de 20% foi mesmo constatada. Por outro lado, essas reservas quase não são reconstituídas com uma alimentação com teor relativa-

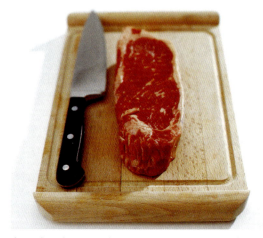

As gorduras intramusculares são uma fonte importante de combustível, que é necessário saber manipular para se obter o máximo de benefício possível.

mente limitado de gordura (24% do consumo). Resultados similares foram obtidos com indivíduos não treinados.

COMO RECONSTITUIR AS RESERVAS DE TRIGLICERÍDEOS INTRAMUSCULARES?

Parece ser essencial fazer refeições ricas em gorduras para reconstituir as reservas de triglicerídeos intramusculares. Por outro lado, uma vez reconstituídas essas reservas, não é útil (na maioria dos casos) continuar consumindo alimentos gordurosos. Podemos, dessa maneira, elaborar as etapas de um programa para uma boa recuperação energética.

Imediatamente após um esforço

A prioridade deve ser dada ao glicogênio, com uma alimentação muito rica em carboidratos rápidos combinados com proteínas. Nenhuma refeição rica em gorduras deverá ser realizada nas três horas que sucederem o esforço.

Três horas mais tarde

As gorduras poderão ser introduzidas. A espera para o fornecimento de gorduras alimentares não é uma coisa ruim. Os estudos mostraram que o aumento da atividade das enzimas responsáveis por seu armazenamento nos músculos não é imediato. Por outro lado, essa elevação durará vários dias. Ela se diferencia, quanto a isso, em relação ao que é observado sobre a atividade das enzimas responsáveis pelo armazenamento do glicogênio. Estas são mais ativas logo após o esforço, mas a atividade irá diminuir rapidamente nas horas seguintes. Essas diferenças do *timing* explicam a razão pela qual a prioridade deve ser dada ao glicogênio e, somente depois, às gorduras.

Nos dias seguintes

Refeições que combinam lipídios e proteínas poderão ser realizadas. Para agir de maneira mais específica sobre as reservas de triglicerídeos intramusculares, e não sobre o tecido adiposo, as refeições com gorduras devem conter a menor quantidade possível de carboidratos. O objetivo é minimizar a elevação de insulina. Sabemos de fato que somente uma pequena parte das gorduras alimentares será efetivamente armazenada nos músculos. A insulina é uma das responsáveis por esse mau rendimento. Devemos otimizar essa parte que irá para os músculos, de modo a reduzir a quantidade de gorduras alimentares necessárias e acelerar o processo de recuperação.

Eis alguns exemplos de refeições "gordurosas": omelete com queijo ou queijo (mas sem pão), frango ou peixe frito (mas sem batatas fritas). Uma ou duas dessas refeições durante dois ou três dias após um esforço significativo deveriam garantir um bom reabastecimento das reservas de triglicerídeos intramusculares. Gorduras vegetais oriundas de amêndoas, amendoins, nozes ou azeitonas, por exemplo, também poderão ser consumidas entre as refeições como alimentação leve.

De qualquer modo, lamentamos que ainda não existam dados científicos relativos ao consumo lipídico ideal. É bastante evidente que esse consumo gorduroso deve refletir a duração e a intensidade do seu esforço. Quanto mais conseqüentes forem esses dois fatores, mais importância terão essas refeições lipídicas.

OS TRIGLICERÍDEOS DE CADEIA MÉDIA (TCM)

Os triglicerídeos de cadeia média (TCM), acrônimo que encontramos nas embalagens de suplementos, são gorduras. Teoricamente, trata-se de lipídios que são digeridos e utilizados tão rapidamente quanto os carboidratos. Os TCM não influenciam a secreção de insulina, não causando risco de hipoglicemia. É um supercombustível, rico em energia.

Como vimos anteriormente, nosso aparelho digestório possui capacidades limitadas de absorção de açúcares. Adicionando TCM à bebida glicídica, poderíamos reforçar o fornecimento energético e, conseqüentemente, o desempenho. É o que mostra **Van Zyl** (1996). Ciclistas treinados pedalaram duas horas a 60% de seu VO_2 máx. antes de percorrerem 40 km o mais rapidamente possível. Durante esse esforço, ingeriram 2 L de uma bebida. Num primeiro teste, a bebida continha 10% de carboidratos; em outro, 4,3% de TCM (isto é, 86 g), ou ainda 10% de carboidratos + 4,3% de TCM. O desempenho dos que utilizaram apenas TCM diminuiu 7% em comparação ao do grupo que utilizou apenas carboidratos. Por outro lado, a adição de TCM aos carboidratos melhorou o desempenho em 2,5% em comparação ao do grupo que utilizou apenas carboidratos. Os TCM permitiram, de fato, economizar as reservas de glicogênio muscular.

Entretanto, a maioria das pesquisas não mostra qualquer efeito dos TCM quando eles são utilizados antes ou durante o esforço. Estudos mostram inclusive uma diminuição do desempenho. Dessa maneira, para atletas de *endurance* treinados que devem percorrer 100 km em bicicleta, a ingestão de uma bebida glicídica dosada a 6% permite melhorar o desempenho em 7% em comparação à utilização de um placebo. A melhoria, em confronto à proporcionada por este último, é de apenas 5% quando os TCM (4,2%) são adicionados aos glicídios (**Angus**, 2000).

▶ **Atenção**
Os TCM tendem a ser muito irritantes para o aparelho digestório, sobretudo quando utilizados isoladamente. Consumi-los para terminar se contorcendo de dor, dez minutos mais tarde, durante o percurso, não nos parece muito útil. No estudo de Angus, quatro dos oito ciclistas tiveram problemas gastrointestinais. Em dois deles, os problemas foram graves. A incidência desses distúrbios é confirmada por outros estudos. Se você deseja, de qualquer maneira, tentar utilizar os TCM, comece muito lentamente, para habituar seu estômago de maneira progressiva.
Sem considerar o exercício, os TCM podem ser utilizados com as refeições para aumentar o fornecimento calórico para indivíduos que não se alimentam o suficiente. Mesmo nesse caso, desaconselhamos seu consumo isolado.

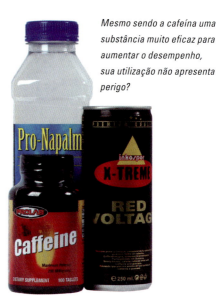

Mesmo sendo a cafeína uma substância muito eficaz para aumentar o desempenho, sua utilização não apresenta perigo?

Mecanismos de ação

Apesar de terem sido realizados muitos estudos sobre o impacto da cafeína nos atletas, ainda é difícil explicar com precisão as origens de seu efeito estimulante, por serem muito diversas e algumas vezes inesperadas. Não existe apenas um, mas sim vários efeitos que poderiam explicar os benefícios da cafeína.

▸ A cafeína ativa o sistema nervoso central.
▸ Ela estimula a secreção de adrenalina. No entanto, a elevação do nível desse hormônio permanece modesta.
▸ Ela bloqueia os receptores de adenosina localizados nos músculos e no tecido adiposo, entre outros tecidos. Quando as moléculas de ATP (adenosina trifosfato) são quebradas a fim de liberar energia para a contração muscular, a produção de adenosina aumenta mecanicamente. Infelizmente, a adenosina é um vetor de fadiga. Esta pode ser bloqueada pela cafeína.
▸ A cafeína aumenta a força de contração dos músculos.
▸ No tecido adiposo, a cafeína acelera a mobilização das gorduras, o que produz um aumento de energia durante esforços prolongados. Essa ação também explica uma parte de suas virtudes emagrecedoras (ver capítulo VI).
▸ Ela poderia economizar o glicogênio muscular, mas essa propriedade não parece estar presente em todos os indivíduos.

Outros tipos de suplemento para exercícios de longa duração

EFEITO DA CAFEÍNA E SEUS DERIVADOS SOBRE O DESEMPENHO

Assim como as bebidas energéticas, a cafeína é uma das substâncias mais eficazes para aumentar o desempenho. Sua aplicação nos esportes é muito ampla porque ela age tão bem sobre os esforços breves quanto sobre os muito longos. Ela atinge inclusive a vida cotidiana, com uma explosão do número de bebidas ou alimentos enriquecidos com cafeína.

> - Ela contribui para a manutenção da glicemia e, assim, ajuda a combater a hipoglicemia.
> - A adição de cafeína às bebidas energéticas permite aumentar a absorção de glicídios pelo intestino. Ela se torna, dessa maneira, um dos fatores que limitam a eficácia dessas bebidas.
> - Ela reduz a sensação de fadiga decorrente do esforço.

O desempenho físico em exercícios intensos pode ser melhorado pela cafeína

Indivíduos adultos melhoraram em 3,5% sua força muscular máxima uma hora após a ingestão de 6 mg de cafeína por kg de peso corporal (**Kalmar**, 1999). Essa melhoria está associada ao recrutamento de um número maior de fibras musculares. Quando a carga corresponde a 50% da força máxima, o desempenho melhora 11%.

No que diz respeito à capacidade de *endurance,* atletas treinados tiveram de realizar um percurso com bicicleta o mais rapidamente possível (**Kovacs**, 1998). Vinte minutos antes e durante o esforço, eles receberam diferentes bebidas:
- Quando a bebida continha apenas água, o percurso foi realizado em 62,5 minutos.
- Com uma bebida energética dosada a 7% de glicídios, eles levaram um minuto a menos para percorrê-lo.
- Quando foram adicionados 150 mg de cafeína à bebida energética, eles ganharam mais um minuto.
- O melhor desempenho (59 minutos) foi obtido com a bebida energética + 225 mg de cafeína.
- O aumento da dose de cafeína para 320 mg não proporcionou qualquer benefício adicional em termos de desempenho.

Entre atletas de esportes coletivos, a ingestão de 6 mg de cafeína por kg melhora as capacidades físicas em dois meios-tempos de 36 minutos cada (**Schneiker**, 2006). O esforço durante esses dois meios-tempos consistia em dezoito corridas de quatro segundos, separadas por repouso ativo de dois minutos (corrida com velocidade moderada). O desempenho melhorou 8,5% com a cafeína em comparação ao placebo durante o primeiro meio-tempo. O desempenho aumentou 7,6% com a cafeína durante o segundo meio-tempo.

O café não é tão potente quanto a cafeína

Pesquisas mostraram que, embora o café apresente uma tendência a melhorar o desempenho, não é capaz de fazê-lo tão bem quanto a cafeína. A explicação apresentada é que, entre as centenas de substâncias diferentes que ele contém, algumas inibiriam a ação estimulante da cafeína.

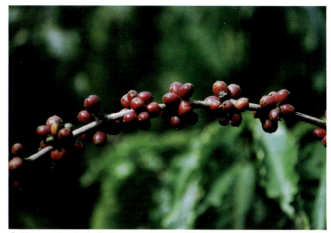

Café: um estimulante de desempenho no cotidiano.

Dopagem ou não?

A cafeína é uma substância muito popular em nossa sociedade. As indústrias enriquecem um número cada vez maior de alimentos com cafeína. Além disso, a cafeína assemelha-se a uma droga. É perfeitamente compreensível associar sua utilização à dopagem, embora sua venda seja livre. Aliás, há pouco tempo, a cafeína ainda constava em listas de produtos dopantes. Portanto, cabe a cada atleta decidir se a utilização de cafeína lhe parece ética ou não.

Como utilizar a cafeína?

A cafeína é uma substância que age bem rapidamente. A concentração máxima de cafeína no sangue é atingida sessenta minutos após a ingestão. Sua ação dura várias horas porque seu gasto pelo corpo é relativamente lento. De fato, a ingestão de 300 mg de cafeína sob a forma de suplemento produz uma elevação do ritmo cardíaco em quinze minutos. Essa elevação é máxima após 45 minutos e retorna ao normal em noventa minutos. A atividade física pode, portanto, ser iniciada rapidamente após a ingestão. Por outro lado, seu efeito sobre a mobilização de gorduras parece ideal três horas após a ingestão. Embora a cafeína ainda seja eficaz após esse período de três horas, não é recomendável esperar mais tempo para iniciar o esforço, principalmente se ele for longo.

A dose ideal de cafeína está entre 3 e 6 mg por kg de peso corporal (ou entre 210 e 420 mg para um atleta de 70 kg). Efeitos positivos são algumas vezes observados com concentrações mais baixas, o que poderia estar ligado ao fato de que, **quanto mais elevado for o condicionamento do atleta, mais ele é sensível às ações estimulantes da cafeína**. Isso significa que, com doses iguais, o atleta treinado apresentará uma melhoria mais evidente de seu desempenho do que o esportista iniciante. Por outro lado, é necessário observar que os

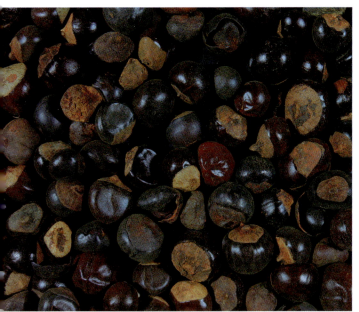
Os grãos de guaraná são ricos em cafeína.

efeitos da cafeína parecem diminuir quando a temperatura ambiente aproxima-se de 0°C, ainda que a cafeína ajude a manter melhor a temperatura do corpo nessas condições.

CREATINA PARA EXERCÍCIOS DE LONGA DURAÇÃO?

Embora os estudos com atletas de força mostrem, em sua maioria, uma ação positiva da creatina (ver capítulo II), este não é o caso das pesquisas relativas à sua ação sobre os exercícios de *endurance*. De fato, a creatina afeta sobremaneira as fibras do tipo II (fibras da força e da potência) mais do que as fibras do tipo I (fibras [oxidativas] do exercício longo). Além disso, a creatina acarreta o ganho de peso, o que não é necessariamente algo positivo nos esportes de *endurance*. Para os nadadores, podem surgir problemas de flutuação.

Entretanto, **as provas prolongadas** dificilmente consistem no esforço de *endurance* puro. Existem momentos em que a cadência deve ser acelerada, particularmente no final do percurso. Numerosas pesquisas mostram que a creatina pode fazer a diferença quando um esforço intenso tiver de ser produzido, e mesmo repetido, durante uma prova de longa duração.

> ▶ **Efeitos secundários**
>
> Por causa de sua ação sobre o sistema nervoso central, a cafeína age de maneira poderosa sobre todo o corpo. Como ocorre freqüentemente com esse tipo de substância, alguns indivíduos apresentarão uma boa tolerância e terão o desempenho físico melhorado de maneira sensível, enquanto outros irão apresentar poucos benefícios e sofrer principalmente seus efeitos secundários. Trata-se de efeitos cardiovasculares, com uma elevação do ritmo cardíaco que pode levar à taquicardia e a um aumento da pressão arterial. Tremores, agitação e ansiedade podem ocorrer. Por outro lado, a cafeína parece não acentuar a desidratação no esportista. Roti (2006) não detectou qualquer perturbação do equilíbrio hídrico em homens que caminharam durante noventa minutos, quando o tempo estava quente, após a ingestão de cafeína. E, contrariamente ao que foi demonstrado em um estudo, é muito pouco provável que a cafeína anule os efeitos da creatina sobre a força.

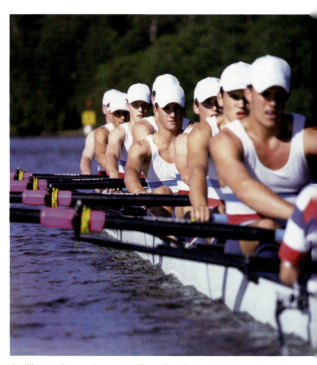
A utilização de creatina vem se disseminando nos esportes que exigem tanto a capacidade aeróbia (endurance) quanto a anaeróbia (força).

Vejamos alguns exemplos. Entre remadores de alto nível, a ingestão diária de 20 g de creatina durante seis dias permite diminuir em mais de três segundos o tempo necessário para a realização de 2.000 m (**Nagasawa**, 2001). Nenhuma melhoria foi observada com placebo. Por outro lado, o desempenho de vinte segundos de um remador fixo não melhorou com o uso de creatina.

Homens e mulheres sedentários pedalaram cada vez mais rapidamente até o esgotamento. Esse teste durou aproximadamente vinte minutos (**Nelson**, 2000). Em virtude da ingestão de 20 g de creatina durante sete dias, o tempo de esforço aumentou 6%. Nenhum efeito foi observado no grupo placebo. O consumo de oxigênio e o ritmo cardíaco durante o esforço diminuíram com o uso de creatina.

Para triatletas, a ingestão diária de 6 g de creatina durante cinco dias melhorou o desempenho em esforços intensivos quando estes foram intercalados com provas de *endurance* (**Engelhardt**, 1998). O que deve ser observado nesse estudo é que os resultados foram obtidos em razão de uma dose de creatina nitidamente menor que os 20 a 25 g geralmente consumidos.

A creatina também foi testada na espeleologia (**Bregani**, 2005). Durante três semanas, espeleólogos do sexo masculino receberam diariamente 4 g de creatina e 2 g de BCAAs (ver capítulo II), enquanto outros tomaram um placebo. Os testes foram realizados na profundidade de uma gruta. Os indivíduos tiveram de escalar com corda (teste anaeróbio) e realizar um percurso (teste aeróbio). Esses testes foram repetidos duas vezes: uma primeira vez no início da descida e uma segunda vez após doze horas de marcha na gruta. Os pesquisadores observaram que, após as provas, o ritmo cardíaco dos que consumiram creatina/BCAAs retornava mais rapidamente ao normal que o do grupo placebo. A elevação do ritmo da respiração também foi menor no grupo creatina. Em razão da suplementação, a intensidade do catabolismo muscular induzido por essa excursão diminuiu 25%.

CARNITINA E DESEMPENHO

Um dos principais papéis da carnitina é o transporte das moléculas de gordura ao interior das mitocôndrias nas fibras musculares para que elas sirvam de combustível. Assim como a pessoa que deseja perder peso (ver capítulo VI), o atleta também tem interesse por essa propriedade. De fato, quanto mais ele utilizar energia de origem gordurosa, mais economizará o glicogênio. A carnitina também parece favorecer a oxigenação dos músculos em virtude de uma ação vasodilatadora. Mais recentemente, outras funções da carnitina foram colocadas em evidência. Trata-se de seu papel sobre a recuperação e o crescimento muscular, decorrente de seu impacto sobre o sistema endócrino.

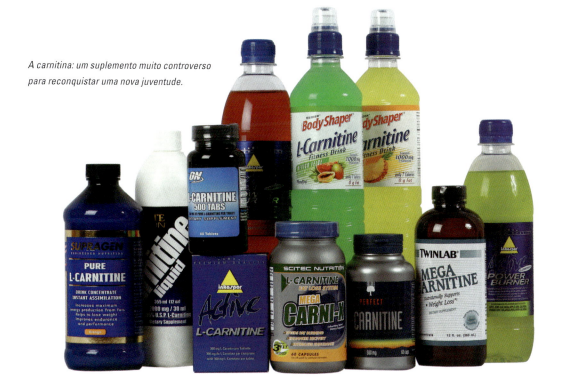

A carnitina: um suplemento muito controverso para reconquistar uma nova juventude.

Metabolismo da carnitina

A carnitina é apresentada como um aminoácido ou como uma vitamina. Trata-se de uma molécula que o fígado e os rins sintetizam a partir de dois aminoácidos (lisina e metionina), três vitaminas (niacina, B_6 e C) e também ferro. Em um indivíduo sedentário, essa produção de carnitina representa aproximadamente 20 mg por dia. Essa quantidade supre uma parte de nossas necessidades, pois eliminamos diariamente de 15 a 50 mg de carnitina. O resto das necessidades é assegurado pelo consumo alimentar, em particular pelas carnes e laticínios. Portanto, os vegetarianos são mais suscetíveis de apresentar níveis baixos de carnitina. A quase totalidade dos 20 a 25 g de carnitina do corpo está localizada nos músculos. É nesse local que ela vai produzir o maior efeito.

Os atletas têm maior necessidade de carnitina?

Arenas (1991) analisou o impacto do esforço sobre o nível de carnitina entre corredores de curta e de longa distância durante um período de preparação de seis meses. O treinamento diminuiu temporariamente o nível de carnitina muscular total. Por outro lado, sua eliminação pela urina aumentou. Foi apenas no caso dos corredores de curta distância, no entanto, que o esforço físico foi associado a uma baixa duradoura do nível de carnitina. Os atletas de força e de potência parecem ser os mais suscetíveis de apresentar "deficiência" de carnitina. Isso porque os regimes alimentares ricos em proteína também favorecem a sua eliminação. Uma suplementação diária de 1 g é capaz de prevenir quadros carenciais (**Arenas**, 1991).

Em outros atletas, como os jogadores de futebol, foram observados níveis de carnitina mais baixos que a média (**Metin**, 2003). Esses estudos poderiam sugerir que, em certos casos, a necessidade de carnitina é aumentada pelo treinamento, mas essa é uma idéia não admitida universalmente pelos cientistas.

Efeitos da suplementação de carnitina

O grande problema da carnitina se refere à sua assimilação: entre 5 a 15%; o restante é eliminado. Esses valores podem ser melhorados quando a carnitina é utilizada concomitantemente a carboidratos. No entanto, embora uma suplementação possa efetivamente aumentar o nível de carnitina no sangue, sua eficácia vai variar enormemente em função de cada indivíduo. A variação poderia ser explicada pelas diferenças de nível de carnitina dos usuários antes de iniciar a suplementação. Estima-se que a ingestão diária de 2 g produz uma elevação média de 8% da reserva corporal de carnitina em duas semanas.

No caso de maratonistas, as análises revelaram que sete indivíduos incluídos no estudo "sofrem" de carência relativa de carnitina (**Swart**, 1997). A suplementação durante seis semanas na razão de 2 g diários permitiu aumentar sua velocidade em mais de 5%. Em comparação ao uso de um placebo, o consumo de oxigênio e o ritmo cardíaco durante o esforço diminuíram. A quantidade de energia oriunda das gorduras aumentou.

Para atletas de *endurance*, a ingestão de 2 g de L-carnitina durante 28 dias permitiu efetivamente aumentar a quantidade de gorduras utilizada como combustível durante um esforço em bicicleta de 45 minutos, realizado a 66% do VO_2 máx. (**Gorostiaga**, 1989). Esses resultados contrastam com um estudo recente que mostra que, para o homem, a ingestão de 2 g de L-carnitina L-tartarato não influencia a oxidação de gorduras, mas aumenta a de carboidratos (**Abramowicz**, 2005).

Quando jogadores de rúgbi tiveram de pedalar a 80% do VO_2 máx., após terem tomado diversos suplementos (**Cha**, 2001), eles suportaram:
▶ 14 minutos com placebo.
▶ 20 minutos com cafeína (5 mg por kg de peso corporal).
▶ 23 minutos com carnitina.
▶ 31 minutos com carnitina + cafeína.

Deve-se observar que esse estudo foi realizado com indivíduos com um consumo alimentar baixo em carnitina e que a dose de carnitina utilizada (15 g) não é viável financeiramente. No entanto, ele ilustra uma ação aditiva da cafeína (que mobiliza as gorduras) e da carnitina (que ajuda a queimar essas mesmas gorduras)[10].

A carnitina também pode se revelar útil quando esforços tiverem de ser repetidos em uma mesma jornada. Indivíduos (alguns treinados, outros sedentários) receberam 2 g de L-carnitina L-tartarato durante cinco dias (**Maggini**, 2000). Em seguida, tiveram de pedalar rapidamente durante quinze minutos e, depois, mais lentamente durante uma hora. A força muscular foi comparada, nesse momento, à que eles haviam apresentado antes de pedalar. Por causa da carnitina, a perda de força foi atenuada em 11 a 14% em comparação ao placebo. Os pesquisadores observaram que apenas nove dos doze indivíduos responderam favoravelmente à ação da carnitina. Considerando apenas essas pessoas, a atenuação da perda da força foi de 15 a 19%[11].

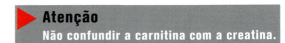
▶ **Atenção**
Não confundir a carnitina com a creatina.

---
[10] N.R.: Há ainda muita controvérsia sobre o uso da carnitina e seus efeitos no desempenho ou até mesmo na ajuda para o emagrecimento; por isso, esse tipo de estudo é muito contestado na literatura.
[11] N.R.: Ver nota anterior.

"COQUETÉIS DE OXIGÊNIO"

O fato de respirar oxigênio acelera a recuperação durante ou após um esforço. No entanto, não é muito prático se deslocar com cilindros de oxigênio. Por essa razão, foi proposta a absorção de oxigênio, não por meio da respiração, mas bebendo-o sob a forma de um coquetel de oxigênio.

> ### ▶ Atenção
> **Essa água, que poderíamos qualificar como "oxigenada", não tem nada a ver com a "água oxigenada" que encontramos em farmácias e que não deve ser ingerida; o termo pode assim causar confusão. É por essa razão que preferimos a expressão "coquetel de oxigênio".**

Uma água sem gás clássica contém de 4 a 10 mg de oxigênio por litro. Os coquetéis de oxigênio contêm até 90 mg/L. Os soviéticos foram os primeiros a promover esses coquetéis (**Dubrovskii**, 1982). Em um estudo, publicado somente sob a forma de resumo, **Jenkins** (2001) relatou um aumento de 2,5% do desempenho em uma corrida de curta distância com bicicleta realizada por ciclistas treinados que ingeriram esse tipo de bebida quinze minutos antes do esforço. Ele também observou uma melhor "oxigenação" do sangue, principalmente no caso dos atletas mais experientes.

Por outro lado, os estudos publicados em revistas científicas não detectaram qualquer benefício de tais bebidas para o atleta, tanto a curto quanto a longo prazo (**Wing-Gaia**, 2005; **Leibetseder**, 2006). Uma das explicações poderia ser o fato de que análises químicas revelam que o conteúdo de oxigênio de algumas dessas bebidas é freqüentemente inferior ao anunciado no rótulo. A outra explicação seria que não podemos ingerir oxigênio bebendo-o.

Se essas bebidas parecem não ter efeitos secundários sobre o sistema imune ou sobre o fígado, um aumento do nível dos radicais livres (ver capítulo III) é observado (**Gruber**, 2005; **Schoenberg**, 2002).

> ### O EFEITO PLACEBO É FORTE NO ATLETA
> Vamos concluir este primeiro capítulo falando do efeito placebo. Corredores treinados tiveram de percorrer 5 km o mais rapidamente possível (**Foster**, 2005). Em um caso, ingeriram água antes da prova. Em um segundo caso, ingeriram a mesma água, mas os pesquisadores lhes explicaram que a bebida continha um novo ingrediente, cuja vantagem seria a de produzir efeitos estimulantes sobre o desempenho. Em razão das grandes promessas em relação a essa água, doze dos dezesseis participantes melhoraram seus tempos. Essa melhoria do desempenho foi visível principalmente nos últimos 400 m. Se o efeito placebo existe inegavelmente a curto prazo, em geral ele desaparece de maneira rápida se o atleta não constatar efetivamente uma melhoria durável de seu desempenho após vários treinamentos.

SUPLEMENTOS PARA A FORÇA E A MASSA MUSCULAR

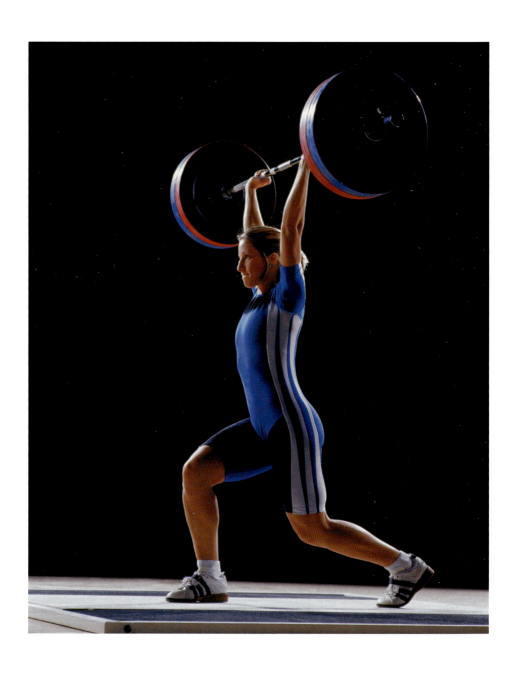

Proteínas
e massa muscular

METABOLISMO DAS PROTEÍNAS

Quando falamos a respeito de músculos, imediatamente os associamos à idéia de proteínas. Excetuando-se a água, as proteínas são os principais constituintes das fibras musculares. Portanto, é natural querer utilizar proteínas quando se deseja aumentar a massa muscular. Mas as proteínas não servem somente como matéria-prima para os músculos: elas são também poderosos estimuladores da síntese de proteínas musculares (anabolismo) (**Cayol**, 1997).

Os aminoácidos são os componentes básicos das proteínas. Quando consumimos proteínas alimentares, estas são divididas em aminoácidos pelo aparelho digestório e, em seguida, absorvidas sob essa forma.

No nosso organismo existem duas grandes categorias de aminoácidos

1. Aminoácidos essenciais
Aminoácidos que nosso corpo não é capaz de sintetizar. Esses aminoácidos devem ser fornecidos pela alimentação. As pesquisas demonstraram que **os aminoácidos essenciais têm o papel mais importante na resposta anabólica após a ingestão de proteínas.**

2. Aminoácidos não-essenciais
Aminoácidos que o corpo pode sintetizar a partir de outros aminoácidos. Seu fornecimento pela alimentação é desejável, mas não vital. **Tipton** (1999) mostra que **os aminoácidos não-essenciais não têm um papel importante na estimulação do anabolismo muscular que ocorre após a ingestão de proteínas.**

Para os atletas, surgem duas outras categorias de aminoácidos

1. Aminoácidos condicionalmente essenciais
Essa subcategoria de aminoácidos semi-essenciais é constituída por aminoácidos que o corpo pode produzir em pequena quantidade. Em um homem sedentário, essa pequena produção cobrirá mais ou menos as necessidades, mas se um evento como um esforço muscular intenso induzir a uma superdestruição desses aminoácidos, nossa capacidade interna de produção será muito rapidamente ultrapassada.

Por exemplo, um esforço muscular acelerará a destruição das reservas de glutamina, ao mesmo tempo aumentando a necessidade desse aminoácido pelos músculos, aparelho digestório e sistema imune. Entretanto, nossos músculos são capazes de sintetizar apenas de 20 a 50 g de glutamina por dia. Essa quantidade será muito pequena para suprir essas novas necessidades. A inadequação entre a produção e o consumo corporal de glutamina traduz-se portanto em baixas consideráveis e duradouras do nível de glutamina no sangue e nos músculos (ver adiante).

Para o atleta, é nessa categoria que se classificam também a arginina e a taurina.

2. Aminoácidos com propriedades particulares
Aminoácidos que poderíamos classificar como "exóticos". De fato, eles parecem não ter um papel vital para o homem. Aliás, as necessidades que o organismo tem desses aminoácidos são muito mal definidas, mas as pesquisas médicas mostraram que sua ingestão induz a ações muito particulares que podem interessar ao atleta. Por exemplo, a teanina favorece o relaxamento e o adormecimento. A 4-hidroxiisoleucina estimula fortemente a secreção de insulina. Nesta categoria, também encontramos a carnosina e o HMB.

NECESSIDADE DE PROTEÍNAS NA POPULAÇÃO SEDENTÁRIA

Esta questão já fez e continuará fazendo parte de muitas discussões. Em um homem sedentário com boa saúde, o catabolismo ou o ritmo de degradação das proteínas corporais atinge um pouco mais de 300 g/dia (**James**, 1976). Essa degradação é compensada por um anabolismo quase equivalente. Aproximadamente 80% das proteínas degradadas são recicladas e reutilizadas para o anabolismo. Por outro lado, os 20% restantes são destruídos de maneira irreversível e devem ser compensados pela alimentação (James, 1976). As avaliações relativas às necessidades diárias de proteínas de um adulto sedentário são de 0,6 a 0,8 g/kg. Esse ciclo de degradação e reconstrução é denominado *turnover* de proteínas.

Em um adulto sedentário, esse *turnover* tem um resultado nulo, pois a degradação será equivalente ao anabolismo. Em um adolescente, o *turnover* geralmente é positivo pelo fato de o anabolismo ser superior ao catabolismo. Ocorre um ganho de massa muscular. Em uma pessoa idosa, o *turnover* é negativo porque a degradação será compensada apenas parcialmente pelo anabolismo. Esse desequilíbrio explica a perda de massa magra ligada à idade.

O ritmo desse *turnover* de proteínas é regulado por dois fatores principais sobre os quais temos total liberdade de escolha: o consumo de nutrientes e o exercício físico. Evidentemente, a potência do *turnover* é igualmente controlada por outros fatores, como nossos hormônios, sobre os quais temos apenas uma pequena influência.

Regulação alimentar

O fato de parar de comer ou de comer bem menos do que nossas necessidades calóricas traduz-se em uma perda muscular rápida, mesmo quando a atividade física for mantida. Uma alimentação muito pobre em proteínas também apresenta o risco de induzir a uma perda muscular. Nossas necessidades de aminoácidos essenciais não serão mais cobertas. Além disso, a redução da disponibilidade de aminoácidos dificulta o processo anabólico (**Kobayashi**, 2003).

Regulação pelo esforço

Uma atividade física, mesmo sendo mínima, estimula a síntese de proteínas. Na ausência de gravidade, essa parte do anabolismo induzida pela atividade física desaparece por causa da falta de resistência muscular. É por essa razão que os astronautas perdem rapidamente parte de sua musculatura e de sua força no espaço.

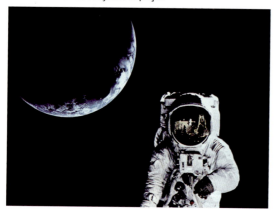

Nossa massa muscular está estreitamente relacionada à nossa atividade física.

Biolo (2005) mostrou que a ação anabólica dos aminoácidos é nitidamente reduzida pela inatividade física. Contrariamente, o exercício sensibiliza os músculos às atividades anabólicas das proteínas.

Uma perda muscular será mais rápida no caso de uma restrição calórica associada a uma redução da atividade física. É exatamente esse o quadro que encontramos em uma doença grave, por exemplo.

OS ATLETAS TÊM MAIOR NECESSIDADE DE PROTEÍNAS?

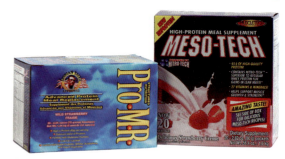

As proteínas em pó prometem mais do que oferecem?

Há várias razões pelas quais as necessidades do atleta são maiores em comparação às dos indivíduos sedentários:

▶ As pesquisas médicas evidenciam que o catabolismo, e conseqüentemente o *turnover* de proteínas, é aumentado pelo esforço físico. A duração e a intensidade do esforço são dois fatores que determinam a amplitude desse catabolismo. Por exemplo, **Lemon** (1997) mostrou que um esforço aeróbio de uma hora induz à eliminação irreversível de 29 g de proteínas, quando ele é moderado, e de 45 g, quando é mais intenso.

▶ Uma parte da energia muscular é produzida a partir dos aminoácidos. Os BCAAs são as principais vítimas dessa utilização.

▶ O treinamento físico apresenta o risco de induzir a um aumento dos hormônios que degradam as fibras musculares. Ele também produz inflamação, gerando citocinas (produzidas por células do sistema imune) que atacam os músculos. Trata-se de fatores que continuarão degradando as proteínas por um longo período após o esforço.

▶ Os esportistas podem ter uma massa muscular mais significativa que um indivíduo sedentário. Isso se traduz matematicamente em um aumento das necessidades protéicas.

▶ A perda de aminoácidos, por meio da urina e do suor, é aumentada pelo exercício (**Liappis**, 1979).

Avaliação das necessidades protéicas dos atletas

Os estudos conduzidos por **Lemon** (1998) relativos às necessidades protéicas dos atletas fornecem dados que parecem ser reconhecidos de maneira universal.

1. Atletas de endurance

Suas necessidades variam de 1,2 a 1,6 g de proteínas por kg de peso corporal, de acordo com a intensidade e a duração do esforço. Por exemplo, um atleta de 70 kg que treina de maneira moderada terá necessidade de 84 g de proteínas, enquanto se treinar de maneira assídua, indo ao limite de suas possibilidades, terá necessidade de aproximadamente 112 g.

Esses resultados são confirmados por **Gaine** (2006). Ele demonstrou que a ingestão de 0,8 g de proteínas por kg por atletas de *endurance* não é suficiente para manter um balanço nitrogenado positivo. Isso significa que, se consumirem unicamente 0,8 g de proteínas por kg de peso corporal, esses atletas lançam mão de aminoácidos dos músculos para suprir suas necessidades diárias. Com uma ingestão de 1,8 g por kg, o balanço nitrogenado volta a ser positivo, o que testemunha um acúmulo de massa muscular nova. O autor estima que, conseqüentemente, um consumo protéico mínimo para os atletas de *endurance* esteja em torno de 1,2 g por kg, ou que deve representar ao menos 10% do consumo calórico total diário.

2. Atletas de força

Suas necessidades são ainda mais importantes. Seu consumo deve se situar entre 1,6 e 1,7 g de proteína por kg de peso corporal. Portanto, um atleta de 80 kg deve consumir entre 128 e 136 g de proteínas por dia. Evidentemente, essa quantidade deve ser fracionada em quatro ou mesmo em seis refeições, cada uma contendo de 25 a 30 g de protídios.

Atividade física e nível sanguíneo de aminoácidos

Um esforço muscular se traduz em variações importantes do nível de aminoácidos no sangue. Cada tipo de esforço (intenso ou prolongado) afetará diferentemente a taxa de aminoácidos. Isso explica, em parte, por que as necessidades de proteínas não são as mesmas, variando de acordo com a atividade praticada.

Assim como as atividades de força, as atividades de *endurance* estão associadas a diminuições do nível de aminoácidos. **Van Hall** (1998) relatou uma baixa de 23% em atletas treinados após um esforço aeróbio contínuo de uma a duas horas. Essa diminuição persiste por mais de sete horas após o fim do esforço. Em triatletas, uma prova de ultramaratona que se estende por dois dias consecutivos causa uma baixa de 15% do nível de aminoácidos e de 21% dos BCAAs (**Volk**, 2001).

Pitkanen (2002 a) estudou as variações do nível plasmático de aminoácidos em corredores de curta distância e em saltadores do sexo masculino após vários tipos de esforços durante duas horas. Todos esses atletas seguiam um regime alimentar rico em proteínas, com um consumo de 1,26 g de proteínas por kg de peso corporal. A repetição de corridas de curta distância (60 metros) acarreta uma baixa de 8% do nível de aminoácidos essenciais, enquanto o nível de aminoácidos não-essenciais aumenta 6%.

As sessões de musculação é que mais serão destruidoras de aminoácidos. Após esse tipo de treinamento, o nível total de aminoácidos diminui 14% (**Pitkanen**, 2002 a). O nível de aminoácidos essenciais diminui 20%. A taxa de aminoácidos não-essenciais diminui 12%.

Pitkanen (2002 b) prolongou seu estudo em cinco semanas, analisando os níveis de aminoácidos nos mesmos atletas. Estes combinavam treinamentos de atletismo e de musculação. Essa prática induz a uma redução do nível de aminoácidos totais em 19%. A taxa de aminoácidos essenciais diminuiu 18%. O nível de aminoácidos não-essenciais baixou 20%.

Todas essas cifras ilustram o aumento das necessidades de proteínas dos esportistas, particularmente daqueles que seguem um programa de musculação. Voltaremos a ver mais detalhadamente as oscilações dos aminoácidos fundamentais quando os estudarmos de individualmente.

EXISTE UM CONSUMO IDEAL DE PROTEÍNAS?

Se a prática regular de uma atividade esportiva aumenta as necessidades de proteínas, as pesquisas sugerem cada vez mais que, ultrapassado um determinado limite, o excesso de proteínas pode retardar a progressão do atleta.

Sabe-se que a capacidade de anabolismo muscular tem um limite biológico. Se, por um lado, as proteínas a favorecem, também fazem surgir um limiar além do qual nossas faculdades de retenção se tornam inoperantes.

Com uma quantidade superior a 2,4 g de proteínas por kg de peso corporal, a resposta anabólica atinge seu limite, enquanto a velocidade de degradação dos aminoácidos ingeridos aumenta de maneira considerável. Esse conceito de limite máximo é perfeitamente ilustrado no estudo de **Gaine** (2006), que mostra que, com um consumo de 0,8 g de proteínas por kg de peso corporal, o atleta de *endurance* degrada 14% do seu consumo protéico. Com a ingestão de 1,8 g de proteínas por kg de peso, 25% dos aminoácidos ingeridos são degradados. Com um consumo de 3,6 g por kg, 54% das proteínas são degradadas. De fato, a capacidade do aparelho digestório de assimilar quantidades crescentes de proteínas diminui. Em contrapartida, a capacidade de eliminação dos aminoácidos aumenta.

Em homens jovens que praticam musculação, o ganho de massa muscular e de força ao longo de oito semanas é mais significativo nos indivíduos que consomem mais carboidratos e não muita proteína (**Oliveira**, 2005). As análises de **Sallinen** (2004) sugerem que praticantes de musculação poderiam consumir proteínas em excesso e não uma quantidade grande de gorduras. De fato, quanto maior for o consumo de proteínas, menor a capacidade do corpo de produzir testosterona (um hormônio anabolizante) (ver adiante). Por outro lado, as pesquisas com animais sugerem que o nível de miostatina (um hormônio que bloqueia o crescimento muscular) sobe com o aumento do consumo protéico.

Como veremos posteriormente, o aspecto quantitativo representa apenas uma das facetas das proteínas. É muito importante levar em conta os aspectos qualitativos. Trata-se tanto da qualidade das proteínas utilizadas como dos horários de ingestão (*timing*).

AS PROTEÍNAS APRESENTAM EFEITOS NOCIVOS?

Se o principal efeito secundário do excesso de proteínas é a diminuição da velocidade de progressão, as proteínas também podem ser fonte de outros problemas.

Proteínas e geração de ácidos

Quando o consumo de proteínas aumenta, e se paralelamente o consumo de carboidratos diminui ou se estabelece em um nível baixo, o corpo pode produzir quantidades consideráveis de ácido. Esse excesso de ácido modifica o equilíbrio acidobásico do sangue, o que poderia levar a uma perda de massa muscular e óssea e, além disso, a uma baixa do desempenho. Um "ambiente ácido" impede também a perda de gordura. Abordaremos mais detalhadamente esse ponto ao estudarmos os suplementos emagrecedores e os reguladores de pH.

Proteínas e massa óssea

Durante muito tempo as proteínas foram acusadas de acelerar a perda de cálcio. As pesquisas recentes não confirmam essa tese. Se as proteínas parecem aumentar a perda urinária de cálcio, isto se dá simplesmente porque elas aumentam também a absorção intestinal de cálcio. Por outro lado, um consumo pequeno de proteínas (menos de 0,8 g por kg) está associado a uma má absorção de cálcio (**Kerstetter**, 2003).

Nos indivíduos idosos, o aumento da ingestão de proteínas de origem animal se traduz em um aumento do nível de IGF-1, hormônio que favorece o reforço ósseo. Esse aumento de IGF poderia explicar o impacto favorável das proteínas sobre os ossos (**Dawson-Hughes**, 2004). Nas mulheres jovens que consomem uma quantidade de cálcio satisfatória e seguem um programa de musculação, um consumo protéico de 2,4 g por kg de peso corporal durante

---

O QUE SÃO AS PROTEÍNAS EM PÓ?

Ingerir proteínas sob a forma de pó parece completamente absurdo para alguns, enquanto, para outros, trata-se claramente de dopagem: as proteínas fariam aumentar os músculos de maneira artificial. Enfim, há outros que vêem nelas uma esperança de crescimento rápido e fácil.

No entanto, não existe nada de mágico nos potes de proteínas. As proteínas em pó que encontramos usualmente são, em sua maioria, leite em pó um pouco melhorado. Esta é uma descrição sucinta do processo de fabricação: a água é retirada do leite clássico, o que fornece o leite em pó que encontramos em qualquer supermercado. Além das proteínas, esse leite desidratado contém gorduras e açúcar, principalmente a lactose. Esses glicídios e lipídios são retirados o máximo possível para que restem majoritariamente as proteínas. Por exemplo, no estado natural, o soro do leite contém apenas 65% de proteínas. Em razão desse processo de extração de açúcares e gorduras, a parte de proteínas aumentará para aproximadamente 80% na versão concentrada e para até 95% no soro do leite microfiltrado. Em seguida, um edulcorante é adicionado para conferir um sabor agradável ao produto. As proteínas em pó estão prontas. Portanto, não há nada de miraculoso nem de estranho em tudo isso. Não existe risco de que algum gênio bom ou mau saia desses potes.

Uma suplementação protéica será eficaz e válida somente se:

▶ Permitir o aumento do anabolismo além do que já é permitido pela alimentação simples.

▶ Não bloquear a ação anabólica das refeições.

▶ For adicionada realmente à alimentação habitual.

Uma suplementação excessiva pode levar a uma redução do consumo alimentar. Nesse caso, seria mais uma substituição que uma complementação.

dez dias não produz qualquer efeito deletério sobre a integridade óssea (**Mullins**, 2005).

Problemas cardiovasculares

Esses problemas têm como origem os alimentos protéicos ricos em gorduras saturadas como ovos, leite ou carnes, e não as proteínas em si.

Impacto sobre os rins

Ainda não foi provada a ocorrência de efeito deletério das proteínas sobre os rins em atletas. Essa crença decorre sobretudo dos antigos regimes ricos em proteínas associados a uma ingestão de água severamente limitada durante longos períodos. De modo geral, quanto maior for o consumo de proteínas, maior deverá ser o consumo de água.

> **Conclusão**
> Se ainda falta demonstrar que o abuso de proteínas prejudica a saúde, a tomada de consciência do atleta de que seu desempenho será afetado negativamente irá protegê-lo de qualquer excesso.

OS DIFERENTES TIPOS DE PROTEÍNA

Existe grande número de fontes de proteína em pó. A seguir serão apresentadas as mais utilizadas pelos atletas.

Proteína do soro do leite (*whey protein*)

No leite, 80% das proteínas correspondem à caseína e 20% ao soro do leite (*whey protein*). O soro é o líquido que sobrenada nos iogurtes. Atualmente, o *whey protein* é, sem dúvida, a proteína mais popular. De fato, essa proteína possui alta qualidade biológica, isto é, seus aminoácidos são bem assimiláveis pelo organismo humano (**Sindayikengera**, 2006).

Existem diferentes tipos de *whey protein*. É o seu processo de filtração que irá diferenciá-los. Primeiramente, existe o concentrado, que é a forma mais simples e, por conseqüência, a menos onerosa. As formas mais onerosas são o isolado e o hidrolisado. Se, na teoria, essas duas formas de proteínas são superiores ao concentrado, a diferença de preço não se traduz automaticamente por uma melhoria significativa no desempenho do atleta saudável (**Sindayikengera**, 2006).

De todas as proteínas atualmente utilizadas pelos esportistas, o *whey protein* é a mais rica em cisteína (2,45 g por 100 g de proteínas), que é um dos precursores da glutationa (ver capítulo III). Esse teor de cisteína explica por que esta proteína possui capacidades antioxidantes. O *whey protein* também é muito rico em BCAAs, particularmente em leucina, contendo, em média, 12 g por 100 g de proteínas. Cerca de 25% dos aminoácidos do *whey protein* são BCAAs. Por outro lado, essa proteína é relativamente pobre em arginina e glutamina.

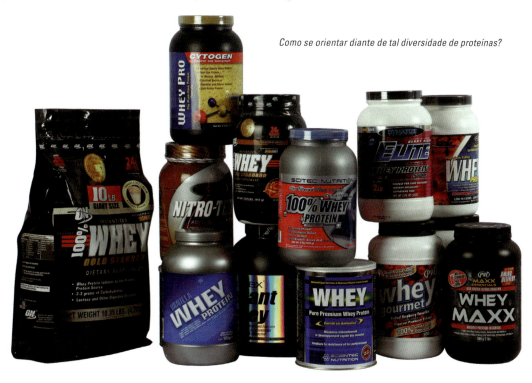

Como se orientar diante de tal diversidade de proteínas?

Benefícios da proteína do soro do leite

O *whey protein* poderia permitir o aumento da ativação de células-tronco musculares, células que, afinal, são indispensáveis para a hipertrofia e a "hiperplasia" (ganho de células musculares novas). Em homens jovens que seguem um programa de musculação de doze semanas, a ingestão diária de 25 g de *whey protein* imediatamente após o esforço permite uma ativação 35% superior de células-tronco em comparação ao uso de um placebo (**Farnfield**, 2005). Em homens mais velhos, a ativação é 160% superior em comparação ao uso de placebo.

Em homens que praticam musculação, a suplementação com *whey protein* (1,2 g por kg de peso corporal) ou com carboidratos (maltodextrina: 1,2 g por kg de peso corporal como placebo) foi fornecida durante um programa de treinamento de seis semanas (**Burke**, 2001). O grupo placebo apresentou um ganho de 900 g de músculo, contra 2,3 kg no grupo *whey protein*. A massa gordurosa permaneceu estável nos dois grupos. No que diz respeito ao ganho de força, o *whey protein* apresentou uma discreta vantagem, mas esta não foi tão significativa quanto o ganho de músculo.

Como esse estudo não comparou o *whey protein* com outro tipo de proteína, a superioridade ou não desse suplemento não foi avaliada. Somente alguns estudos compararam as diferentes formas de proteína oriunda do leite. Vejamos alguns deles a seguir.

Durante três meses, homens e mulheres sedentários receberam 20 g de *whey protein* muito rico em cisteína, ou 20 g de caseína (ver mais adiante). Testes físicos foram realizados antes e depois da suplementação, mas nenhum treinamento físico foi solicitado durante os três meses (**Lands**, 1999). O grupo *whey protein* melhorou o desempenho cardiovascular e o de força, enquanto o grupo caseína não evoluiu. A porcentagem de gordura do grupo *whey protein* diminuiu, enquanto seu peso permaneceu estável, o que sugere um aumento da massa seca. O grupo caseína, ao contrário, apresentou uma tendência a acumular massa gorda. Entretanto, as medidas de estimação da massa gorda aqui utilizadas são pouco precisas.

Cribb (2006) mostra uma superioridade do *whey protein* sobre a caseína. Durante dez semanas, homens que praticavam musculação receberam, além de sua alimentação, uma suplementação de *whey protein* ou de caseína na dose de 1,5 g por kg de peso corporal. O *whey protein* apresentou superioridade sobre a caseína em termos de ganho muscular e de força, assim como de perda gordurosa.

Para **Demling** (2000), a caseína é preferível ao *whey protein* em períodos de regime. Durante doze semanas, homens com sobrepeso seguiram um regime hipocalórico combinado a um programa de musculação e de monitoramento de freqüência cardíaca. Eles também receberam uma suplementação de proteínas (1,5 g por kg de peso corporal). Em um caso, tratava-se de caseína; no outro, de *whey protein*. A perda de gordura atingiu 7 kg com a caseína e somente 4 kg com o *whey protein*. O ganho de músculo foi de 4 kg com a caseína, contra 2 kg com o *whey protein*. Os ganhos de força também foram superiores com a caseína.

Caseína

Trata-se da principal proteína extraída do leite. A caseína é bastante rica em ácido glutâmico e em tirosina, mas é pouco rica em arginina. O hidrolisado de caseinato tem um valor biológico superior ao de caseinato de sódio.

É necessário ter em mente que as proteínas encontradas sob a forma de pó não são as únicas capazes de acentuar a ação anabólica do treinamento muscular. Por exemplo, tanto em homens quanto em mulheres, o fato de ingerir leite logo após uma sessão de musculação produz uma ação favorável sobre a síntese de proteínas musculares (**Elliot**, 2006). A originalidade desse estudo é mostrar que o leite integral é ao menos duas vezes mais eficaz do ponto de vista anabólico que o leite desnatado. Mesmo que adicionemos calorias sob a forma de carboidratos ao leite desnatado para que ele seja tão energético quanto o leite integral, este continua a manter vantagem do ponto de vista anabólico. A compreensão do mecanismo de ação que confere vantagem ao leite integral constitui uma nova pista para as pesquisas sobre a otimização da resposta anabólica pós-esforço.

A eliminação de gorduras é uma crítica que se tem feito cada vez mais às proteínas do leite em pó. Ao eliminar ao

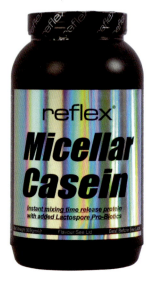

Qual é o papel da caseína na constituição do músculo?

Proteínas: Anabólicas ou Anticatabólicas?

Você certamente irá se deparar com esses argumentos ao comprar suplementos protéicos. A proteína anabólica, dita de ação rápida, inclui o *whey protein* e os aminoácidos. A proteína anticatabólica ou de digestão lenta refere-se em particular à caseína. Essa distinção tem como origem um estudo realizado por **Boirie** (1997). A hipótese de base desse estudo é a de que, assim como os carboidratos, os diversos tipos de proteína não possuem a mesma velocidade de digestão. Seu impacto fisiológico seria modulado em virtude dessas diferenças de velocidade da entrada dos aminoácidos no sangue.

Vale lembrar que os carboidratos que são assimilados muito rapidamente acarretam uma elevação brutal do nível de glicose no sangue. Isso provoca uma secreção excessiva de insulina, o que irá causar uma redução instantânea da glicemia, a tal ponto que é possível ocorrer uma hipoglicemia reativa. Os carboidratos assimilados lentamente, ao contrário, não vão elevar muito a glicemia nem a secreção de insulina. Por outro lado, eles fornecerão uma energia durável.

Curiosamente, encontramos essa distinção de velocidade de assimilação e de efeitos no que diz respeito às proteínas. Cem minutos após a ingestão de uma quantidade quase equivalente de proteínas, o nível plasmático de aminoácidos é muito mais elevado nos usuários de *whey protein* do que nos que consumiram caseína. Trezentos minutos após a ingestão, o nível de aminoácidos do grupo *whey protein* retornou ao nível anterior ao consumo. Por outro lado, ele permaneceu elevado no grupo caseína. Por isso, o *whey protein* é qualificado como proteína rápida, enquanto a caseína é classificada como lenta.

Por causa dessa diferença quanto à velocidade de assimilação, o *whey protein* aumenta a velocidade de síntese de proteínas em 68%. Atenção, isso não significa que o anabolismo nos músculos aumente 68%. Trata-se do anabolismo geral, cuja ação sobre os músculos representa apenas uma fração. **Por sua digestão mais lenta, a caseína produz apenas um efeito modesto sobre o anabolismo (+31%). Por outro lado, a caseína inibe a degradação de proteínas em 34%, enquanto, em relação a esse parâmetro, a ação do *whey protein* é desprezível.** Resultado: o *whey protein* é apresentado como uma proteína "anabólica", enquanto a caseína é qualificada como "anticatabólica".

A lentidão da assimilação da caseína é explicada em grande parte por uma precipitação que ocorre no estômago em contato com o meio ácido. A vantagem dessa precipitação é que o usuário não teria a necessidade de fracionar a ingestão protéica freqüentemente, como se deve fazer com o *whey protein* se o intuito é manter um nível elevado de aminoácidos no sangue. É por essa razão que se aconselha ingerir a caseína à tarde ou à noite. Da mesma maneira, a caseína é mais eficaz como junção "protéica" quando as refeições são um pouco mais espaçadas. Por outro lado, o uso do *whey protein* é aconselhado, em razão de sua ação a curto prazo (mas infelizmente breve), pela manhã, ao acordar, ou logo após o treinamento.

Tipton (2004) parece não confirmar essa superioridade do *whey protein* sobre a caseína no que diz respeito à ingestão realizada imediatamente após um esforço. Homens e mulheres sedentários receberam uma dose de placebo, 20 g de *whey protein* ou 20 g de caseína após um treinamento do quadríceps. A resposta anabólica pós-treinamento foi superior com as proteínas, em comparação ao placebo. Com este último, a degradação muscular ocorrida durante o esforço continua depois dele. O anabolismo, por sua vez, leva vantagem com o uso das proteínas.

No entanto, os autores não detectaram qualquer diferença entre a resposta anabólica induzida pela caseína e a provocada pelo *whey protein*. Teoricamente, o *whey protein* teria que exercer uma ação anabólica mais potente que a caseína, mas esse estudo apresenta duas limitações. Primeiramente, ele se refere a indivíduos não treinados, para os quais o desencadeamento do anabolismo muscular é mais facilitado do que para atletas treinados, mais refratários ao anabolismo. Em segundo lugar, a sessão de musculação foi de intensidade relativamente baixa. Ela não correspondeu ao tipo de prática dos atletas. Esses dois parâmetros podem atenuar a superioridade de uma proteína em comparação à outra.

O *whey protein*, por outro lado, parece colocar o atleta em um ambiente anabólico mais propício, com uma elevação do nível de leucina mais significativa e mais precoce do que da caseína. Além do mais, a elevação do nível de insulina é maior com o *whey protein* do que com a caseína. Essas duas particularidades poderiam fazer a diferença para atletas mais treinados, para os quais a progressão é mais trabalhosa que para os sedentários. Quando o indivíduo é experiente, qualquer vantagem, mesmo que mínima, deve ser aproveitada.

Sendo caracterizada como anticatabólica, a caseína apresenta uma verdadeira ação de fundo, como demonstra seu impacto sobre as células-tronco musculares. No caso de homens não treinados, a ingestão de proteínas de leite (10 g antes e 10 g logo após o esforço), aliada a um programa de musculação, permite aumentar o número de células satélites em 63% em dezesseis semanas (**Olsen**, 2006). O mesmo programa com o uso de placebo não produz qualquer ação estimulante sobre essas células-tronco. Essa propriedade dessa proteína permitirá aos usuários manter uma progressão mais duradoura do que com o uso do placebo.

Ao contrário das proteínas alimentares clássicas que encontramos na dieta, o *whey protein* apresenta a vantagem (ou o inconveniente, de acordo com a situação) de ser assimilado muito rapidamente. Exceto para os atletas, a "instantaneidade" da assimilação do *whey protein* não apresenta grande interesse. Ao contrário, é provável que isso seja contraproducente para os indivíduos sedentários; contudo, a utilização cautelosa pelo atleta pode lhe fornecer uma vantagem que ele talvez não encontre nas proteínas da dieta. Trata-se de um argumento intensivamente explorado pelos vendedores de suplementos.

---

máximo as gorduras do leite, uma parte dos fatores de crescimento anabólico concentrados nos lipídios do leite é rejeitada.

As misturas de *whey protein*/caseína

Elas têm como objetivo copiar a composição do leite materno humano, que combina efetivamente cerca de 50% de *whey protein* e 50% de caseína. Esse leite é rico em aminoácidos essenciais (40% dos aminoácidos totais) e em BCAAs (20%). O leite fornecido a crianças cujas mães não o produzem também tenta reproduzir essa combinação. Classicamente, ele é composto por 40% de *whey protein*, 45% de caseína e 15% de aminoácidos. No entanto, são apenas cópias ruins, pois o leite humano é muito diferente do leite de vaca.

A idéia é que, se essa mistura estimula o crescimento de recém-nascidos, fará o mesmo com os músculos. Outro argumento é que o anabolismo produzido pelas proteínas rápidas combina-se favoravelmente com a ação anticatabólica e de longa duração da caseína. Esta proposição parece razoável, mas não foi avaliada cientificamente.

Kerksick (2006) forneceu argumentos a favor da combinação. Homens que já praticavam musculação seguiram um programa de treinamento de dez semanas. Alguns receberam diariamente uma mistura de 40 g de *whey protein* reforçada com 8 g de caseína ou com 3 g de BCAAs e 5 g de glutamina. Um terceiro grupo recebeu um placebo (48 g de carboidratos). Dos três grupos, somente os usuários de

whey protein + caseína apresentaram progresso muscular significativo, com um ganho de massa seca de 1,8 kg. Os ganhos de força também tenderam a ser levemente superiores com a mistura *whey protein*/caseína.

Colostro

O colostro é o leite produzido pouco antes e imediatamente depois do parto. Evidentemente, o colostro disponível em suplementos é o da vaca, e não o da mulher. Compreendemos imediatamente que, por causa desse período muito curto de produção, o preço do colostro será bem mais elevado que o do leite clássico. Contrariamente ao leite clássico, o colostro é muito mais rico em fatores de crescimento como o IGF e em estimulantes do sistema imune. Quanto mais cedo ele for coletado, mais será rico em peptídeos anabólicos e mais oneroso. Por exemplo, o colostro bovino contém de 200 a 2.000 mcg de IGF-1 por litro, contra 20 a 200 vezes menos no *whey protein*. Em comparação, o soro humano contém em média 200 mcg de IGF-1 por litro.

Evidentemente, ficamos tentados a utilizar um suplemento de colostro bovino para aumentar o próprio nível de IGF-1. Foi a experiência tentada por **Mero** (1997). Durante oito dias, ele fez atletas do sexo masculino ingerirem colostro ou *whey protein*. Quanto maior o consumo de colostro, maior foi a elevação do nível plasmático de IGF-1. Nenhuma alteração notável foi observada com o *whey protein*. Mero concluiu que o IGF-1 do colostro passa para o sangue ou o colostro favorece a secreção de IGF-1. Esta segunda hipótese deve ser privilegiada, pois o IGF do colostro é supostamente destruído durante a digestão. O IGF é de fato composto por uma cadeia de aminoácidos (peptídeos) que irá ser quebrada em pequenos fragmentos durante a digestão.

Entretanto, Mero estimou que o grupo *whey protein* apresentava níveis de IGF-1 mais elevados que os dos atletas que ingeriram o colostro no início da experiência. Isso falsearia os resultados. Em um segundo estudo (**Mero**, 2002), a ingestão de 20 g de colostro por atletas durante quatorze dias aumentou o nível de IGF-1 em 17%. Os atletas de *endurance* e as mulheres apresentaram as elevações mais consideráveis, com aumentos de mais de 21 e mais de 23%, respectivamente. Ele também exclui a hipótese de uma absorção do IGF-1 do colostro.

Contudo, muitos outros pesquisadores tentaram reproduzir esses estudos, mas sem observar a elevação de IGF (**Kuipers**, 2002; **Buckley**, 2003). O estudo de **Mero** é freqüentemente colocado à frente, mas deve ser considerado com prudência.

Qualquer que seja seu modo de ação, o que interessa é saber se o colostro é capaz de aumentar o desempenho e a massa muscular. Sobre este ponto também existem inúmeras controvérsias.

As pesquisas não publicadas tendem a mostrar a superioridade do colostro em comparação com um placebo. Os resultados de estudos publicados são muito mais contrastantes. **Buckley** (2003) demonstra um aumento da força e da capacidade de trabalho em atletas que praticaram musculação durante oito semanas. Mas em razão do seu custo, a ingestão de 60 g de colostro por dia torna esses resultados totalmente impossíveis de serem alcançados por um esportista amador. Isso tudo para obter resultados discutíveis.

No que diz respeito ao ganho de massa muscular, os resultados parecem ser negativos.

Brinkworth (2004) não demonstrou nenhum aumento do tamanho muscular nem da força, apesar de um consumo diário de 60 g de colostro durante oito semanas associado a um treinamento de musculação. Da mesma forma, **Antonio** (2001) não observou nenhuma diferença real entre a ingestão de 20 g de colostro e a de 20 g de *whey protein* por indivíduos que seguiram um programa de musculação de oito semanas. Os ganhos de força não foram diferentes e, se o ganho muscular parece ser superior com o colostro, a análise estatística não foi conclusiva. A diferença entre os dois grupos pode ser explicada pela margem de erro inerente ao modo de avaliação da composição corporal.

Esses resultados colocam fortemente em questão a capacidade do colostro de aumentar o nível de IGF. Se esse nível tivesse sofrido um aumento real, a massa muscular certamente teria aumentado de maneira significativa. Em virtude do seu preço e também da dúvida sobre seus efeitos positivos, é difícil recomendar o uso do colostro. Por outro lado, como veremos adiante, o colostro pode ajudar atletas com problemas imunitários ou digestivos (ver capítulo V).

Proteína do ovo

Antes da chegada do *whey protein*, a proteína do ovo representava uma referência em matéria de qualidade biológica.

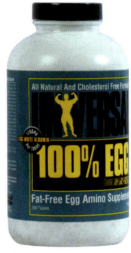

A proteína de ovo foi durante muito tempo a proteína de referência em razão do seu aminograma e da sua digestibilidade.

Rica em aminoácidos sulfurosos e em fenilalanina, a clara do ovo não é mais utilizada sozinha, atualmente, apesar de ainda conservar certa notoriedade.

A mistura de caseína/ovo

Elaborada nas décadas de 1960-70, bem antes do surgimento do *whey protein*, que ocorreu na década de 1990, essa mistura já tinha como objetivo reproduzir o mais fielmente possível o aminograma do leite materno. Atualmente, ela não existe mais, mesmo que as aparências decorrentes do *marketing* levem a pensar o contrário. Se você se deparar com essa mistura, tome o cuidado de olhar atentamente as proporções respectivas de cada ingrediente. De fato, muitas misturas modernas estão longe da proporção 50-50 das fórmulas antigas. Freqüentemente, existem apenas traços de proteína de ovo que não representam mais que 2 ou 3% da mistura. É o que se deve esperar quando, por inadvertência, o fabricante "esquece" de mencionar a proporção respectiva dos diferentes ingredientes.

Proteína de soja

A principal vantagem da proteína de soja é a de que ela não é de origem animal como as proteínas que mencionamos acima. Ela convém perfeitamente aos vegetarianos. A proteína de soja é muito rica em arginina (8 g por 100 g de proteínas), mas seu potencial anabólico é inferior ao das proteínas animais.

Leite ou soja?

Em comparação à caseína, os aminoácidos da soja são assimilados mais rapidamente. O aumento máximo de aminoácidos após a ingestão de soja ocorre em duas horas e meia. O aumento induzido pela ingestão de proteínas do leite se dá em quatro horas, mas essa digestão mais rápida ocorre em detrimento de uma boa digestibilidade. Em comparação às proteínas do leite, 20% ou mais das proteínas de soja não são assimiladas pelo aparelho digestório (**Bos**, 2003). De fato, 92% do consumo protéico do leite poderão ser efetivamente utilizados pelo corpo a fim de, entre outras coisas, estimular o anabolismo. Com as proteínas de soja, esse valor cai para apenas 78%. **Essa diferença de potencial anabólico entre o leite e a soja acentua-se com o aumento do consumo de proteínas.** Esses dois parâmetros fazem com que a suplementação protéica com soja não seja ideal. Ainda assim, ela pode ajudar o atleta a ganhar massa muscular. Entretanto, o ganho de músculo e de força é menor após doze semanas de suplementação com proteínas de soja do que com proteínas do leite em homens jovens que seguem um programa de musculação (**Phillips**, 2005).

Esses resultados confirmam os de **Brown** (2004), que comparou o efeito da ingestão de *whey protein* ou de soja sob a forma de barras protéicas. Cada barra continha 11 g de proteínas, 26 g de glicídios e 4 g de gorduras. Elas foram utilizadas três vezes por dia, fornecendo uma suplementação total de 33 g de proteínas. Durante nove semanas, homens que praticavam musculação receberam um desses dois suplementos. Um terceiro grupo seguiu o programa de musculação, mas sem receber essas barras. Esse último grupo registrou um aumento de sua massa muscular de aproximadamente 700 g. O grupo soja ganhou 1,3 kg de músculo e o grupo *whey protein*, 2,1 kg.

As particularidades da soja

Como a soja contém isoflavonas, que possuem efeitos estrogênicos, os homens devem ser prudentes ao utilizar suas proteínas de forma regular. Uma suplementação diária de 32 g de proteínas de soja por homens tende a diminuir seu nível de testosterona em aproximadamente 10% após 29 dias (**Dillingham**, 2005). Apesar de essa diminuição ser apenas transitória, os níveis dos hormônios femininos tenderam a aumentar de maneira durável durante um período de 57 dias de suplementação. A relação testosterona/hormônios femininos é afetada de modo negativo, enquanto os esportistas têm, ao contrário, todo o interesse em aumentá-la.

As mesmas isoflavonas explicam provavelmente a capacidade que essas proteínas têm de combater os radicais livres. Por isso, homens receberam um suplemento diário de proteína de soja rica em isoflavonas, *whey protein* ou um placebo, na razão de 0,6 g por kg de peso corporal durante um mês. Não foi observada nenhuma baixa do nível de testosterona com a soja em comparação ao *whey protein*. No entanto, observou-se uma elevação das defesas antioxidantes decorrente da soja, mas não do *whey protein*. Essa ação antioxidante foi confirmada pelo estudo de Brown que acabamos de descrever.

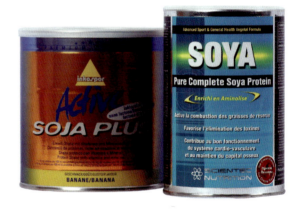

As proteínas de soja: amigas ou inimigas do atleta?

Essa proteção certamente contribui para a atenuação do catabolismo muscular detectado após a ingestão de proteínas de soja ricas em isoflavonas (**Rossi**, 2000). Esse autor fez com que homens jovens ativos ingerissem diariamente 40 g de proteínas de soja ou *whey protein* durante três semanas. A soja apresentou uma tendência a melhorar o nível de antioxidantes dos indivíduos, enquanto o *whey protein* indicou uma diminuição. A soja atenua em 42% a elevação dos marcadores do catabolismo muscular que ocorre após um esforço aeróbio de intensidade gradual com duração de duas horas. O *whey protein* aumenta esse catabolismo em 38%.

A atenuação da degradação muscular após um treinamento permite treinar cada vez com mais freqüência, facilitando a recuperação – o que é bom para todos os esportistas, salvo aqueles que têm como objetivo acumular o máximo possível de massa muscular. Essa ação anticatabólica da soja explica em parte por que ela não produz tanta hipertrofia quanto o *whey protein*. De fato, **quanto mais o músculo é diretamente protegido contra o catabolismo,**

menos ele será reforçado com o aumento do diâmetro das fibras que o compõem. Por outro lado, para a mulher, a soja também apresenta interesse. Um estudo realizado com jovens ginastas de nível olímpico do sexo feminino demonstrou uma ação positiva da soja (**Stroescu**, 2001). Uma suplementação diária de 1 g por kg de peso corporal durante quatro meses protege sua massa magra, que tende a diminuir com o uso de placebo em virtude do tempo de quatro a seis horas de treinamento diário.

PROTEÍNA E TESTOSTERONA FORMAM UM BOM PAR?

Hulmi (2005) analisou o impacto hormonal da ingestão de 25 g de proteínas, combinando *whey protein* e caseína, trinta minutos antes de uma sessão de musculação em indivíduos treinados do sexo masculino. As proteínas atenuam bastante as elevações concomitantes de testosterona e hormônio de crescimento que ocorrem normalmente durante o treinamento. Esse fenômeno é explicado em grande parte por causa da elevação da secreção de insulina causada pela ingestão de proteínas.

Da mesma forma, **Chandler** (1994) estudou o impacto da ingestão de uma mistura de proteínas e carboidratos imediatamente após uma sessão de musculação. A ingestão do suplemento após o esforço acelera a queda do nível de testosterona que observamos com o placebo. Nos indivíduos que utilizaram o suplemento, foram necessárias mais de seis horas para que a taxa de testosterona se aproximasse da que havia sido observada no grupo placebo. Além disso, o forte aumento do nível de insulina parece ser a causa principal desse declínio da testosterona.

Muito recentemente, **Kraemer** (2006 b) demonstrou que a ingestão de proteínas (0,3 g por kg de peso corporal), carboidratos (1,1 g por kg) e gorduras (0,25 g por kg) após uma sessão de musculação está intimamente relacionada a uma baixa do nível de testosterona. Mas isso se explica, em parte, pelo aumento do número de receptores desse hormônio sobre os músculos que acabam de ser treinados. De fato, para ocupar mais receptores, a remoção de testosterona circulante é necessariamente maior, o que irá resultar em uma baixa do nível plasmático. Entretanto, essa ocupação dos receptores certamente não explica toda a redução do nível de androgênios.

A elevação da densidade dos receptores de testosterona sobre os músculos (e conseqüentemente a sensibilidade destes à nossa testosterona) aumenta ainda mais quando a sessão de musculação for precedida pela ingestão de 2 g de L-carnitina L-tartarato durante 21 dias. A queda do nível de testosterona é também mais significativa após a ingestão de carnitina.

Sallinen (2004) sugere que o excesso de proteínas que surge em detrimento da ingestão de gorduras parece ter um impacto negativo sobre a secreção de testosterona em atletas de força. Quanto mais eles consumirem proteínas, maior a chance de o nível de testosterona em repouso ser baixo. Um consumo elevado de gordura, ao contrário, está associado a uma secreção significativa de testosterona em repouso. Tais relações também foram observadas em relação à resposta da testosterona ao treinamento. Essa resposta é mais relevante quando o consumo de gordura é alto. A resposta é mais moderada quando a ingestão de proteínas é elevada.

Aminoácidos e massa muscular

AMINOÁCIDOS E ANABOLISMO

A regulação nutricional do anabolismo baseia-se em grande parte nos aminoácidos. Em indivíduos sedentários em jejum, homens ou mulheres, jovens ou adultos, a ingestão de 15 g de aminoácidos essenciais aumenta em 60% a velocidade de síntese de proteínas musculares (**Paddon-Jones**, 2004). Uma diminuição do nível de aminoácidos no sangue, ao contrário, provoca uma inibição rápida do anabolismo muscular. **Mais do que o nível de aminoácidos no músculo, é a concentração plasmática de aminoácidos o principal regulador do ritmo do anabolismo muscular**. Quando essa concentração aumenta brutalmente, ocorre o que denominamos hiperaminoacidemia. Essa hiperaminoacidemia provoca imediatamente uma aceleração do anabolismo nos músculos. É uma das estratégias que o corpo encontrou para diminuir rapidamente o nível de aminoácidos no sangue. A outra estratégia é acelerar o catabolismo desses aminoácidos no fígado, por exemplo. Uma hiperaminoacidemia só pode ter uma duração muito curta.

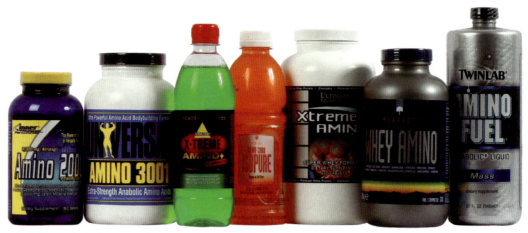

Os aminoácidos ainda têm lugar na suplementação do atleta?

Como reforçar a ação anabólica dos aminoácidos?

Há uma interação entre a atividade física regular e a ingestão de aminoácidos. Uma infusão de aminoácidos de três horas aumenta em 141% a velocidade de síntese de proteínas musculares em homens em repouso (**Biolo**, 1997). Nos mesmos indivíduos, uma infusão similar, administrada imediatamente após uma sessão de musculação, aumenta o anabolismo em 291%. Tais fenômenos também são constatados após a administração oral de aminoácidos. **Tipton** (2003) comparou o impacto anabólico de uma bebida contendo 30 g de aminoácidos essenciais em homens e mulheres sedentários ou em indivíduos que acabaram de fazer musculação. A bebida foi ingerida antes e depois da musculação. O grupo inativo tomou os aminoácidos nos mesmos horários que o outro grupo. Em decorrência da musculação, o impacto anabólico dos aminoácidos durante 24 horas aumentou 41% em comparação ao que foi observado nos indivíduos inativos.

A potência anabólica dos aminoácidos, ao contrário, diminuiu 20% nos indivíduos que permaneceram em repouso durante quatorze dias (**Biolo**, 2004). **Portanto, existe uma sinergia entre a atividade física e a resposta anabólica dada a uma solução de aminoácidos**. A prática esportiva sensibiliza o músculo à ação anabólica dos aminoácidos, enquanto a inatividade produz o efeito inverso. Como se beneficiar ao máximo dessas descobertas?

ALIMENTE-SE IMEDIATAMENTE APÓS UM ESFORÇO

A primeira conclusão que o esportista deve tirar é que é primordial se alimentar o mais rapidamente possível após um esforço. No entanto, não é essa a reação mais comum entre eles. É claro que será necessário esperar se você sentir que o seu sistema digestório não vai tolerar alimentos imediatamente, mas o ideal é agir no máximo em até uma hora após o esforço.

Após um treinamento de intensidade moderada, homens e mulheres receberam um suplemento de 10 g de proteínas, 8 g de carboidratos e 3 g de gorduras (**Levenhagen**, 2001): em um caso, os indivíduos tomaram esse suplemento imediatamente após o esforço; no outro, tiveram de esperar três horas para consumi-lo. Dois dos principais parâmetros da recuperação, o anabolismo e a captação muscular de glicose, foram mensurados ao longo de um período de seis horas após o esforço. Por causa da ingestão precoce do suplemento, a captação muscular de glicose foi 3,5 vezes maior que com a ingestão tardia. Quanto ao anabolismo muscular, ele foi três vezes maior durante as seis horas quando as proteínas foram ingeridas imediatamente após o esforço.

Se seu treinamento for de curta duração (menos de 45 minutos), será muito vantajoso ingerir as proteínas antes do esforço. Ao final do treinamento, elas já estarão no sangue para garantir uma estimulação anabólica imediata. As pesquisas mostraram que, nesse caso, a eficácia anabólica é 80% superior quando a ingestão de proteínas é realizada antes e não após a sessão de musculação (**Tipton**, 2001). Esse estudo também mostra que é muito importante agir o mais rapidamente possível no plano nutricional. Durante algumas dezenas de minutos após o esforço, o fluxo sanguíneo nos músculos treinados permanece muito intenso, o que contribui para melhorar o transporte de nutrientes. Essa congestão muscular pós-esforço irá se dissipar rapidamente, diminuindo também a facilitação anabólica.

Se o seu treinamento, ao contrário, for longo (mais de duas horas), você deve ingerir as proteínas, na medida do possível, dez a quinze minutos antes do final da sessão. Essa estratégia apresenta uma dupla vantagem:

▸ A absorção de proteínas parece produzir um efeito imediato contra a fadiga cerebral, o que permite que você "acelere na reta final".

▸ Os aminoácidos começarão a chegar aos músculos desde o final da sessão para uma ação anabólica rápida.

Proteínas e/ou carboidratos logo após um esforço intenso?

Os atletas tendem a privilegiar os carboidratos durante essa primeira refeição pós-esforço. É uma reação comum entre os atletas de *endurance*. Após uma sessão de musculação, o fato de ingerir uma solução energética que forneça 1,5 g de carboidratos por kg de peso corporal multiplica por dez a velocidade de síntese de glicogênio muscular em comparação com a simples ingestão de água. Entretanto, **as necessidades dos atletas de força não são as mesmas que as dos atletas de *endurance*. Se estes devem privilegiar a energia, os atletas de força devem, ao contrário, enfatizar as proteínas**. Essa necessidade é bem ilustrada pelo estudo de **Andersen** (2005). Durante quatorze semanas, homens sedentários receberam 25 g de proteínas (mistura de *whey protein*, caseína, clara de ovo e glutamina), ou 25 g de carboidratos, imediatamente antes e imediatamente depois da sessão de musculação. Não foi observado nenhum aumento significativo de massa muscular nos indivíduos que ingeriram carboidratos. Por outro lado, nos usuários de proteínas, o diâmetro das fibras do tipo I aumentou 18% e o das fibras do tipo II, 26%.

Esses resultados podem ser facilmente explicados. O impacto anabólico dos carboidratos certamente existe, mas ele tem uma potência nitidamente menor que o das proteínas. Na pesquisa realizada por **Miller** (2003), homens e mulheres que realizaram um treino de musculação para as coxas receberam, uma hora após o término da sessão, uma bebida glicídica que fornecia 35 g de carboidratos ou 6 g de aminoácidos. A resposta anabólica foi 34% superior com os aminoácidos. Contudo, a ingestão de uma bebida contendo carboidratos + aminoácidos produziu uma resposta anabólica 115% superior à dos carboidratos sozinhos. **Portanto, existe uma poderosa sinergia entre as proteínas e os carboidratos no que diz respeito à recuperação muscular**.

Neste estudo, também é interessante observar que a ingestão de suplementos uma hora mais tarde aumenta novamente a potência do anabolismo muscular durante duas horas. Porém, existe uma pequena distorção nesse estudo, pois o consumo calórico dos três grupos era muito desigual. Ele era mínimo com os aminoácidos (24 calorias) e elevado com a combinação de glicídios/aminoácidos (164 calorias). No entanto, mais do que a densidade calórica, as pesquisas mostraram que **o fator número um para a resposta anabólica pós-esforço era o fornecimento de proteínas e não a densidade calórica** (Levenhagen, 2002).

As bebidas hiperprotéicas facilitam muito a vida do atleta. Mas ainda é necessário dar atenção à sua qualidade e também ao seu teor de açúcar.

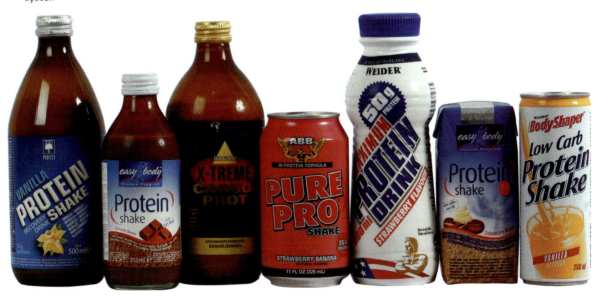

PODEMOS MISTURAR PROTEÍNAS COM CARBOIDRATOS?

Com base nos estudos que acabamos de mencionar, poderíamos concluir que é bom misturar proteínas com carboidratos. No entanto, é freqüente ouvirmos dizer que a ingestão concomitante desses dois nutrientes pode causar uma ação deletéria sobre a capacidade do aparelho digestório na assimilação das proteínas, uma vez que a boa digestão de proteínas exige um meio ácido no estômago, enquanto os carboidratos necessitam de um meio básico. As pesquisas médicas recentes refutam totalmente essa teoria. Elas mostram que, ao contrário, **a retenção de nitrogênio[1] é melhor quando as proteínas são utilizadas em conjunto com os carboidratos**. Por exemplo, em homens sedentários, após a ingestão de 30 g de caseína, a retenção de nitrogênio é de 80% (**Gaudichon**, 1999). Quando 100 g de açúcar são adicionados a essas proteínas, a retenção aumenta para aproximadamente 85%. Portanto, ocorre um ganho, não uma perda. De fato, os carboidratos otimizam a assimilação dos aminoácidos durante sua passagem pelo aparelho digestório. Essa otimização é explicada:

▶ Por um aumento significativo da secreção de insulina, decorrente da combinação dos dois nutrientes.
▶ O fato de os carboidratos tornarem mais lenta a digestão de proteínas[2].

Os *gainers* são um exemplo típico de mistura de proteínas e carboidratos.

Gainers (hipercalóricos)

Os *gainers* são compostos principalmente por carboidratos e por 20 a 30% de proteínas. Assim, eles são ricos em calorias (hipercalóricos). Para reduzir o custo desses *gainers* e obter grandes quantidades, a qualidade das proteínas e dos glicídios acaba deixando a desejar.

A utilização de *gainers* se baseia em uma hipótese simples, porém muito pouco convincente: se muitos esportistas ficam estagnados, é por causa de uma subalimentação. Se não ganhamos músculo ou peso suficientemente mesmo com treino de musculação, é porque não nos alimentamos o suficiente. Em determinadas pessoas extremamente magras e com dificuldade de se alimentar, esse tipo de suplemento poderia ser útil, mas as outras pessoas deveriam ser aconselhadas a ser prudentes diante desses grandes potes que prometem muito.

Quando se inicia um programa de musculação, deve-se levar em conta os novos consumos calóricos que serão gerados e compensá-los de uma maneira ou de outra. Nesse caso, o *gainer* irá fornecer de maneira muito simples um excedente de combustível e de proteínas, mas essa compensação também pode ser feita por meio de alimentos na dieta diária.

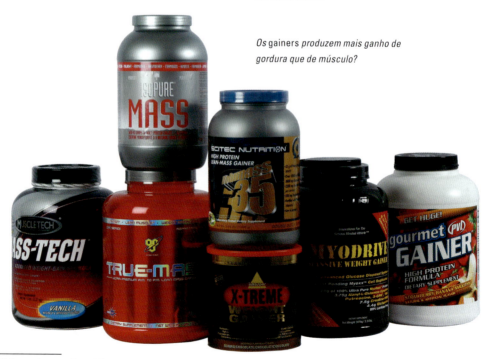

Os gainers *produzem mais ganho de gordura que de músculo?*

---

[1] N.R.: Balanço nitrogenado positivo.
[2] N.R.: Alguns estudos contestam esse fato.

A inadequação energética entre o consumo e o gasto, assim como suas conseqüências, é bem ilustrada no estudo de **Rozenek** (2002). Inicialmente, indivíduos que iniciaram um programa de musculação de oito semanas tiveram um consumo calórico base de aproximadamente 2.500 calorias/dia. Separados em dois grupos, esse consumo de calorias foi aumentado em 70%. No primeiro grupo, foi utilizado um suplemento de proteínas (106 g) + carboidratos (356 g); no segundo, somente carboidratos (462 g) forneceram o excedente de energia. Em um terceiro grupo "controle", não foi fornecida qualquer suplementação nem aumento calórico.

A perda de massa gorda constatada ao final do programa no grupo controle reflete bem o déficit energético que se criou, traduzido também por um menor ganho de massa magra: +1,4 kg, contra mais do que o dobro nos dois grupos com suplementação energética. Porém, é com relação ao ganho de força muscular que a adição de proteínas tende a fazer a diferença, se comparada aos carboidratos sozinhos.

Além do fornecimento energético, os *gainers* produzem efeitos particulares, sobretudo quando utilizados antes e imediatamente depois do treinamento. Antes do esforço, eles fornecem energia e contribuem para lutar contra a fadiga. Após o esforço, favorecem a resposta anabólica e ajudam a refazer as reservas de glicogênio. No plano hormonal, as pesquisas mostraram que eles favorecem enormemente a secreção de insulina e, em um menor grau, a de IGF-1 (**Kraemer**, 1998). Por outro lado, produzem um efeito negativo sobre o nível de testosterona total, diminuição explicada sem dúvida pelo aumento de 500% do nível de insulina.

O balanço de um tratamento com *gainer* nem sempre é como o ansiosamente esperado. Homens jovens que praticavam musculação receberam carboidratos (190 g de maltodextrina em três doses diárias, isto é, uma adição de 760 calorias) ou um *gainer* (290 g de carboidratos + 60 g de proteínas em duas doses diárias, isto é, uma adição de 1.500 calorias) durante 28 dias (**Kreider**, 1996): durante a primeira semana, o ganho de massa muscular foi superior em virtude do consumo do *gainer* (aproximadamente 700 g, contra uma estagnação com os carboidratos). Os dois grupos se aproximaram após duas semanas de utilização, pois os indivíduos que utilizaram o *gainer* atingiram o máximo, e aqueles que utilizaram glicídios começaram a reagir. Ao final de 28 dias, o ganho muscular foi semelhante nos dois grupos, sendo de aproximadamente + 700 g de músculo. Por outro lado, o ponto em que o *gainer* fez a "diferença" foi no ganho de tecido adiposo, com um acúmulo de 700 g de gordura, enquanto o grupo maltodextrina permaneceu estável.

Esse estudo ilustra o fato de que um aumento moderado do consumo calórico pode se traduzir em um ganho

de músculo. No entanto, além de um determinado limite, o único ganho observado será o de gordura. O esportista deve desconfiar pois, sem sistemas de mensuração precisos nos estudos médicos, um acúmulo de gordura a curto prazo pode ser confundido facilmente com um ganho de músculo.

É um mito acreditar que podemos forçar os músculos a crescer por meio de uma superalimentação. Ao contrário do que freqüentemente se diz, nosso metabolismo não está bem equipado para enfrentar um excesso de calorias. Ele certamente irá aumentar seus gastos, mas de maneira insignificante. Por exemplo, em homens que recebem de uma só vez 1.000 calorias a mais em sua alimentação, os gastos diários aumentam 18 calorias na primeira semana, 88 na segunda, para diminuir em seguida (**Harris**, 2006). A diferença entre nosso consumo e nossos gastos ocorrerá no tecido gorduroso e isso não é uma boa coisa para o esportista. Estudos sugerem, inclusive, que **uma porcentagem elevada de gordura constitui um fator limitante para o aumento da força e da hipertrofia muscular** (**Kelsey**, 2004).

EXISTEM RAZÕES PARA ENRIQUECERMOS AS PROTEÍNAS COM AMINOÁCIDOS?

Em princípio, se consumirmos proteínas o suficiente, a adição de aminoácidos pode parecer supérflua. No entanto, um número cada vez maior de pesquisas indica que existem razões pelas quais a potência anabólica das proteínas é aumentada pelos aminoácidos. Essa melhoria é explicada por um mecanismo duplo:

▶ A assimilação dos aminoácidos é mais rápida quando comparada ao tempo utilizado entre a digestão das proteínas e sua posterior absorção. Ao consumi-los concomitantemente, não há "competição" durante o processo.

▶ A adição de aminoácidos representa um meio de enriquecer proteínas com BCAAs, particularmente com leucina, uma vez que, quanto mais avançamos na idade, mais temos necessidade de leucina para obter uma reação anabólica similar à de um homem jovem. A sensibilidade do músculo à ação anabólica das proteínas diminui com a idade. Uma superconcentração de leucina pode compensar essa insensibilidade.

Observe alguns exemplos que ilustram esse conceito de sinergia entre as proteínas e os aminoácidos. Em homens ativos que consomem habitualmente 70 g de proteínas em três refeições, uma suplementação de aminoácidos essenciais (15 g) entre essas refeições aumenta a velocidade de síntese de proteínas musculares em 25% durante 24 horas (**Paddon-Jones**, 2005). Vemos que existe uma margem para aumentar seu anabolismo elevando o consumo de aminoácidos. Os efeitos anabólicos dos aminoácidos associam-se aos das proteínas. Uma observação que pode ser levantada neste estudo é o fato de que o consumo de base de proteínas não havia sido muito elevado. Quanto maior ele for, maior o risco de que a ação dos aminoácidos se torne secundária.

O reforço de proteínas com leucina imediatamente após um esforço também parece ter vantagens. Após uma sessão de musculação, homens não treinados receberam três bebidas "anabólicas" diferentes (**Koopman**, 2005). O consumo foi fracionado em pequenas doses ingeridas a cada trinta minutos durante seis horas. Essas bebidas continham:
▸ 50 g de carboidratos.
▸ 50 g de carboidratos + 33 g de *whey protein*.
▸ 50 g de carboidratos + 33 g de *whey protein* + 16 g de leucina.

> ▶ Em comparação aos carboidratos, a adição de *whey protein* permite aumentar a resposta anabólica em 34%. A ingestão concomitante de carboidratos + *whey protein* + leucina gera um anabolismo superior de 55%.

No que diz respeito ao catabolismo, ele foi reduzido à metade com a adição de *whey protein* aos carboidratos em comparação a estes sozinhos. O enriquecimento com leucina permite reduzi-lo em 62%. Os indivíduos que ingeriram glicídios permaneceram na fase de catabolismo durante as seis horas de recuperação. A adição de *whey protein* permitiu direcionar os usuários para um "ambiente" de anabolismo. Esse efeito acentua-se ainda mais quando a leucina é adicionada ao *whey protein*. O *whey protein*, que já fornece 10% de leucina, não contém uma quantidade suficiente deste aminoácido para garantir a recuperação ideal do atleta. Os pesquisadores que realizaram esse estudo observaram **uma forte correlação entre a resposta anabólica pós-esforço e o nível de leucina**: quanto maior for este, mais forte é a resposta anabólica.

A adição de leucina ou de BCAAs às proteínas constitui cada vez mais um procedimento padrão nas pesquisas científicas. É uma maneira de os pesquisadores obterem resultados mais definidos em comparação a um placebo. Outros exemplos são comentados: numa pesquisa realizada em homens e mulheres não treinados, a resposta anabólica a um treinamento de musculação foi comparada após a ingestão, na hora seguinte, de:
▸ 100 g de glicídios líquidos; ou
▸ 77 g de glicídios + 5 g de aminoácidos + 17 g de concentrado de *whey protein*.

Com os carboidratos sozinhos, 6 g de músculo puderam ser sintetizados nas três horas. Com a combinação, foram sintetizados 18 g de músculo (**Borsheim**, 2004). Essa superioridade das proteínas irá perdurar ao longo do tempo? Essa questão é respondida pelo estudo seguinte.

Durante oito semanas, homens jovens seguiram um programa de musculação para um dos membros inferiores (**Coburn**, 2006). Em um caso, receberam uma suplementação de *whey protein* (20 g) + leucina (6,2 g); em outro, carboidratos (placebo). O suplemento foi utilizado imediatamente antes e imediatamente depois do esforço. No membro inferior treinado, ocorreu um aumento de força de +31% com o *whey protein*/leucina e de +24% com o placebo. O diâmetro das fibras musculares aumentou 7,3% com o *whey protein*/leucina e 4,5% com o placebo. O que torna esse estudo original é o fato de ele ter demonstrado que, para o membro não treinado, a força e a massa aumentaram em virtude da combinação de *whey protein* + leucina, mas não com o uso de placebo. Essa observação enfatiza que o *whey protein* enriquecido com leucina permite um anabolismo generalizado bem mais profundo.

Suplementos de aminoácidos e desempenho

Os aminoácidos também podem ser utilizados isoladamente. Observe alguns exemplos de resultados de pesquisas científicas relativas a este uso. Veremos que certos estudos utilizam todos os aminoácidos (essenciais + não-essenciais), mas a tendência recente é utilizar apenas os

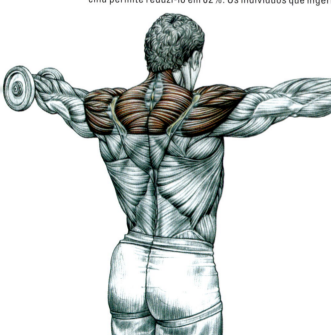

aminoácidos essenciais, adicionados ou não a aminoácidos condicionalmente essenciais.

Antonio (2000 b) estudou o impacto da ingestão de 18 g de aminoácidos por dia durante seis semanas, associada a um treinamento de musculação e exercícios aeróbios, em mulheres não treinadas. A capacidade aeróbia foi aumentada pelos aminoácidos. No entanto, em comparação ao placebo, não se observou nenhuma melhoria da composição corporal ou da força.

Kraemer (2006 a) fez jovens esportistas treinados seguirem um programa de musculação que conduzia ao treinamento excessivo (*overtraining*). Os indivíduos deviam trabalhar cada um de seus músculos diariamente durante quatro dias consecutivos, com o objetivo de exceder sua capacidade de recuperação. No quinto dia, testes de força foram realizados, e um repouso foi permitido no final de semana. As duas primeiras semanas foram as mais intensas no que diz respeito à quantidade de trabalho, que foi um pouco reduzida nas duas semanas seguintes. O objetivo dos pesquisadores era reproduzir a situação na qual muitos atletas se encontram durante as competições: ter de apresentar uma grande quantidade de trabalho com períodos curtos de recuperação.

Um grupo de esportistas recebeu um placebo e o outro, 0,4 g de aminoácidos essenciais por kg de peso corporal, o que representa um consumo médio de 35 g de aminoácidos por dia. Essa quantidade foi dividida em quatro dosagens, para que fosse repartida ao longo do dia. As ingestões deveriam ser realizadas ao menos uma hora antes das refeições ou duas horas após. Os aminoácidos também deveriam ser utilizados antes e depois do treinamento. Apesar desse consumo significativo de aminoácidos, o perfil nutricional deveria também ser o mais próximo possível nos dois grupos, sobretudo em relação ao consumo total de proteínas. O que diferiu foi a repartição das quantidades de proteína ingeridas no grupo aminoácidos. Ela foi mais fracionada e mais bem distribuída ao longo do dia que no grupo placebo. Evidentemente, isso falseia um pouco as conclusões do estudo.

Portanto, as diferenças observadas entre os dois grupos não podem ser atribuídas 100% aos aminoácidos. Foi necessário que os indivíduos do grupo placebo também consumissem proteínas enquanto os outros ingeriam aminoácidos. Isso evidencia, uma vez mais, a importância do *timing* no que diz respeito aos suplementos. É preciso observar ainda que a dosagem utilizada é financeiramente custosa para um esportista amador. Podemos questionar se a substituição de aminoácidos por *whey protein,* proteína de alto valor biológico, produziria os mesmos resultados.

No grupo placebo, esse grande volume de trabalho se traduziu em uma baixa do desempenho durante a primeira

semana. Nenhuma baixa foi constatada no grupo aminoácidos. Durante a segunda semana, a força dos indivíduos do grupo placebo retornou ao nível de antes desse período de treinamento excessivo (*overtraining*). A força dos indivíduos do grupo aminoácidos foi superior à inicial. O aumento da força começou a aparecer somente durante a terceira semana no grupo placebo.

O nível do catabolismo muscular aumentou bruscamente nos dois grupos em virtude do aumento do volume de trabalho na primeira semana, mas esse aumento foi atenuado significativamente pela ingestão de aminoácidos. O nível dos marcadores do catabolismo muscular foi multiplicado por 13 no grupo placebo e por 7 no grupo aminoácidos após uma semana de treinamento excessivo (*overtraining*). Em duas semanas, os níveis dos marcadores de catabolismo retornaram ao normal nos dois grupos. **Kraemer** observou uma correlação importante entre o aumento do catabolismo muscular e a perda de força nas coxas. Foi observada uma tendência à diminuição do nível de testosterona total durante as três primeiras semanas do programa com o placebo. Uma melhor estabilização do nível de testosterona foi observada no grupo aminoácidos. O nível de testosterona livre (fração ativa da testosterona) tende a diminuir um terço durante as três primeiras semanas com o placebo, antes de aumentar um pouco em seguida. A queda foi reduzida à metade de seu valor em virtude dos aminoácidos.

Em um período de quatro semanas, os níveis de testosterona foram superiores no grupo aminoácidos em comparação ao placebo. Isto poderia explicar o impacto positivo desse suplemento. **Os aminoácidos fazem a diferença principalmente durante as duas primeiras semanas, quando o volume de trabalho é maior**. Quando este diminui, os aminoácidos perdem uma parte importante de seus benefícios.

Quando analisamos a estrutura do empobrecimento das "reservas" de aminoácidos corporais após treinamentos intensos, descobrimos o perfil que uma suplementação ideal deve ter. É o perfil que Sugita utiliza em diferentes estudos. Os suplementos de aminoácidos que ele utiliza contêm apenas aminoácidos essenciais + glutamina + arginina + prolina. Jogadores de futebol de alto nível receberam 7,2 g dessa mistura de aminoácidos durante noventa dias de treinamento (**Sugita**, 2001 a). Após 45 dias de suplementação, metade dos jogadores sentiu uma melhor recuperação física entre os treinamentos. Após noventa dias, em 22 de 23 indivíduos, os aminoácidos forneceram um adicional de energia e propiciaram uma melhoria da forma física. Isso poderia ser explicado pelo aumento do número de eritrócitos em decorrência do consumo de aminoácidos.

Corredores treinados receberam esse mesmo perfil de aminoácidos durante um mês (**Sugita**, 2001 b). Três dosagens diárias foram experimentadas: 2,2 g, 4,4 g ou 6,6 g. Os melhores resultados foram obtidos com a dose mais alta, enquanto não foi observado qualquer efeito com as doses mais baixas. Além de uma melhor forma física, foi observada uma diminuição do catabolismo muscular, em decorrência do consumo de 6,6 g.

Em homens não treinados, a ingestão diária de 11,2 g de aminoácidos durante dez dias permitiu uma aceleração da recuperação muscular após um treinamento de musculação intenso (**Sugita**, 2003).

Entretanto, não podemos ignorar os numerosos estudos realizados que não demonstram nenhum efeito dos aminoácidos sobre o desempenho ou sobre a massa muscular. Aliás, apesar de eles serem de fácil utilização, os aminoácidos sob a forma líquida ou em comprimidos representam uma forma de proteínas onerosa, sobretudo nas doses referidas nos estudos que acabamos de mencionar.

EFEITOS DOS AMINOÁCIDOS ISOLADAMENTE

Se os coquetéis de aminoácidos são utilizados freqüentemente, também é possível consumi-los de maneira isolada, para reforçar a sua nutrição de modo mais específico.

BCAAs

1. Metabolismo dos BCAAs

Os BCAAs (*branched-chain amino acids*, isto é, aminoácidos de cadeia ramificada) agrupam três aminoácidos essenciais: leucina, isoleucina e valina. Esses BCAAs constituem aproximadamente um terço das proteínas musculares. No entanto, nosso corpo não possui as enzimas necessárias para sua produção. Somente a alimentação pode fornecer os BCAAs de que o corpo necessita.

2. Ação dos BCAAs

Desses três aminoácidos, a leucina é o que possui mais poder sobre o plano anabólico, mas ela necessita dos outros dois para produzir uma ação durável.

Indivíduos sedentários com boa saúde foram forçados a permanecer confinados ao leito durante seis dias. A inatividade física provoca uma diminuição do ritmo da síntese de proteínas. A ingestão de 50 g de BCAAs, em vez de 25 g, permite manter a velocidade da síntese de proteínas em um nível estável (**Stein**, 1999). Por causa da duplicação do consumo de BCAAs, as perdas urinárias de nitrogênio, que refletem a eliminação de proteínas corporais, diminuiu 20%. É legítimo o interesse dos esportistas pelos BCAAs, como por tudo aquilo que influencia o *turnover* de proteínas, sendo capaz de favorecer a recuperação e o crescimento muscular. Além disso, servindo como fonte de energia, os BCAAs também podem aumentar a capacidade de realizar exercícios de longa duração.

3. Exercícios físicos e nível de BCAAs

Contrariamente à grande maioria dos outros aminoácidos, a leucina é oxidada nos músculos e pode ser utilizada como combustível durante um esforço. Em atletas de força, um treinamento intenso de cinco semanas reduz o nível total de BCAAs em 20%, o de leucina em 17%, o de isoleucina em 21% e o de valina em 17% (**Mero**, 1997 b). Isso ocorre apesar de um consumo de proteínas 50% mais elevado que o normal (1,26 g de proteínas por kg). Em razão de uma suplementação diária de 50 mg de leucina por kg, a diminuição do nível de leucina é inibida. Os níveis de isoleucina e de valina não são beneficiados pela suplementação de leucina porque eles diminuem 25% e 21%, respectivamente. Esse estudo ilustra o interesse da utilização dos três BCAAs juntos, em vez da leucina isoladamente.

As medições efetuadas por **Karlsson** (2004) dão prosseguimento às de Mero. Foram estudados homens que praticavam musculação há vários anos em uma média de uma a duas sessões semanais. O nível sanguíneo de BCAAs foi medido antes, durante e até duas horas após uma sessão

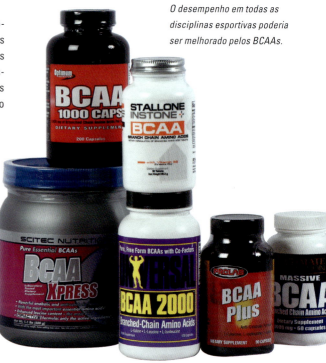

O desempenho em todas as disciplinas esportivas poderia ser melhorado pelos BCAAs.

de musculação. O nível de leucina apresentou uma queda constante durante o esforço. Uma baixa máxima de 20% foi atingida noventa minutos após o esforço. O mesmo ocorreu com a valina (-13%) e com a isoleucina (-25%), noventa minutos após o treinamento.

Muitos estudos realizados durante um esforço de longa duração mostraram um nível de BCAAs estável, mas, como acabamos de ver, a queda do nível de BCAAs pode diferir ao longo do tempo. Em ciclistas amadores que haviam acabado de pedalar por uma hora a 70% do VO_2 máx., o nível sanguíneo de BCAAs tendeu a aumentar durante e um pouco após o exercício (+10%), antes de cair bruscamente abaixo do nível de base (**Blomstrand**, 2001), mas a amplitude dessas oscilações foi pequena. Elas são mais consideráveis após esforços longos ou mesmo muito longos. Após um *cross* de 30 km, uma maratona ou uma prova de ultra-resistência, o nível plasmático de BCAAs baixa de maneira significativa (**Blomstrand**, 1992; **Matsubara**, 1999).

4. Benefícios dos BCAAs para os esportes de força

No estudo de **Karlsson** (2004) que acabamos de descrever, alguns indivíduos receberam BCAAs antes, durante e após a musculação, enquanto outros receberam um placebo. A resposta anabólica foi 3,5 vezes mais potente com os BCAAs que com o placebo. Processos anabólicos que permaneceram inativos após o treinamento com placebo foram ativados pelos BCAAs. Esse estudo demonstrou que **foi criada uma sinergia entre o treinamento e os BCAAs no que diz respeito à resposta anabólica pós-esforço**. Com os BCAAs, ela não apenas será mais forte, mas também mais completa.

Esses benefícios obtidos a curto prazo podem se traduzir em ganhos musculares em um período mais longo, como mostram os estudos seguintes. Homens não treinados consumiram diariamente 14 g de BCAAs durante um programa de musculação de um mês (**Candeloro**, 1995). Ocorreu um ganho muscular de 800 g, enquanto a massa gorda diminuiu 700 g. Infelizmente, a falta de um grupo placebo não permite distinguir realmente o efeito real dos BCAAs, mas a quantidade dos ganhos mensurados é, de qualquer modo, apreciável.

Homens que praticavam musculação há no mínimo dois anos receberam 7,5 g de BCAAs antes e 7,5 g depois do treinamento durante oito semanas (**Ganzit**, 1997). Outro grupo recebeu o mesmo treinamento juntamente a um placebo. Este último grupo apresentou um aumento de 750 g no peso corporal contra 1 kg no grupo BCAAs. A perda de gordura também foi mais acentuada com os BCAAs: -4,5 kg, contra -500 g com o placebo. A força das coxas aumentou 22% com os BCAAs, contra 18% com o placebo. A força do tronco aumentou 5,6% com os BCAAs e 2,6% com o placebo.

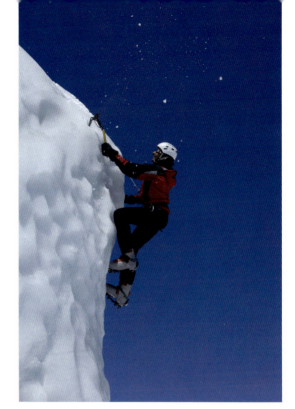

O consumo energético aumenta com a altitude.

5. Benefícios dos BCAAs para o exercício de endurance

No estudo de Blomstrand (2001) que mencionamos anteriormente, alguns ciclistas ingeriram uma solução rica em BCAAs antes, durante e após o esforço, enquanto outros receberam um placebo. Os BCAAs protegeram a integridade muscular.

Para nadadores treinados, a ingestão diária de 12 g de BCAAs impede o catabolismo muscular que ocorre com o placebo 24 horas após uma competição de nado *crawl* de 600 m (**Fu-Chun**, 2006). Portanto, a recuperação é acelerada.

Na altitude, a falta de oxigênio está associada a uma perda de peso, que se explica pela perda de músculo e de gordura. Atletas que praticam o *trekking* a mais de 3.000 m foram utilizados como cobaias (**Schena**, 1992). Durante 21 dias, alguns desses indivíduos receberam 11,5 g de BCAAs e outros receberam um placebo. O consumo energético aumentou 4% na altitude. A perda de peso atingiu 2,8% com o placebo, contra somente 1,7% com BCAAs. Uma análise mais detalhada mostrou que, com os BCAAs, ocorre uma acentuação da perda de gordura (11,7% para os BCAAs e 10,3% para o placebo) e um ganho de músculo (+ 1,5% para os BCAAs, contra uma estabilização com o placebo). A massa dos músculos dos membros superiores aumentou 4% com os BCAAs, enquanto, com o placebo, ela diminuiu 6,8%.

No caso de competidores de caiaque, a ingestão de 45 mg de leucina por kg de peso corporal durante seis semanas elevou o nível plasmático de BCAAs e de leucina (**Crowe**, 2006). A fadiga durante um esforço realizado a 70% de sua capacidade foi retardada em quatro minutos com os BCAAs, contra uma estagnação com o placebo. A sensação de fadiga ocorre menos rapidamente com BCAAs. O ganho de potência muscular é mais importante com BCAAs que com placebo. Por outro lado, nenhum ganho muscular foi detectado.

6. Como utilizar os BCAAs?

Contrariamente a muitos outros aminoácidos que são oxidados antes de chegarem aos músculos, a capacidade do aparelho digestório e do fígado de degradar os BCAAs é deficiente. Conseqüentemente, uma ingestão oral de BCAAs aumenta facilmente o nível sanguíneo e muscular de BCAAs. Por exemplo, homens que ingeriram 7,5 g de BCAAs, divididos ao longo de duas horas e meia, puderam obter uma duplicação rápida do nível sanguíneo de BCAAs (**Karlsson**, 2004). Essa elevação é duradoura e se traduz também em um aumento do nível de BCAAs nos músculos. A ingestão oral de 308 mg de BCAAs por kg de peso corporal permite aumentar em 65% o nível muscular de BCAAs (**Van Hall**, 1996). Os BCAAs podem ser consumidos entre as refeições, antes, durante e imediatamente após o treinamento, assim como à tarde e à noite.

Glutamina

1. Metabolismo da glutamina

A glutamina é um aminoácido que pertence à família dos aminoácidos condicionalmente essenciais. No esportista que treina regularmente, a glutamina deve ser considerada um aminoácido essencial, pois a capacidade do corpo de sintetizá-la é muito inferior à destruição provocada pelo esforço. Nossos músculos são responsáveis por aproximadamente 70% de nossa síntese total de glutamina. Eles utilizam BCAAs como precursores da glutamina.

A glutamina é o aminoácido mais abundante no corpo. Ela representa aproximadamente dois terços dos aminoácidos livres em nossos músculos. Contudo, **Kuhn** (1999) considera esse valor mais baixo. De qualquer modo, podemos esperar que a glutamina tenha um papel importante. **Existe uma estreita correlação entre o nível de glutamina livre nos músculos e a capacidade de síntese de proteínas**. Quanto mais alta for a taxa de glutamina nos músculos, mais potente é o anabolismo. Estudos em humanos mostraram que uma baixa artificial do nível de glutamina muscular diminui em 11% a velocidade de síntese de proteínas.

O estudo mais célebre que contribuiu para popularizar o uso de glutamina pelos esportistas foi o realizado por **Haus-**

singer (1993). Ele demonstrou que o anabolismo é regulado, pelo menos em parte, pelo estado de hidratação da célula. Quanto mais ela estiver hidratada, mais o anabolismo é favorecido. Ele mostrou que a glutamina é um regulador importante da hidratação da célula.

2. Mecanismos de ação da glutamina

Como vimos, ao menos *in vitro*, a glutamina estimula diretamente o anabolismo protéico. Ela também possui efeitos menos diretos. A ingestão oral de 2 g de glutamina por homens e mulheres sedentários multiplica por quatro a secreção de hormônio do crescimento após noventa minutos (**Welbourne**, 1995). Essa mesma ingestão de 2 g de glutamina favorece a excreção renal de ácido e aumenta o nível de bicarbonato. Essa propriedade da glutamina poderia, teoricamente, ajudar a acelerar a recuperação durante um treinamento seqüencial, ou aumentar o limite da fadiga durante um esforço prolongado. Por outro lado, a glutamina parece também reduzir a mobilização de gorduras e limitar a disponibilidade energética durante um esforço ou um regime.

3. Exercícios físicos e nível de glutamina

Durante um treinamento, os níveis de glutamina corporal são alterados. **Keast** (1998) mostrou que, quanto mais a intensidade do esforço aumenta, mais significativa é a baixa do nível plasmático. Em intensidade máxima, as diminuições chegam a 55%. **Rohde** (1998) assinala que a baixa de glutamina nem sempre é imediata após o esforço. Dessa maneira, somente noventa minutos após uma maratona é que uma queda máxima de glutamina é observada. Duas horas mais tarde, os valores ainda não terão subido.

Hiscock (1998) observou que, a longo prazo, nem todos os esportes têm o mesmo impacto sobre a glutamina. **Os níveis plasmáticos mais elevados de glutamina plasmática foram observados em ciclistas, enquanto em nadadores e praticantes de esportes de força eram muito mais baixos**. No entanto, dentre todos os atletas, foram estes últimos que tiveram o consumo mais significativo de proteínas alimentares.

Para **Kingsbury** (1998), mais do que o tipo de esporte praticado, é o grau de fadiga do atleta que afeta o seu nível de glutamina. Ele demonstrou isso por meio de análises de sangue realizadas em atletas que se preparavam para os Jogos Olímpicos.

▶ Nos atletas em forma, os níveis de glutamina eram normais, mas eram mais próximos do limite inferior que do limite superior. Esses atletas apresentavam 554 mcmol de glutamina por litro de sangue, enquanto os limites normais são de 480 a 800 mcmol/L. Somente 10% dos campeões desse grupo se encontravam abaixo do limite inferior.

- Em atletas com fadiga, mas capazes de se recuperar em 24 horas, o nível médio foi de 356 mcmol de glutamina por litro. Nesse grupo, 100% dos atletas se encontravam no limite mínimo.
- Em atletas submetidos a um treinamento excessivo (*overtraining*) significativo, o valor foi bem similar: 383 mcmol/L. Nesse grupo, 95% dos indivíduos estavam no limite mínimo. O que diferencia esses dois grupos de atletas é o fato de que, na fase de recuperação após os jogos, o grupo submetido ao *overtraining* continuava a apresentar valores muito baixos enquanto os atletas que manifestaram fadiga passageira apresentaram valores dentro dos limites.
- **Kingsbury** sublinha também que, antes dos jogos, **todos os atletas com infecção apresentavam um nível inferior a 480 mcmol/L**. Após os jogos, 80% dos indivíduos infectados continuavam a apresentar esse nível.

Segundo **Smith** (2000), níveis baixos de glutamina refletiriam um excesso de volume de trabalho em comparação ao que poderia ser tolerado pelo esportista. Em atletas de nível internacional, ele observou diminuições de 10% do nível de glutamina durante os períodos de treinamento intenso. Por outro lado, elevações plasmáticas de glutamato (outro aminoácido) poderiam mascarar uma falta de recuperação. Ele sugere que uma relação baixa entre glutamina/glutamato indica uma baixa tolerância ao esforço e, talvez, ao treinamento excessivo (*overtraining*).

Na altitude, as necessidades de glutamina parecem ser maiores. Em atletas de *endurance*, o nível de glutamina no sangue cai 19% após três semanas de treinamento em altitude (**Bailey**, 1998). **A diminuição poderia explicar parcialmente o aumento de 50% de problemas respiratórios e gastrointestinais observados na altitude** em comparação com o mesmo treinamento realizado ao nível do mar.

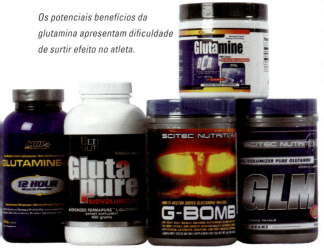

Os potenciais benefícios da glutamina apresentam dificuldade de surtir efeito no atleta.

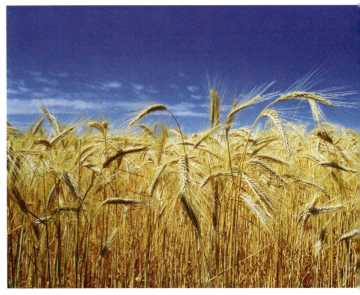

As proteínas do trigo são ricas em glutamina.

4. Benefícios da glutamina para o desempenho

Apesar disso, os benefícios concretos da glutamina têm dificuldade de se materializar no esportista. **Haub** (1998) e **Antonio** (2002) não detectaram nenhuma melhoria do desempenho em indivíduos que haviam acabado de ingerir glutamina. Em um prazo mais longo, **Candow** (2001) também não observou melhoria da força nem da massa muscular após o uso de glutamina durante seis semanas por jovens que praticavam musculação. **Thistlethwaite** (2005) confirmou esses resultados.

Nenhum efeito benéfico foi observado durante um regime hipocalórico de doze dias em lutadores (**Finn**, 2003). Nem a perda de gordura nem a massa muscular foram beneficiadas com a suplementação diária de 25 g de glutamina. Somente **Piattoly** (2004), em um artigo publicado sob a forma de resumo, observou que a recuperação da força e da resistência é acelerada quando os atletas utilizam a mistura de glutamina (0,3 g por kg) + carboidratos, no lugar de carboidratos sozinhos, imediatamente após um esforço.

5. Como utilizar a glutamina

De qualquer modo, poderíamos ser tentados a utilizar um suplemento de glutamina para favorecer o anabolismo. Infelizmente, é muito difícil aumentar os níveis de glutamina muscular, mesmo utilizando perfusões, como fizeram os pesquisadores em nossos estudos. Por exemplo, **Mittendorfer** (2001) mostra que a ingestão de 5,8 g de glutamina aumenta os níveis plasmáticos de glutamina em 20% sem influenciar sua taxa nos músculos.

A outra causa para a ausência de resultado poderia ser explicada pela absorção muito ruim da glutamina utilizada sob a forma livre (L-glutamina). **Ziegler** (1996) estima que aproximadamente **85% da L-glutamina ingerida oralmente são interceptados sobretudo pelo intestino e também pelo fígado**. No intestino, a glutamina é captada e utilizada por este rapidamente (**Bowtell**, 1999). É necessário observar que o aparelho digestório, particularmente o intestino, e as células do sistema imune são muito ávidos por glutamina: ela é uma de suas fontes de energia preferidas. Por outro lado, a glutamina poderia servir para proteger a saúde do atleta, considerando seu papel no aparelho digestório e no sistema imune (ver capítulo V).

Para atenuar esse problema de desvio digestório, os suplementos cada vez mais contêm glutamina sob a forma de peptídeo. É o caso das proteínas de trigo, muito ricas em glutamina (contêm aproximadamente 25%) sob a forma de peptídeos de glutamina. Também existem meios de aumentar o nível de glutamina sem o uso de suplementos:

▸ Os BCAAs permitem aumentar a produção muscular de glutamina (**Aoki**, 1981).
▸ A utilização de carboidratos durante o esforço físico atenua a baixa do nível de glutamina.

Arginina

1. Metabolismo da arginina

Semi-essencial para os indivíduos sedentários, a arginina deve ser considerada um aminoácido essencial para os esportistas sérios. A arginina pode ser sintetizada a partir do glutamato, da prolina ou da glutamina. É por meio de sua conversão primeiramente em citrulina que a glutamina pode servir como precursor para a síntese de arginina. No entanto, essas conversões ocorrem de modo pouco eficaz, o que não permite compensar as perdas de arginina quando são aceleradas pelo esforço muscular.

O consumo alimentar de arginina permanece crucial. Mesmo em homens sedentários, uma alimentação desprovida de arginina faz abaixar em mais de 20% o nível sanguíneo após seis dias (**Castillo**, 1995). Quer a alimentação forneça arginina ou não, a velocidade de transformação da citrulina em arginina permanece idêntica. Portanto, não ocorre adaptação da velocidade de síntese para compensar um menor consumo.

2. Mecanismos de ação da arginina

A eventual ação positiva da arginina foi atribuída durante muito tempo à sua capacidade de aumentar a secreção do hormônio de crescimento (GH), um hormônio que favorece o ganho de músculo e a perda de gordura. Atualmente, dois outros mecanismos incorporados a essa ação positiva: o aumento do nível de monóxido de nitrogênio (NO) e a síntese de creatina. O NO favorece o anabolismo e também a oxigenação dos músculos (ver mais adiante, no que diz respeito ao impacto da arginina sobre o GH e o NO). Como precursora da creatina, a arginina aumentará nossa capacidade de síntese de creatina, o que irá aumentar a força e melhorar a recuperação. A arginina também poderia agir como substância antifadiga, diminuindo a produção ou acelerando a eliminação de resíduos metabólicos como o amoníaco, produzidos em excesso durante um esforço.

3. Exercícios físicos e nível de arginina

Exercícios de intensidade moderada são em geral associados a um aumento do nível de arginina no sangue. Esforços extremos causam com freqüência, mas não obrigatoriamente, uma baixa do nível plasmático de arginina. Em ciclistas profissionais, foi observada uma baixa de 21% do nível de arginina após uma competição (**Medelli**, 2003). Em atletas de força, uma sessão de musculação de noventa minutos diminui a concentração de arginina em 15% (**Pitkanen**, 2002 a). Nos mesmos indivíduos, cinco semanas de treinamento de força intenso causaram uma redução de aproximadamente 19% no nível de arginina (**Pitkanen**, 2002 b).

4. Benefícios da arginina para o atleta de força

Em vinte halterofilistas, a ingestão diária de 12 g de cloridrato de arginina durante um mês indicou uma pequena aceleração do ganho de peso na maioria dos usuários (**Lacroix**, 1981). A velocidade de recuperação cardíaca após o esforço melhorou. Quando questionados, estes indivíduos também afirmaram "sentir" uma aceleração da velocidade do ganho de força. **Boudjemaa** (1989) mostrou que a ingestão de 3 g de cloridrato de arginina, 3 vezes ao dia, durante vários meses (período variável de acordo com

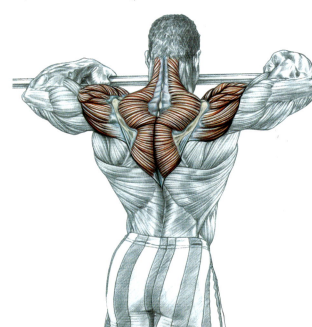

o indivíduo) por halterofilistas competidores permitiu um aumento médio de 38% do desempenho. De acordo com os dados do estudo, o ganho de força teria sido acelerado pela arginina. Essas duas equipes de pesquisadores atribuem em grande parte os efeitos da arginina a uma aceleração do anabolismo muscular.

Léglise (1970) estudou os efeitos da ingestão diária de 3 g de aspartato de arginina em cinqüenta esportistas promissores. Eles estavam em fase de treinamento intensivo, mas apresentavam sinais de fadiga e sofriam "uma diminuição do rendimento físico e intelectual". Após vinte dias de utilização, foi observada "uma diminuição dos sintomas subjetivos de fadiga" e também uma melhor recuperação.

Poderíamos criticar nesses estudos antigos a ausência de grupo controle utilizando um placebo paralelamente ao grupo arginina. Por conseqüência, é difícil determinar a parte respectiva aos efeitos deste aminoácido e aos efeitos do treinamento.

Mais recentemente, **Elam** (1989) mostrou que, em comparação a um placebo, a ingestão diária de 1 g de arginina + 1 g de ornitina permite uma aceleração do ganho de músculo e de força em homens que seguem um programa de musculação de cinco semanas. Segundo os autores, a suplementação reduziria o catabolismo, o que favorece a recuperação.

Em um estudo anterior, **Elam** (1988) já apontava para essa mesma direção. Indivíduos não treinados iniciaram a musculação ao longo de um período de cinco semanas. Alguns utilizaram 1 g de arginina + 1 g de ornitina ou um placebo. O grupo aminoácidos apresentou diminuição superior a 8% na porcentagem de gordura, enquanto a redução não chegou a 2% no grupo placebo. As medições realizadas nos principais grupos musculares aumentaram um total de 56 cm com os aminoácidos, mas apenas 45 cm no grupo placebo.

De qualquer modo, os resultados obtidos por Elam suscitaram muitas dúvidas, considerando-se a amplitude do impacto da arginina. Aliás, essas conclusões não foram confirmadas por **Walberg-Rankin** (1994). Indivíduos que praticavam musculação receberam 0,2 g de cloridrato de arginina por cada kg de peso corporal ou um placebo, por um período de dez dias, durante um regime emagrecedor. Nenhum aumento da perda de gordura nem do nível de GH ou de IGF-1 foi observado em comparação ao placebo. A perda de força induzida pela restrição calórica foi similar nos dois grupos. Essa falta de resultado é provavelmente explicada pelo fato de a dosagem utilizada não ter sido suficiente para elevar o nível de arginina no sangue. Poderíamos também criticar a duração muito curta do estudo de Walberg-Rankin. Isso poderia mascarar o eventual aumento de potência do efeito da arginina. Novas pesquisas parecem ser necessárias antes que possamos nos pronunciar sobre a eficácia da arginina para os esportes de força.

5. Benefícios da arginina para o atleta de endurance

A ingestão de 15 g de aspartato de arginina por corredores de longa e meia distância durante quatro semanas permitiu um aumento de 20% da força e da capacidade aeróbia contra apenas 6% para o placebo (**Gremion**, 1987). Um aumento da capacidade aeróbia também foi observado em paralelo a uma menor elevação do nível de ácido lático durante o esforço (**Gremion**, 1989). Esses resultados foram confirmados por **Schaefer** (2002). Ele demonstrou que uma infusão de arginina em indivíduos saudáveis durante um esforço de resistência reduz o aumento de lactato e de amoníaco, dois resíduos musculares.

Estudantes de educação física receberam 1 g de aspartato de arginina ou um placebo, três vezes ao dia (manhã, meio-dia e tarde) durante três semanas (**Burtscher**, 2005). Realizou-se um teste cardiovascular de intensidade gradual antes e depois da suplementação. Em virtude da ingestão de arginina, o desempenho aeróbio aumentou muito mais que com o placebo. A elevação do lactato sanguíneo, o consumo de oxigênio e a freqüência cardíaca sofreram diminuições por causa do suplemento. Essas melhorias foram atribuídas ao aumento da síntese de NO produzido pela arginina. O aumento da oxidação de gorduras foi atribuído ao aspartato.

Por outro lado, **Abel** (2005) não detectou nenhum efeito favorável sobre o desempenho após a ingestão de 5,7 g de arginina + 8,7 g de aspartato durante quatro semanas por atletas de *endurance* do sexo masculino.

6. Como explicar os efeitos tão contrastantes da arginina?

Assim como a glutamina, **a arginina é vítima de uma má assimilação**. Ela não somente é mal absorvida, como pode causar problemas gastrointestinais graves em mui-

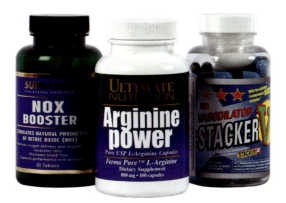

Com a descoberta do NO, a arginina tem atualmente uma nova popularidade. Mas isso é justificável?

tos usuários. Aliás, o nível sanguíneo de arginina antes da ingestão também poderia influenciar sua eficácia.

7. A arginina como estimulador da secreção de GH

O efeito da arginina sobre a secreção de GH permanece relativamente controverso. Há muito tempo os médicos utilizam perfusões de arginina para desencadear um aumento de hormônios de crescimento. A controvérsia é relativa à capacidade de uma ingestão de arginina reproduzir a ação de uma perfusão. Foi o estudo de **Isidori** (1981) que popularizou o uso de arginina para estimular a secreção de GH. Ele mostrou que, em homens sedentários muito jovens (com idade entre 15 e 20 anos), a ingestão de 1,2 g de arginina + 1,2 g de lisina multiplicava por oito a secreção de GH após noventa minutos. Entretanto, ele também mostrou que a ingestão de 2,4 g de arginina isoladamente não produz nenhum efeito sobre a secreção de hormônios de crescimento. **Suminsky** (1997) confirma a ação dessa combinação nos homens com 20 a 25 anos de idade. Por outro lado, o aumento de GH é visivelmente menor, com elevações um pouco superiores ao dobro.

Sobre esse assunto, os trabalhos de **Moore** (1998) são bastante esclarecedores. Homens receberam 0,3, 6 ou 9 g de arginina. Em seguida, o nível de GH foi medido a cada trinta minutos durante quatro horas. Moore distingue três grandes tipos de resposta à arginina. Existe um grupo de indivíduos que respondem muito bem à arginina, com aumentos que vão de +200 a +1.000%. Um segundo grupo responde de maneira moderada, com níveis de GH que aumentam de +70 a +120%, e um último grupo que parece totalmente insensível à ação da arginina.

Wideman (2000) tentou precisar o modo de ação da arginina sobre o GH. A secreção de hormônio de crescimento é em grande parte regulada por dois hormônios. O primeiro, o GH-RH (*GH-releasing hormone*), estimula sua secreção, enquanto o segundo, a somatostatina, a inibe. A arginina agiria sobretudo sobre a somatostatina para reduzir a amplitude de sua ação inibidora, permitindo dessa maneira aumentar a secreção de GH. Também é interessante observar que a ação da arginina sobre o GH parece ser independente da excercida sobre a secreção de NO (ver adiante).

Quando Wideman realizou a perfusão de 30 g de arginina em homens e mulheres durante um esforço aeróbio de uma hora, a secreção de GH duplicou em comparação à injeção de uma substância inativa. Esse efeito aditivo da arginina sobre a secreção de GH induzido pelo esforço não foi confirmado, principalmente quando a arginina foi consumida oralmente antes de uma sessão de musculação (**Suminski**, 1997). **A ingestão de arginina antes da musculação, ao contrário, poderia inibir a secreção de hormônio de cresci-** **mento**. A ação estimuladora da arginina sobre a insulina, um hormônio antagonista da secreção de GH, poderia explicar esse fenômeno.

O principal problema de todos esses estudos é que eles mensuraram o aumento de GH somente após uma ingestão única de arginina. Nada comprova que, com a ingestão diária de arginina, essa ação estimulante não venha a diminuir ao longo do tempo. No entanto, estudos realizados ao longo de algumas semanas com indivíduos sedentários sugerem que isso não ocorre.

A questão mais importante é, de qualquer modo, se esse aumento de GH induzido pela arginina irá se traduzir automaticamente por uma melhoria física. Os estudos modernos tendem a sugerir que não. E, como vimos anteriormente, as pesquisas antigas que mostram os efeitos positivos da arginina são muito vagas e imprecisas com relação ao impacto da arginina sobre uma eventual variação da composição corporal.

> **CONCLUSÃO**
> ▶ A ingestão de arginina à tarde ou ao se deitar é preferível àquela antes de um esforço, quando o aumento de GH é desejado.
> ▶ O uso de arginina para aumentar o GH não representa necessariamente um gasto apropriado de dinheiro.
> ▶ As "novas" funções da arginina, particularmente sobre a imunidade ou sobre a secreção de NO, parecem mais interessantes.

8. NO: o paradoxo da arginina

O principal estimulante da secreção do monóxido de nitrogênio (NO) é a arginina. Este aminoácido é o precursor direto do NO. Teoricamente, nosso corpo contém quantidade suficiente de arginina para sintetizar todo o NO de que precisa. Foi cientificamente calculado que a ingestão de um suplemento de arginina não deveria em nenhum caso favorecer a secreção de NO. No entanto, os estudos são bem unânimes sobre esse ponto: uma suplementação de arginina aumenta bastante o nível de produção de NO. Por exemplo, a ingestão de 0,1 ou 0,2 g de L-arginina por kg de peso corporal permite aumentar a produção de NO em homens e mulheres (**Kharitonov**, 1995). Essa elevação do NO é máxima duas horas após a ingestão de arginina. Existe uma relação dose/efeito entre a quantidade de arginina ingerida e a elevação da produção de NO:

▶ Com uma dose de 0,05 g por kg, a elevação não é significativa.

▶ Com 0,1 g por kg, o aumento máximo ultrapassa os 50%.

▶ Com 0,2 g por kg, o aumento atinge os 200%.

Os cientistas denominam esse fenômeno estranho de paradoxo da arginina. De fato, a produção de NO a partir da arginina não é tão simples. Se a arginina promove a produção de NO, existem mecanismos inibidores naturais que irão impedir que a arginina seja convertida em NO. O uso de arginina reduz a potência desses fenômenos inibidores, o que conduz a um aumento do nível de síntese de NO. Conheça mais adiante os benefícios em potencial do NO para o atleta.

9. Como utilizar a arginina

Evans (2004) demonstrou que a dose ideal de L-arginina está situada em torno de 9 g. Essa quantidade permite uma boa elevação do nível plasmático de arginina sem causar os efeitos secundários observados com as doses mais elevadas. **Collier** (2005) confirmou esses dados, comparando o efeito da ingestão de 5, 9 e 13 g de arginina em homens jovens com boa saúde.

Essencialmente, existem três diferentes formas de arginina. O cloridrato de arginina é a forma mais antiga e a menos recomendável. Para calcular a dose de arginina sob essa forma, deve-se levar em conta que 20% da massa são decorrentes do cloridrato. A segunda forma, mais aperfeiçoada, é a L-arginina, uma forma de arginina pura. Sua principal desvantagem, mesmo sendo menos considerável que com o cloridrato de arginina, é **o risco de problemas gastrointestinais graves, sobretudo se ela for consumida em jejum**. A forma mais elaborada é a arginina sob forma peptídica, como OKG ou AKG. Estas formas mais caras são mais bem assimiladas.

L-citrulina

As pesquisas mostraram que a ingestão de citrulina aumenta o nível de arginina mais do que o consumo da arginina em si. De fato, uma grande parte da arginina é degradada durante sua passagem pelo fígado, o que não ocorre com a citrulina; 3 a 6 g deste aminoácido permitem duplicar o nível de arginina no sangue. Portanto, a citrulina deveria aumentar o desempenho, assim como a produção de NO durante o esforço. No entanto, não é o que as pesquisas mostram (**Hickner**, 2006). Após a ingestão de 3 ou 9 g de citrulina, o desempenho no esforço de *endurance* diminuiu em 12 de 17 usuários em comparação ao placebo. A sensação de fadiga foi acentuada pela citrulina. Esses efeitos deletérios poderiam ser explicados pela inibição da produção de NO durante o esforço, observada com a citrulina.

Malato de citrulina

Esse efeito da citrulina contrasta com os estudos realizados a mais longo prazo e que utilizaram o malato de citrulina. Este combina o ácido málico e a L-citrulina. Essa combinação foi estudada principalmente em indivíduos que apresentavam astenia; mas, em esportistas saudáveis treinados, uma dose diária elevada (de 12 a 18 g) durante treze dias melhorou o desempenho de resistência. A ingestão diária de 6 g permanece sem efeito. A principal vantagem do malato de citrulina é acelerar a recuperação entre duas séries de esforços encadeados rapidamente. No entanto, tendo em vista os benefícios, o custo de tal suplementação torna o uso dessa combinação pouco atrativa.

HMB

O beta-hidroxibetametilbutirato é um metabólito oriundo da degradação da leucina. Trata-se de um aminoácido que produzimos naturalmente em pequena quantidade. Cerca de 5% da leucina que consumimos serão degradados em HMB. Concretamente, isso significa que a produção diária de HMB em um indivíduo sedentário aumenta de 0,2 a 0,4 g.

Embora a leucina pareça ser o regulador mais potente do crescimento muscular, alguns cientistas acham que essa ação é indireta. Seria após a degradação em um metabólito que a leucina se tornaria mais eficaz. Levantou-se a hipótese de que o HMB produziria a maior parte dos efeitos da leucina. O HMB foi utilizado inicialmente, com algum sucesso, para aumentar a massa muscular de animais (**Van Koevering**, 1994). Em tubo de ensaio e sobre o músculo animal, o HMB parece possuir efeitos anticatabolizantes reais, sobretudo quando administrado com ácidos graxos ômega 3 (**Smith**, 2004).

O primeiro estudo sobre a utilização de HMB no homem foi publicado em 1996 por **Nissen**. Nessa publicação, inician-

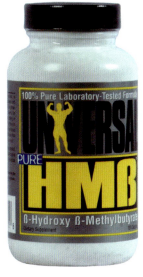

Apesar de seu parentesco com a leucina, a importância do HMB é muito discutível.

tes em musculação receberam diariamente 3 g de HMB ou um placebo durante três ou sete semanas de treinamento. Após 3 semanas com HMB, os indicadores do catabolismo muscular diminuíram de 20 a 60% em comparação ao placebo. Após 7 semanas de utilização, o ganho de músculo com o HMB foi de 2,3 kg, contra 800 g para o grupo placebo. O ganho de força foi de 13% com o HMB e de 8% com o placebo. Entretanto, se levarmos em conta a margem de erro estatístico, a importância desses resultados é muito pequena.

Embora alguns outros estudos confirmem os resultados de Nissen, **Hoffman** (2004) não detectou nenhum benefício sobre o catabolismo ou sobre a força após a utilização de HMB por jogadores de futebol americano. Em outro estudo, igualmente realizado com jogadores de futebol americano, não foi observado nenhum ganho de força ou de massa muscular superiores a um placebo após a utilização de HMB durante um mês (**Ransone**, 2003). O mesmo tipo de resultado foi apresentado por **Slater** (2001) após seis semanas de utilização.

No que diz respeito à inocuidade do HMB, nenhum efeito secundário foi observado em ratos após a utilização de doses muito fortes de HMB durante 91 dias (**Baxter**, 2005). Em esportistas treinados, a ingestão diária de 3 g de HMB durante seis semanas não produziu nenhum efeito secundário visível ou mensurável (**Crowe**, 2003). O HMB talvez pudesse ter mais aplicações nos esportes de *endurance* (**Vukovich**, 2001). Este aminoácido parece favorecer a utilização de ácidos graxos como combustível, poupando dessa forma o glicogênio muscular.

Carnosina

A carnosina, ou betaalanil-L-histidina, é um dipeptídeo porque resulta da combinação de dois outros aminoácidos: a betaalanina e a L-histidina. Em nosso corpo, a carnosina é encontrada principalmente nos músculos, mas também no coração e no cérebro. Os suplementos de carnosina ainda são raros, mas podem se difundir em um futuro próximo. De fato, o número de estudos realizados sobre este aminoácido vem aumentando rapidamente. É provável que os vendedores de suplementos alimentares se aproveitem desse fato.

Suzuki (2002) demonstrou que, nos homens, a potência muscular ao final de uma corrida de curta distância de trinta segundos está diretamente relacionada com a concentração muscular de carnosina (quanto mais alto o nível deste dipeptídeo, maior a força dos indivíduos ao final do percurso). Uma das propriedades da carnosina que mais interessa ao atleta é sua capacidade de neutralizar o ácido produzido durante esforços musculares intensos. O aumento de ácido lático nos músculos está associado, em geral, a uma queda no desempenho. Neutralizando o ácido, a carnosina retarda o aparecimento da fadiga. Essa particularidade explica porque há, em média, de duas a três vezes mais carnosina nas fibras musculares do tipo II (fibras da força) que nas do tipo I (fibras da resistência) (**Mannion**, 1992).

Os músculos dos homens contêm aproximadamente 20% a mais de carnosina que os das mulheres, mas a concentração de carnosina irá se adaptar às necessidades do indivíduo. Os níveis mais baixos são observados em indivíduos idosos e sedentários, enquanto os atletas de força apresentam concentrações que são o dobro das mensuradas em indivíduos normais (**Talon**, 2005). Por outro lado, as pesquisas em animais sugerem que o treinamento de resistência poderia impedir o aumento de carnosina muscular.

Além da prática esportiva regular, **a concentração de carnosina parece estar sob o controle do nível de betaalanina presente no sangue**. Esse seria o fator limitante da síntese de carnosina, de modo que a histidina parece não desempenhar esse papel.

Uma suplementação de 4 a 6 g por dia de betaalanina durante um mês aumenta a concentração muscular em aproximadamente 65% (**Harris**, 2005). Um aumento similar é obtido pelo consumo de 10 a 16 g de carnosina durante um mês. Como comparação, a carne bovina, que é relativamente rica em carnosina, contém apenas 124 mg por 100 g. Parece que a carnosina é degradada em betaalanina e em histidina durante a digestão e, a seguir, reconstituída, uma vez dentro dos músculos. Isso se assemelha bastante ao comportamento da creatina, cuja concentração aumenta com a prática esportiva ou com a suplementação. O que as pesquisas ainda não mostraram é se o aumento da concentração de carnosina nos músculos se traduz por um aumento do volume muscular, como é o caso da creatina.

Até o momento, as principais pesquisas sobre os efeitos da carnosina sobre o desempenho esportivo foram publicadas sob a forma de resumos, não como publicações formais. Elas tendem a mostrar que a carnosina poderia aumentar a força/capacidade aeróbia, isto é, os esforços máximos que duram mais que dez a quinze segundos (**Stout**, 2005), embora nem todas as pesquisas o confirmem (**Rakes**, 2005). Também se sugeriu que a carnosina poderia potencializar os efeitos da cafeína sobre a força da contração muscular. Essa tese, contudo, ainda deve ser avaliada.

L-tirosina

Este aminoácido serve de precursor para três neurotransmissores muito importantes para o desempenho: dopamina, noradrenalina e adrenalina. A fadiga muscular está associada a uma baixa da secreção desses neurotransmissores. A ingestão de L-tirosina poderia retardar essa baixa e

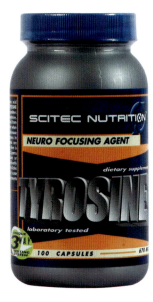

A manipulação da "neurotransmissão" é mais um sonho do que uma realidade.

conseqüentemente melhorar o desempenho? Essa hipótese não foi verificada em atletas (**Sutton**, 2005). Eles receberam uma dose oral de 150 mg de tirosina por kg de peso corporal, trinta minutos antes de uma série de provas físicas. Em duas horas, o nível sanguíneo de tirosina aumentou mais do que três vezes, mas nenhum desempenho realizado com a tirosina foi considerado superior ao obtido com o placebo. Por outro lado, a tirosina poderia ser útil no atleta submetido ao *overtraining*. Essa fadiga crônica está associada a uma baixa do nível de noradrenalina cerebral. A tirosina poderia ajudar o atleta a fazer com que o nível dos neurotransmissores retornasse ao normal e, conseqüentemente, recuperar-se um pouco da fadiga. Porém, essa proposição é apenas especulativa e jamais foi demonstrada.

Suplementação e treinamento de força

1. Impacto dos carboidratos líquidos sobre a força

Assim como nos esforços de longa duração (*endurance*), os treinamentos de força exigem muita energia. Os carboidratos são o combustível preferido do músculo durante esses exercícios. O glicogênio muscular é particularmente importante para a repetição de esforços intensos sem diminuição muito relevante do desempenho. Além do aspecto de sustentação energética, a intervenção nutricional durante o esforço deve igualmente proteger o músculo contra o catabolismo. Esse catabolismo é tão direto, em razão das tensões musculares importantes que lesam as fibras, quanto indireto, por causa do aumento da secreção de fatores catabólicos (cortisol, citocinas etc.), que degradam as células musculares.

As bebidas energéticas são capazes de cumprir essa dupla tarefa? São as mesmas bebidas que utilizamos durante os esportes de *endurance*. As pesquisas são bem contraditórias no que diz respeito à capacidade que as bebidas energéticas utilizadas durante um treinamento têm de melhorar os desempenhos de força. No caso em que uma sessão dura menos de sessenta minutos, o impacto dessas bebidas sobre o desempenho pode ser limitado. No entanto, além de sessenta minutos, a eficácia das bebidas glicídicas tem mais chances de se manifestar. Portanto, a duração do treinamento é um fator importante na determinação da necessidade de se utilizar essas bebidas. Quanto maior for a duração, mais os músculos serão obrigados a buscar energia em outros locais além das reservas de glicogênio que acabam se esgotando.

Apesar de determinados estudos não detectarem aumento de força, eles mostram, de qualquer modo, que a ingestão de carboidratos durante o esforço economiza o glicogênio muscular. Dessa maneira, a ingestão de glicídios líquidos antes e durante um treinamento de 39 minutos por homens que praticam musculação reduz à metade a diminuição das reservas de glicogênio muscular (**Haff**, 2000).

Com o placebo, a baixa atingiu 26%, contra 13% com a bebida glicídica, sem que tenha ocorrido melhoria do desempenho durante o treinamento. Entretanto, em virtude desse menor esgotamento das reservas energéticas, ocorreu uma recuperação pós-esforço mais fácil e mais rápida. Esse elemento é importante para os esportistas que treinam todos os dias ou várias vezes ao dia. Nesse caso, o efeito energético das bebidas será diferente.

2. Impacto dos carboidratos sobre a massa muscular

No final, a ação da ingestão de carboidratos (glicídios) durante um esforço pode ser surpreendente. Durante doze semanas, homens seguiram um programa de musculação (**Tarpenning**, 2001). Durante a sessão de quarenta minutos, alguns ingeriram uma solução de carboidratos a 6% e outros ingeriram um placebo. A ingestão desses carboidratos permitiu atenuar o aumento de cortisol que ocorre durante o esforço. Com o placebo, esse aumento é de 82%, enquanto com carboidratos é de apenas 4%. Embora aparentemente o ganho de força não tenha melhorado, a suplementação permite uma hipertrofia de 22% das fibras musculares do tipo I, contra 3% com o placebo. No que diz respeito ao crescimento das fibras do tipo II, ele foi de 21% com carboidratos, contra uma estagnação com o placebo. A diferença de elevação do cortisol entre os dois grupos explica os 74% de diferença de crescimento das fibras do tipo I e os 53% de diferença das fibras do tipo II.

Um segundo estudo levou mais adiante essas descobertas. Homens não treinados realizaram um programa de musculação de doze semanas (**Bird**, 2006). Durante o treinamento de oitenta minutos (sessenta minutos intensos), os indivíduos utilizaram:

▶ Um placebo.
▶ Uma bebida glicídica dosada a 6%.
▶ 6 g de aminoácidos essenciais.
▶ Glicídios + aminoácidos.

Com o placebo, o nível de cortisol duplicou durante o treinamento. Com os aminoácidos, esse aumento foi a metade. Com os glicídios ou glicídios + aminoácidos, essa elevação foi abolida. Ao longo das semanas, essas diferentes respostas do cortisol diminuíram, mas as tendências permaneceram as mesmas em todos os grupos. Essas oscilações do cortisol têm repercussões sobre os marcadores de catabolismo muscular e, conseqüentemente, sobre a recuperação. Dois dias após uma sessão de musculação, eles aumentaram 52% com o placebo. Com os glicídios, o aumento foi de apenas 5% e, com os aminoácidos, de 13%. Com a combinação glicídios + aminoácidos, não ocorreu mais nenhuma elevação.

No final, essas diferenças de secreção de cortisol e de degradação muscular terão conseqüências importantes. As fibras do tipo I hipertrofiaram:

▶ 7% com o placebo.
▶ 13% com os aminoácidos.
▶ 18% com os glicídios.
▶ 23% com a combinação de glicídios + aminoácidos.

A massa das fibras do tipo IIa aumentou:

▶ 9% com o placebo.
▶ 16% com os glicídios.
▶ 17% com os aminoácidos.
▶ 27% com a combinação.

As fibras IIb aumentaram:

▶ 7% com o placebo.
▶ 14% com os glicídios.
▶ 18% com os aminoácidos.
▶ 20% com a combinação.

O ganho de massa seca chegou a:

▶ 2 kg com placebo.
▶ 3 kg com glicídios ou aminoácidos.
▶ 4 kg por causa da combinação.

No que diz respeito à força muscular, é por causa da combinação que ela aumenta mais. Quer isso seja por causa dos carboidratos, dos aminoácidos ou de ambos, a força aumenta de semana a semana. Por outro lado, com placebo, a força deixa de aumentar a partir da oitava semana, o que poderia significar que os indivíduos começam a não tolerar mais a carga de trabalho. Os suplementos permitem uma melhor manutenção dessa tolerância.

De qualquer modo, é conveniente observar que nesses dois estudos os indivíduos não haviam ingerido nada nas quatro horas que antecederam o treinamento. Nesse contexto, a mínima substância energética se revelaria benéfica. Essa situação não é muito realista (ou em todo caso não deveria ser) para um esportista sério. Com a alimentação abundante nas horas que antecedem o treinamento, os benefícios da suplementação serão automaticamente reduzidos. Por outro lado, eles aumentarão conforme a duração do treinamento. Observe também que **se você ingerir proteínas imediatamente antes de treinar, os benefícios dos aminoácidos durante o esforço também diminuem**. Por outro lado, ingerir carboidratos durante a musculação continua sendo importante.

Hormônios que regulam nosso desempenho

As sessões de treinamento também terão um impacto muito importante sobre todo o nosso eixo endócrino. Modulando a intensidade, a duração e a freqüência do esforço, aumentaremos os níveis de diversos hormônios e, ao mesmo tempo, diminuiremos a taxa de alguns outros. Para acelerar a progressão, tanto da capacidade aeróbia quanto da força e também da massa muscular, o objetivo do esportista é favorecer a secreção dos hormônios ditos anabolizantes (testosterona, IGF, hormônio de crescimento, insulina etc.) e minimizar a produção de fatores do catabolismo (cortisol, PTH, miostatina, citocinas etc.). De fato, é o equilíbrio entre o nível de hormônios anabolizantes e catabolizantes que irá, em grande parte, determinar a velocidade de recuperação do corpo. Quando os hormônios anabolizantes vencem, a recuperação é mais rápida e a progressão de uma sessão a outra, mais considerável. Ao contrário, quando os hormônios catabólicos predominam, a recuperação é lenta e a condição de supertreinamento (*overtraining*) pode se instalar.

ESTIMULADORES DA SECREÇÃO HORMONAL

A princípio, quando ouvimos falar sobre esse conceito de modulação hormonal, é legítimo nos mantermos defensivos, mas é necessário compreender que toda a nossa vida é uma modulação mais ou menos consciente do nosso ambiente hormonal. Por exemplo, ao nos alimentarmos, provocamos aumento do nível de insulina. Ao contrário, quando não comemos, induzimos a uma diminuição de seus níveis sanguíneos. Igualmente, o fato de dormirmos ou de nos mantermos acordados irá influenciar nossa secreção endócrina.

Hormônios do anabolismo

Existem estimuladores (boosters) da secreção de testosterona?

A testosterona é um hormônio anabolizante que produzimos naturalmente em quantidades variáveis. Quanto mais a produzirmos, melhor será nosso desempenho (tanto de força quanto de capacidade aeróbia). Ela também ajuda na recuperação. **A testosterona é o hormônio que dá músculo.** Muitos suplementos se propõem a otimizar nossa secreção natural de testosterona. Os estimuladores (*boosters*) que nos são recomendados são principalmente plantas (como o *Tribulus* ou a maca) cuja eficácia é mais mito que realidade. O ZMA teve uma certa popularidade. Trata-se de uma mistura de 30 mg de aspartato de zinco e 450 mg de aspartato de magnésio com 10 mg de vitamina B_6. O ZMA é uma marca registrada da qual muitos vendedores de suplementos se apropriaram, de maneira legal ou não.

O primeiro estudo sobre o ZMA foi financiado por seu criador e utilizado para fazer as vendas decolarem. **Brilla** (2000) examinou a ação do ZMA em jogadores de futebol americano durante um período de treinamento de oito semanas. O nível plasmático de zinco aumentou 29% com o ZMA, contra uma baixa de 4% no grupo placebo. O magnésio aumentou 6% com o ZMA, contra uma baixa de 9% com o placebo. Por causa do ZMA, o nível de testosterona aumentou 33%, contra uma baixa de 10% no grupo placebo. O nível de IGF-1 aumentou 3% com o ZMA e diminuiu 21% com o placebo. A força de "explosão" aumentou duas vezes mais rapidamente com o ZMA (+18%) que com o placebo (+9%).

Esses resultados são surpreendentes, sobretudo no que diz respeito ao aumento do nível de testosterona. Eles não foram confirmados por **Wilborn** (2004). Durante oito semanas, homens que praticavam musculação de maneira regular receberam um placebo ou o ZMA. Com exceção de uma leve baixa do nível de diferentes marcadores do catabolismo, nenhum impacto do ZMA foi observado sobre o nível de zinco, magnésio, testosterona e IGF, nem sobre a força ou a massa muscular. Essas observações parecem mais de acordo com a realidade. No máximo, o ZMA é uma forma onerosa de zinco e magnésio. Ele pode se mostrar útil em esportistas que apresentam nível baixo de um ou dos dois minerais. No entanto, como concluiu Wilborn, a utilidade do ZMA é extremamente limitada.

O alho ou os BCAAs parecem mais eficazes, mas seu impacto é relativamente limitado. Excetuando-se o treinamento intensivo, não podemos dizer que existe realmente um suplemento natural capaz de aumentar significativamente a secreção de testosterona.

Estimuladores da secreção do hormônio de crescimento

O hormônio de crescimento ou GH é um hormônio peptídico muito particular que possui uma ação antigordura inegável. Em um primeiro momento, ele mobiliza as moléculas de gordura do tecido adiposo e, em seguida, ajuda os músculos e o fígado a converterem essas gorduras em energia. Por outro lado, sobre o plano muscular, sua ação é mais controversa. Em um contexto alimentar abundante, o GH favorece o ganho de músculo, mas ele perde essa propriedade anabólica em caso de restrição alimentar. Os principais estimuladores são os aminoácidos como a arginina, a glutamina e os BCAAs. Entretanto, ainda é duvidoso que suas ações potencialmente benéficas sejam explicadas pelo aumento de GH que eles produzem.

Estimuladores da secreção de IGF

A ação anabólica do GH poderia ser explicada por sua capacidade de aumentar o nível de IGF (*insulin-like growth factor*) no fígado e nos músculos. O IGF é um dos hormônios mais anabolizantes, senão o mais anabólico, que produzimos. Uma alimentação hiperprotéica favorece, em geral, a secreção de IGF. Em homens e mulheres jovens que seguiam um programa regular de musculação e de condicionamento cardiovascular, um maior aumento do nível de IGF-1 foi observado quando eles ingeriram 2,2 g de proteínas por kg de peso corporal em vez de 1,1 g (**Ballard**, 2005). A creatina também poderia agir como regulador do IGF muscular.

Hurson (1995) mostrou que, em indivíduos idosos, a ingestão de 17 g de arginina (sob a forma de aspartato de arginina) durante quatorze dias aumenta o nível de IGF-1 e a retenção de nitrogênio (o que evidencia o acúmulo de massa muscular). Nas mulheres, a ingestão de 80 mg de fitoestrogênios vegetais durante uma semana elevou os níveis de IGF-1 e IGFBP-3 (**Woodside**, 2006).

Estimuladores da produção de monóxido de nitrogênio (NO)

O monóxido de nitrogênio é um gás freqüentemente designado pelo acrônimo NO (de *nitric oxide*); ele também é denominado "óxido nítrico". Apesar de não ser um hormônio, o NO produz efeitos semelhantes aos dos hormônios. Sua vida média é de alguns segundos, o que exige que nossas células, em particular as dos músculos, sintetizem-no constantemente. Sua descoberta recente no corpo humano, e em especial nos músculos, explica a existência de pesquisas muito contraditórias relativas à sua ação. Se levarmos em conta pesquisas em animais e no homem, os principais efeitos do NO sobre os músculos são os seguintes:

Ações positivas do NO para o atleta
- Em um músculo em repouso, a inibição da produção de NO diminui em aproximadamente 15% a velocidade de síntese de proteínas. Por outro lado, o aumento da produção de NO aumenta o anabolismo apenas de maneira secundária.
- Quando um músculo é estimulado por um esforço, a resposta hipertrófica é reduzida à metade se a produção de NO for inibida.
- Quando um músculo é fortemente solicitado, o NO participa da ativação de células-tronco que reparam as fibras lesadas.
- O NO contribui para desencadear a produção de fator de crescimento do hepatócito (ou HGF, *hepatocyte growth factor*), um hormônio que favorece a transformação de células-tronco em fibras musculares.
- Após uma imobilização muscular prolongada, o NO acelera a recuperação muscular.
- O NO poderia reduzir a incidência de proteinúria.
- Em um tendão lesado, a inibição de NO retarda a regeneração tissular, enquanto sua ativação a acelera.
- A principal ação do NO é relaxar os músculos lisos que circundam os vasos sanguíneos. Isso facilita a circulação sanguínea e, conseqüentemente, a oxigenação dos músculos. Essa ação vasodilatadora também encontra aplicações na luta contra distúrbios da ereção. A famosa pequena pílula azul nada mais é que um estimulador farmacológico do NO.
- A adaptação vascular a longo prazo do esportista será retardada por uma inibição da produção de NO.

Ações ainda controversas do NO
- Certos estudos em humanos indicam um aumento da força e da resistência após um aumento artificial da produção de NO. Outros estudos mostram exatamente o contrário.
- Após uma isquemia tissular (falta temporária de oxigênio em virtude de uma irrigação sanguínea deficiente), o NO poderia proteger as fibras musculares contra o catabolismo. Outros estudos mostram, ao contrário, que o NO participa das lesões celulares.
- O NO poderia facilitar ou inibir a utilização da energia de origem gordurosa de acordo com os estudos. Portanto, de acordo com os autores, iria ajudar a reduzir ou aumentar a adiposidade.

Ações negativas do NO
- O NO é um radical livre; ele vai, portanto, atacar tecidos, criando um estresse oxidativo. O que permanece incerto é a razão pela qual o NO favorece a proteção ou a sobrevida da célula em certas ocasiões, quando ele pode chegar a matar essa mesma célula em outros casos.
- A ação catabólica do NO é algumas vezes desejada, pois certas células imunitárias utilizam o NO para neutralizar agentes patogênicos. Assim, uma baixa da capacidade de produção do NO, após um esforço prolongado, irá participar da redução temporária da eficácia do sistema imune.
- O NO poderia favorecer o surgimento de câimbras.

Vemos que, como ocorre com todos os agentes que regulam a vida de nossas células, o papel do NO é muito complexo. Locais de produção muito variados, regulando de maneira muito sutil a zona onde o NO agirá, poderiam explicar esses efeitos paradoxais. O principal estimulador do NO é a arginina. **Se, em situações normais, o NO favorece inegavelmente o desempenho, ainda deve-se determinar se o esportista necessita de mais ou menos NO para progredir.**

Estimuladores da secreção de insulina

A insulina é o principal hormônio encarregado do armazenamento energético. Salvo imediatamente após um esforço, não é vantajoso para o esportista estimular de maneira muito intensa a secreção de insulina, pois se este hormônio possui

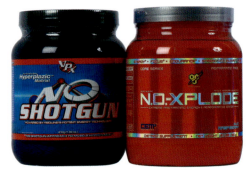

O NO é tão eficaz no esporte quanto no dia-a-dia?

efeitos anabolizantes, eles são visíveis principalmente no tecido gorduroso, mais que nos músculos.

Como vimos no capítulo I, o aumento do nível de insulina imediatamente após um esforço irá favorecer a regeneração do nível de glicogênio. Contudo, os estudos realizados com carboidratos de massa molecular elevada nos mostram que podemos dobrar a velocidade de ressíntese do glicogênio sem ter que aumentar o nível de insulina além do que ocorre com o consumo de carboidratos simples (**Piehl Aulin**, 2000). Portanto, esse hormônio não é o único regulador do glicogênio e podemos nos poupar de sua abundância.

O sulfato de vanádio é um mineral que imita determinados efeitos da insulina, em particular sobre os músculos. Portanto, em teoria, o vanádio pode acelerar a recuperação energética dos músculos após um esforço, mas, ao contrário do que poderíamos esperar, ele não atua sobre os aminoácidos nem sobre a velocidade da síntese das proteínas musculares. Isso talvez explique sua falta de eficácia real no esportista. A ingestão diária de 0,5 mg de sulfato de vanádio por kg de peso corporal, em conjunção com um programa de musculação de doze semanas, ao contrário, causa efeitos perturbadores (**Fawcett**, 1996). Em um primeiro momento, o vanádio parece promover o ganho de gordura. Em vez de diminuir, o nível de açúcar no sangue aumenta 10%, apesar do aumento do nível de insulina. Isso sugere que, em vez de aumentar a sensibilidade do músculo a esse hormônio, o vanádio iria diminuí-la. Em 20% dos usuários, ele foi associado a uma fadiga anormal durante e após o treinamento. Tendo em conta o seu potencial tóxico, assim como o fato de que esse mineral não aumenta mais o nível de massa muscular que um placebo, desaconselhamos sua utilização.

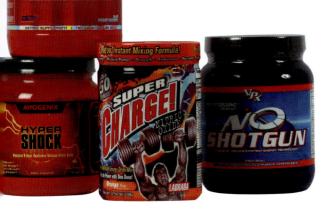

Estimuladores (boosters) da produção de NO, o último suplemento da moda.

Os outros estimuladores da insulina são as bebidas energéticas, sobretudo quando combinadas com proteínas como *whey protein*, BCAAs, feno-grego etc. No entanto, recomendamos moderação.

Hormônios do catabolismo

Inibidores do cortisol

O cortisol é um hormônio do estresse; ele impede que os músculos aumentem, favorecendo sua destruição. Um de seus mecanismos de ação é aumentar o nível de miostatina (ver adiante). **Bird** (2006) mostra que, em homens sedentários jovens, uma sessão de musculação de sessenta minutos duplica o nível de cortisol. A ingestão de uma bebida glicídica ao longo do esforço permite atenuar esse aumento em aproximadamente 25%. A fosfatidilserina e a vitamina C também podem reduzir a elevação de cortisol que ocorre durante um esforço. Resta saber se o desempenho melhorará.

Inibidores da miostatina

A descoberta da miostatina é bem recente. A miostatina é um hormônio que bloqueia o crescimento muscular. Em outras palavras, ela é antianabólica. Os animais cujos músculos não produzem miostatina apresentam tamanhos excepcionais. Até o momento, apenas um ser humano que não produzia miostatina foi identificado. Tratava-se de uma criança de cinco anos que possuía músculos incrivelmente desenvolvidos para a sua idade.

A miostatina representa um obstáculo importante para o desenvolvimento muscular. Embora nossos músculos produzam miostatina, eles também produzem substâncias capazes de bloquear a atividade negativa desse hormônio (a folistatina, por exemplo). Existem igualmente bloqueadores farmacológicos capazes de reduzir a ação nefasta da miostatina. Nesse contexto, poderíamos esperar que esses "inibidores" naturais fossem comercializados como suplemento alimentar.

O principal representante dessa categoria é a *Cystoseira canariensis*. Trata-se de um extrato de alga, capaz de se ligar aos receptores de miostatina sem ativá-los. Ela bloqueia, dessa maneira, o acesso desse hormônio ao seu receptor (**Ramazanov**, 2003). Teoricamente, o crescimento muscular do esportista deveria acelerar. **Willoughby** (2004) testou, em homens sedentários, a eficácia desse bloqueador de miostatina durante doze semanas de musculação. Ele mostrou que o nível de miostatina aumenta ao longo das semanas. Ele também confirma que, em tubo de ensaio, a *Cystoseira canariensis* é capaz de se ligar aos receptores de miostatina. Contudo, apesar da ingestão diária de 1,2 g de *Cystoseira* *canariensis*, o crescimento muscular, o ganho de força e a perda de gordura foram similares com a alga e com o placebo. Portanto, a *Cystoseira canariensis* parece ineficaz.

A indústria farmacêutica sabe que muitas moléculas que parecem produzir milagres em tubo de ensaio se revelam ineficazes na realidade. O autor do estudo observa que a *Cystoseira canariensis* parece ser capaz de desativar os inibidores naturais da miostatina produzidos pelo nosso corpo. Os benefícios da alga, se é que existem, poderiam, dessa forma, se auto-anular. Por outro lado, em um estudo preliminar, **Kühnke** (2006) analisa, no homem, o impacto da duplicação do consumo de proteínas no dia de uma sessão de musculação. O grupo controle recebeu o equivalente a 15% do seu consumo calórico em proteínas. No grupo proteínas, essa quantidade foi dobrada. O aumento do consumo protéico permitiu prolongar a baixa do nível de miostatina dois dias após o esforço em comparação ao placebo. Paradoxalmente, estudos realizados em ratos sedentários mostraram que a secreção de miostatina aumenta paralelamente ao consumo protéico. Portanto, o impacto das proteínas sobre a secreção de miostatina ainda deve ser precisado.

Inibidores do PTH

O paratormônio é principalmente um hormônio que regula nossa massa óssea. Durante muito tempo, acreditamos que o exercício tinha pouca influência sobre a sua secreção, mas a melhoria das técnicas de mensuração do PTH permitiu mostrar que o esforço, tanto de *endurance* quanto de força, aumentava a secreção de PTH em proporções significativas. O PTH tende a lesar os músculos e a reduzir seu conteúdo energético. Em outras palavras, ele reduz a velocidade de recuperação e de progressão. Ele também tende a provocar o acúmulo de massa gorda. O consumo regular de cálcio e magnésio previne as oscilações consideráveis de PTH que são associadas aos treinamentos.

Inibidores de citocinas

As citocinas, moléculas secretadas por células do sistema imune, são produzidas durante e após o esforço. Sua superabundância causa lesões musculares sérias, tendem a retardar a recuperação e induzem a uma perturbação imunitária temporária. A ingestão de carboidratos durante o esforço, assim como o uso regular de gordura de peixes (ômega 3), permite limitar os danos causados pelas citocinas.

GERADORES DE ATP

Nossa potência muscular depende bastante da capacidade que nossos músculos têm de sintetizar eficazmente sua energia intracelular: o ATP (adenosina trifosfato). Cada molécula de ATP possui uma vida muito curta (menos de um minuto) e, por essa razão, nossas células devem sintetizar novas moléculas constantemente. Um homem em repouso "consome" aproximadamente 40 kg de ATP em 24 horas.

Um esforço intenso produz uma queda imediata do nível de ATP nos músculos. Estes deveriam recuperar o nível normal de ATP em alguns minutos ou mesmo em algumas dezenas de minutos. No entanto, em indivíduos submetidos ao treinamento excessivo, o nível de ATP poderia permanecer reduzido em comparação ao normal. Isso dificultará mecanicamente os processos de recuperação e regeneração.

> ▶ **Durante um esforço, nosso consumo de ATP pode atingir 500 g/min.**

Uma ligeira queda do nível de ATP se traduz imediatamente por um declínio dos processos anabólicos nos músculos. O objetivo dessa diminuição é economizar ATP, pois o anabolismo é relativamente custoso em termos de consumo

> ▶ **Para ganhar força e acelerar a recuperação, existem vários "estimuladores" (*boosters*) da regeneração do ATP disponíveis. O principal deles é incontestavelmente a creatina.**

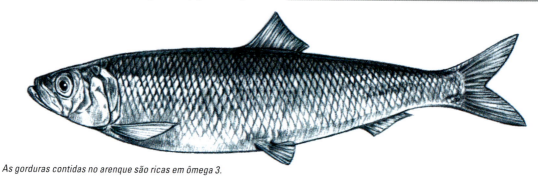

As gorduras contidas no arenque são ricas em ômega 3.

de ATP. Um declínio do nível de ATP também pode favorecer o catabolismo muscular. Os microtraumatismos musculares podem ser a causa de um nível de ATP que permanece baixo nos dias que sucedem um esforço.

Creatina

1. Histórico da creatina

A creatina é provavelmente o suplemento atual mais eficaz para o ganho rápido de peso, músculo e força. Desde 1923, experiências realizadas com cães mostraram que a ingestão oral de creatina causa uma retenção de nitrogênio (marcador que reflete um acúmulo de proteínas musculares), assim como um ganho de peso (**Benedict**, 1923). Após a interrupção do uso de creatina, o peso é perdido progressivamente.

Em 1926, as bases da utilização moderna da creatina foram estabelecidas por **Chanutin**. Ele mostrou que, no homem, a ingestão de 10 g de creatina durante uma semana é capaz de saturar as reservas musculares de creatina. Em virtude do ganho de peso que ocorre, Chanutin concluiu que a creatina possui uma ação anabólica no homem. Em 1975, **Crim** confirmou que o uso oral de creatina por homens jovens favorece a retenção de nitrogênio. Ele também mostrou que o consumo de arginina + glicina (dois aminoácidos que servem como precursores da creatina) favorece tanto a síntese de creatina quanto a retenção de nitrogênio. Essa descoberta mostra que a ação de um suplemento de creatina pode ser reproduzida pelo consumo de arginina e de glicina. Isso pode interessar aos atletas que não desejam utilizar diretamente a creatina.

Ao mesmo tempo, **Ingwall** (1974) demonstrava as propriedades anabólicas da creatina sobre os tecidos musculares em tubo de ensaio. Esses trabalhos, no entanto, não foram confirmados por todas as pesquisas. Mais recentemente, uma ação estimulante da creatina sobre as células-tronco do músculo foram colocadas em evidência (**Vierck**, 2003).

2. Como a creatina regula a massa muscular?

Estes são alguns dos mecanismos de ação conhecidos que explicam o ganho de massa muscular após o consumo regular de creatina:

▶ Uma vez no músculo, a creatina atrai água para a célula. É por essa razão que alguns atribuem o ganho de peso induzido pela creatina à simples retenção de água. Essa conclusão parece um pouco precipitada, principalmente porque, como nos mostra o exemplo da glutamina, o estado de hidratação da célula influencia a velocidade de síntese de proteínas. Esta última é favorecida quando a célula está bem hidratada.

▶ A creatina favorece o armazenamento celular de glicogênio, uma fonte de energia muscular.

▶ Ela aumenta a secreção de IGF-1 (*insulin-like growth factor-1*) e de MGF (*mechano growth factor*), dois hormônios anabolizantes produzidos no músculo. Essa estimulação poderia explicar o efeito positivo da creatina sobre as células-tronco do músculo.

▶ O anabolismo muscular necessita de muito ATP para ocorrer. Durante um esforço, quando o nível energético da célula é baixo, todo o processo anabólico é colocado em repouso. A creatina poderia permitir a sua reativação de maneira mais vigorosa que o repouso e a alimentação sozinhos.

▶ A creatina protege a célula muscular contra a degradação, entre outras maneiras, em virtude de sua ação antioxidante.

▶ Aumentando a força do músculo, a creatina permitirá o aumento da intensidade do treinamento e, conseqüentemente, de sua eficácia.

3. Sinergia treinamento/creatina

Brannon (1997) ilustrou bem a sinergia que existe entre o treinamento muscular e a creatina. Ele fez com que ratos consumissem creatina ou um placebo durante quatro semanas. Comparou o peso seco de um músculo composto essencialmente por fibras rápidas (músculo da força) com um músculo composto essencialmente de fibras lentas (músculo da capacidade aeróbia) antes e após o consumo de creatina. Em paralelo, alguns dos ratos seguiam um treinamento físico, enquanto outros permaneceram sedentários. No que diz respeito ao diâmetro do músculo com fibras lentas, não foi observado qualquer efeito da creatina ou do exercício. Por outro lado, os resultados são diferentes em relação aos músculos da força. A creatina isolada teve apenas um pequeno impacto sobre o peso seco desse músculo; o treinamento isolado aumentou em 5% o peso do músculo. Foi observada uma elevação de 10% no peso de ratos submetidos ao consumo de creatina + treinamento.

O efeito do treinamento e o da creatina se conjugaram. Esses resultados mostram que o ganho de massa muscular não é induzido por uma simples retenção de água, uma vez que apenas a parte seca do músculo foi levada em conta. Essa sinergia de ação é igualmente observada quanto ao desempenho físico. Esses resultados positivos não devem fazer com que esqueçamos que as fibras lentas parecem pouco sensíveis aos efeitos da creatina. Como veremos, essa ação discriminatória será, em parte, confirmada no ser humano.

Em homens não treinados, a ingestão diária de creatina (24 g durante uma semana e, a seguir, 6 g durante quinze semanas) aliada a um programa de musculação aumentou

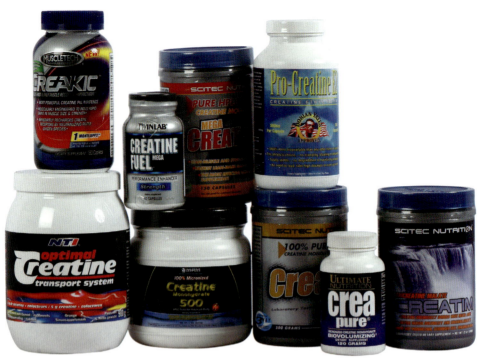

A controvérsia sobre a creatina é justificada?

em 110% o número de células-satélites em quatro semanas (**Olsen**, 2006). O mesmo programa com placebo não produziu qualquer ação estimulante sobre essas células-tronco. Isso explica por que o grupo placebo ganhou massa muscular rapidamente durante quatro semanas e, em seguida, estagnou durante o resto do estudo. O grupo creatina progrediu tanto quanto o grupo placebo (+13% de ganho de diâmetro das fibras musculares) ao longo das quatro semanas. Mas o acúmulo de células-satélites novas permitiu que os indivíduos progredissem ao longo das dezesseis semanas do programa. A falta de reserva de precursor nas fibras musculares impediu o crescimento a longo prazo no grupo placebo. Portanto, a creatina produz uma ação de fundo que permite aos usuários manter uma progressão contínua e menos errática que um placebo.

4. Nem todos respondem à creatina

A ação da creatina somente se manifesta de maneira significativa quando a elevação conjunta de creatina + fosfocreatina atinge ao menos +20 mmol por kg de músculo seco. A velocidade de elevação de creatina/fosfocreatina variará de um indivíduo a outro. Esse limite é ultrapassado em menos de cinco dias de suplementação com creatina em alguns indivíduos, mas não em todos. Um grande número de estudos sobre a creatina teve duração inferior a uma semana. Isso provavelmente explica por que os resultados são tão contraditórios no que diz respeito à ação a curto prazo da creatina.

As mulheres parecem menos sensíveis à creatina que os homens (**Tarnopolsky**, 2000). Além disso, a sensibilidade dos usuários declina progressivamente com a idade. Por exemplo, após cinco dias de ingestão diária de 20 g de creatina, o aumento muscular de fosfocreatina é em média de 35% em indivíduos com 24 anos, contra apenas 7% em homens com 70 anos (**Rawson**, 2002).

Aproximadamente de 25 a 30% dos usuários são insensíveis aos efeitos da creatina. **Syrotuik** (2004) tentou determinar o perfil dos indivíduos que não respondem bem à creatina, assim como o dos indivíduos que não são sensíveis. Após uma carga diária de aproximadamente 20 g durante cinco dias, parece que ocorrem três tipos de resposta. Existe um primeiro grupo de usuários completamente insensíveis, com um nível de creatina + fosfocreatina que quase não se altera, de +5 mmol por kg de músculo. Um segundo grupo parece começar a responder lentamente, com um nível que aumenta até +15 mmol por kg. A barra dos 20 mmol está longe de ser ultrapassada. Um terceiro grupo responde muito bem, com uma elevação que atinge +29 mmol.

A análise dos diferentes indivíduos revelou que quanto mais os músculos forem majoritariamente compostos por fibras do tipo I (fibras lentas, de capacidade aeróbia), menor será a resposta à creatina. Ao contrário, **quanto mais os**

músculos forem dotados de fibras do tipo II (fibras da força), mais efeitos serão produzidos pela creatina. Os indivíduos que responderam bem foram também aqueles que eram mais musculosos antes do início do estudo. O aumento do tamanho das fibras do tipo II foi dez a vinte vezes maior em indivíduos que reagiram bem à creatina que nos indivíduos insensíveis a este suplemento. Nestes últimos, o crescimento muscular foi desprezível. Também foi desprezível o ganho de força nas coxas durante esses cinco dias. Ele foi de apenas +2 kg, enquanto, naqueles que responderam bem, aumentou para +25 kg. Por outro lado, nenhum dos três grupos apresentou aumento de força no tronco.

Deduzimos que o perfil ideal para responder bem à creatina é o de um indivíduo mais adequado para os esportes de força que para as disciplinas de resistência. Ele já é mais musculoso que a média e não é iniciante na atividade esportiva.

5. Como a creatina produz força?

A energia intracelular indispensável para a contração muscular é principalmente oriunda do ATP. Uma molécula de ATP é composta por três moléculas de fosfato ligadas a uma molécula de adenosina. A energia para a contração muscular é liberada quando o ATP perde um fosfato. Ele se transforma em ADP (adenosina difosfato). Para se tornar ativo novamente, o ADP deve necessariamente encontrar um fosfato, para se transformar em ATP. É a fosfocreatina que vai fornecer esse fosfato. Quando a fosfocreatina libera seu fosfato para assegurar a ressíntese de ATP, ela se torna creatina. É por essa razão que **o esforço muscular faz subir o nível de creatina e baixar o de fosfocreatina**. Se houver falta de fosfocreatina no músculo, o ADP irá se acumular consideravelmente. As pesquisas demonstraram claramente que o ADP impede que as fibras se contraiam tanto quanto poderiam. Se o ADP não for regenerado rapidamente em ATP, passa a ser um vetor de fadiga. As pesquisas médicas mostraram que, durante um esforço intenso, as reservas musculares de fosfocreatina diminuem mais que o nível de ATP. Isso sugere que, **no plano energético, não é o ATP que limita a força, e sim o desaparecimento quase total da fosfocreatina**. O estudo de **Hirvonen** (1992) ilustra bem esse fenômeno. Corredores de curta distância treinados correram 400 metros o mais rápido possível, isto é, durante aproximadamente cinquenta segundos. Imediatamente após esse esforço, o nível de ATP nos músculos da coxa diminuiu 27% e o de fosfocreatina diminuiu 90%. O autor concluiu que a fadiga ocorre não por causa da falta de ATP, mas principalmente pelo esgotamento das reservas de fosfocreatina. É necessário aguardar mais de cinco minutos para que o nível de fosfocreatina volte ao que era antes do esforço. Uma recuperação muito parcial de fosfocreatina constitui um dos fatores que explicam a baixa

As atividades que exigem potência são as que podem ser mais bem desenvolvidas com o uso de creatina.

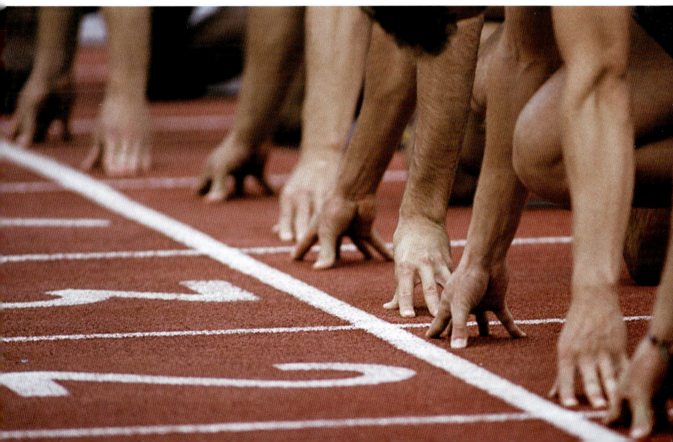

do desempenho que ocorre após uma seqüência alta de esforços intensos.

Evidentemente, o ideal seria tomar fosfocreatina para aumentar as reservas musculares dessa molécula. Infelizmente, consumida pela via oral, a fosfocreatina seria destruída durante a digestão. A solução é utilizar a creatina em seu lugar. Aproximadamente 66% das reservas musculares de creatina encontram-se sob a forma de fosfocreatina.

A suplementação de creatina terá um papel quádruplo sobre a força:

▶ Aumentando as reservas de fosfocreatina, a manifestação da fadiga é retardada.

▶ A creatina reduz a velocidade de destruição do ATP quando um esforço é repetido. O músculo, com seu nível de ATP constante, mantém a força por mais tempo.

▶ A creatina pode acelerar a velocidade de síntese de ATP durante as fases de repouso.

▶ O desaparecimento do ADP será favorecido.

Esses benefícios da creatina são mais acentuados durante esforços intensos com duração mínima de dez segundos e repetidos várias vezes com tempos de repouso limitados. Neste caso, podemos afirmar que **quanto mais creatina o músculo contiver, melhor será o seu desempenho**.

6. Abrangência dos benefícios da creatina

Existem dezenas de estudos sobre o ganho de músculo e de força com o uso de creatina. Alguns demonstram ganho muscular após o consumo de creatina e outros não. Isso é explicado parcialmente pelo perfil dos indivíduos estudados, o tipo de esforço realizado, o tempo da experimentação etc. Seria cansativo citar todas essas pesquisas. Para ilustrar bem os efeitos que podemos esperar com o uso da creatina, um estudo realizado por **Volek** (1999) nos parece representativo e completo.

Homens jovens que praticavam a musculação receberam creatina ou um placebo durante doze semanas. O procedimento utilizado para o consumo da creatina foi o seguinte:

▶ Uma semana de "carga" de 25 g/dia.

▶ Seguida por uma dose de "manutenção" diária de 5 g durante as onze semanas seguintes.

Os níveis de creatina muscular aumentaram em média 22% durante a semana de carga e, em seguida, tenderam a diminuir, estabilizando-se a +10% ao final do estudo. É provável que a carga tenha reduzido a produção endógena de creatina e a atividade dos canais que a transportam nos músculos.

Em doze semanas de treinamento:

▶ O ganho de massa seca aumentou para 4,3 kg com a creatina, contra 2,1 kg com o placebo.

▶ Os dois grupos ganharam cerca de 1 kg de gordura.

▶ O ganho de peso total com creatina ultrapassou os 5 kg, contra 3 kg com placebo.

▶ O tamanho das fibras do tipo I aumentou 35% com a creatina, contra 11% com placebo.

▶ As fibras do tipo IIa aumentaram 36% com a creatina, contra 15% com placebo.

▶ A hipertrofia das fibras do tipo IIab aumentou 35% com a creatina, contra 6% com placebo.

▶ Essa diferença de crescimento foi praticamente similar para as fibras do tipo IIb.

▶ A creatina não teve efeito sobre a distribuição dos diferentes tipos de fibras no interior do músculo.

▶ A força máxima das coxas aumentou 34 kg com a creatina contra 26 kg com placebo.

▶ A força do tronco aumentou 22 kg com a creatina, contra 15 kg com placebo.

7. Atividade física e nível de creatina

95% da creatina corporal se encontram nos músculos. Um músculo seco contém aproximadamente 125 mmol de creatina por kg. Isso corresponde a 120 g de creatina em um indivíduo com 70 kg. Um indivíduo sedentário deve renovar todos os dias aproximadamente 2% de sua reserva de creatina, o que equivale a mais ou menos 2 g. A metade dessa necessidade é suprida diretamente pela alimentação, por exemplo, com a carne vermelha. Esta fornece aproximadamente 1 g de creatina por 250 g. O restante é oriundo da síntese corporal realizada a partir dos três aminoácidos precursores (arginina, glicina e metionina). Nos indivíduos que consomem apenas um pouco de creatina e de precursores de creatina, como os vegetarianos, a concentração de creatina muscular é aproximadamente 10% inferior aos valores médios.

Nos atletas treinados, os níveis de creatina também são muito variáveis de acordo com a disciplina esportiva. Em comparação a indivíduos sedentários:

▶ Os corredores de longa distância apresentam um nível de creatina muscular total 11% inferior.

▶ Os corredores de meia distância apresentam um nível 6% inferior.

▶ Nos corredores de curta distância, o nível é 6% superior.

▶ Nos corredores ciclistas, ele é 15% superior.

Mesmo sem suplementação, os músculos dos atletas de força se abastecem lentamente de creatina. Mas **um indivíduo sedentário pode fazer com que seu nível de creatina muscular atinja o nível de um ciclista praticante de *trekking* em cinco dias, em decorrência da ingestão diária de 20 g de monoidrato de creatina**.

8. Os atletas têm maior necessidade de creatina?

Se admitirmos que o atleta deve comer mais, principalmente proteínas, e dormir mais, o que ocorre com suas necessidades de creatina? Seis elementos tenderiam a mostrar que os atletas apresentam uma maior necessidade de creatina:

▸ Os atletas de força armazenam mais creatina nos músculos que os demais. A simples manutenção do nível dessa reserva exige um consumo maior de creatina.

▸ A massa muscular desses atletas é em geral superior, ou até mesmo muito superior, à de um indivíduo sedentário; a necessidade de creatina é automaticamente aumentada.

▸ A prática intensiva do esporte faz diminuir o nível total de creatina: é necessário compensar essa utilização maior de creatina.

▸ Os atletas de *endurance* apresentam concentrações de creatina que se situam muito abaixo do normal. Isso sugere maior necessidade, não compensada pela alimentação. Como vimos no capítulo anterior, a creatina pode aumentar determinados aspectos da capacidade aeróbia.

▸ Para que a suplementação produza efeitos significativos, é necessário induzir um aumento mínimo de creatina muscular de 20 mmol. Isso faz com que o nível de creatina suba para 145 mmol por kg de músculo seco. Os músculos parecem ser capazes de armazenar pelo menos 160 mmol de creatina por kg. Mesmo os corredores ciclistas se situam abaixo desse limite. Para um desempenho ideal, existe ainda uma margem que podemos atingir aumentando o consumo de creatina.

▸ A disponibilidade dos precursores de creatina tende a diminuir após esforços intensos. Essa rarefação pode bloquear a síntese endógena de creatina. Uma compensação pode ser necessária.

Uma quantificação desse suposto aumento das necessidades ainda deve ser definida. Teoricamente, essas necessidades poderiam ser supridas por um consumo maior de carne vermelha ou peixes, o que não é necessariamente uma boa idéia. Isso levaria à absorção de quantidades excessivas de proteínas, e **o aquecimento da creatina em virtude do cozimento não é desejável; o cozimento a destrói e pode dar origem a substâncias tóxicas**.

9. A creatina é um suplemento natural?

A resposta a esta interrogação é uma questão de interpretação pessoal. Duas características deveriam colocar a creatina na categoria dos suplementos alimentares naturais:

▸ A creatina é uma molécula derivada de três aminoácidos. O fígado, os rins e o pâncreas utilizam estes precursores para sintetizá-la.

▸ A creatina também pode vir diretamente da nossa alimentação.

No entanto, a creatina que está à venda como suplemento é produto de uma reação química. Ela é sintetizada após uma mistura de sarcosina e de cianamida. Portanto, ela não é oriunda da carne ou da alimentação. Neste aspecto, ela lembra a vitamina C, cuja síntese é às vezes realizada de maneira química.

10. A creatina é um produto que dopa ou que mascara a dopagem?

Após deliberação, o Comitê Olímpico Internacional se recusou a incluir a creatina na lista de produtos dopantes. Essa decisão é totalmente justificada, pois a creatina não age como um hormônio. Ela representa apenas uma fonte de energia para os nossos músculos. Por outro lado, ouvimos falar da creatina como uma substância que mascara produtos dopantes. O que é um produto mascarador? Trata-se de uma molécula que permite a um atleta que tenha utilizado um medicamento proibido torná-lo indetectável no exame de urina. Em nenhum caso a creatina produz tais efeitos. A creatina foi considerada um produto mascarador da dopagem quando certos atletas que misteriosamente melhoraram o desempenho atribuíram o progresso fulgurante à creatina. O termo "mascarador" neste caso é inadequado. Mesmo que a creatina tenha sido utilizada para mascarar a realidade, ela não mascara a dopagem no sentido científico do termo.

11. Efeitos secundários da creatina

Se analisarmos os estudos científicos publicados, parece que a creatina não produz efeitos secundários importantes em indivíduos com boa saúde (para revisão: **Bizzarini**, 2004). No entanto, como vimos anteriormente, sua utilização não data de ontem. Mas isso não prova que um dia não descobriremos um ou mais efeitos secundários; mostra simplesmente que, se existem efeitos secundários, eles permanecem discretos e não facilmente detectáveis.

Para fazer sua escolha, o atleta deve pesar o risco em potencial a que a creatina pode induzir e os benefícios que descrevemos ao longo deste livro (ganho de músculo, melhoria do desempenho, redução da incidência do supertreinamento (*overtraining*), de lesões e de câimbras).

A verdadeira questão que a ciência deverá responder é se a creatina pode melhorar ou deteriorar a saúde do atleta que treina até o máximo dos seus limites.

12. A carga de creatina é necessária?

Atualmente, recomenda-se iniciar a utilização de creatina com uma carga que consiste na ingestão diária de

GUIA DE SUPLEMENTOS ALIMENTARES PARA ATLETAS | **77**

uma megadose (20 a 25 g) do produto durante uma semana, seguida por uma fase de manutenção com um consumo mais moderado (3 a 5 g). Trata-se de um procedimento freqüentemente utilizado nos estudos médicos e também aconselhado aos esportistas.

O professor **Harris**, pioneiro da pesquisa relativa ao efeito da creatina sobre o músculo do atleta, revelou como chegou a esse procedimento (**Bledsoe**, 1998). Ele saiu de Londres para realizar suas pesquisas em Estocolmo. Para reduzir os custos de transporte, deixou a Inglaterra na segunda-feira, devendo retornar no domingo seguinte. Portanto, ele dispunha de muito pouco tempo para realizar as mensurações. Daí a idéia do uso de uma megadose durante cinco a sete dias. Esse procedimento não tem, portanto, nada de científico e certamente não é ideal. Ele também falseará as conclusões de numerosos estudos. De fato, nenhum atleta ingerirá creatina apenas durante cinco a sete dias. Nossa opinião é de que é necessário aguardar ao menos duas semanas para que todos os efeitos da creatina sobre o desempenho sejam verdadeiramente percebidos. Com a interrupção do uso ao final de uma semana, temos todas as chances de deixar de lado a melhoria do desempenho que iria ocorrer um pouco mais tarde.

13. Como utilizar a creatina

Com uma carga, a perda urinária de creatina é muito grande e a produção interna pode ser bloqueada. O melhor é proceder de maneira mais moderada e esperar, por um período um pouco mais longo, os benefícios da creatina. Enfim, **é provável que não haja grande vantagem em ultrapassar uma dose de 3 a 5 g de creatina por dia**.

Outro ponto que permanece mal estudado é a duração ideal do consumo de creatina. Como foi sugerido no item 8, se as necessidades do atleta são maiores, a duração do consumo e a dosagem da creatina poderão evoluir em paralelo ao volume de trabalho e à intensidade do esforço.

Alguns estudos mostraram que a retenção da creatina pode ser favorecida quando ela é utilizada após o esforço. Contudo, esse conceito não é universalmente aceito. É preferível absorver a creatina durante uma refeição, principalmente sob a forma de carne. Esta poderia conter substâncias capazes de melhorar sua retenção. **Na medida do possível, aconselhamos fracionar ao máximo o consumo de creatina**. Parece-nos importante evitar ingeri-la em apenas uma ou duas doses, para garantir uma absorção máxima. Por outro lado, desaconselhamos utilizar a creatina imediatamente antes de um esforço. Ao contrário dos suplementos como a cafeína, que agem em algumas dezenas de minutos, a ação positiva da creatina é retardada. Por sua leve ação hipoglicemiante, a creatina poderia acentuar a queda do nível de açúcar que ocorre durante o esforço. Até o momento, parece não existir benefício que justifique a utilização de creatina antes e ainda menos durante o treinamento.

Existem numerosas formas diferentes de creatina disponíveis no mercado. Somente o monoidrato de creatina realmente foi avaliado cientificamente. As alegações que sustentam que uma ou outra forma de creatina é superior ao monoidrato devem ser consideradas argumentos de marketing e não argumentos científicos.

Ribose

Como o sufixo "ose" sugere, trata-se de um açúcar. A ribose está presente em uma quantidade muito pequena em nossa alimentação, como por meio do ácido nucléico da carne. O "A" do acrônimo ATP designa uma molécula de adenosina. A adenosina é formada por uma molécula de adenina e outra de D-ribose. Isso sugere que a ribose exerce um papel na produção de ATP.

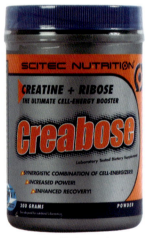

A ribose: um suplemento de difícil controle.

A utilização esportiva da ribose é bem recente, embora este açúcar venha sendo administrado há muito tempo para combater a insuficiência cardíaca, por exemplo. Após um transplante cardíaco, as chances de sucesso melhoraram claramente com o uso da ribose. Se os atletas não a utilizavam, a causa era o seu preço. Novas técnicas de extração a tornaram mais acessível, daí seu aparecimento como suplemento.

1. Ribose e ATP

O atleta utiliza a ribose para acelerar a velocidade da síntese de ATP após um esforço intenso e repetitivo. A ribose também agirá sobre o UTP, sobre o qual falaremos no item seguinte. O objetivo é evidentemente o ganho de força, mas principalmente evitar uma grande perda dela, quando esforços breves e intensos são repetidos com um tempo de repouso muito curto. O perfil ideal do usuário da ribose é o atleta que pratica a musculação ou que participa de corridas de alta intensidade e curta distância.

Em um músculo em repouso, a ribose produz apenas poucos efeitos. Por outro lado, ela irá acelerar a velocidade de ressíntese de ATP intracelular quando o músculo for fortemente solicitado por um esforço. Ela também poderia aumentar o nível de ATP extracelular. Este ATP atua como um neuromodulador que aumenta a força e diminui a fadiga cerebral. Ele também produz um efeito vasodilatador.

2. Impacto da ribose sobre o atleta

O estudo que melhor descreve os efeitos que podemos esperar da ribose é o realizado por **Antonio** (2002 b). Durante quatro semanas, homens jovens que praticavam a musculação receberam um placebo ou 10 g de ribose, além do treinamento. A força máxima do supino deitado aumentou 2,2 kg com o placebo, contra 3,6 kg com a ribose. O número acumulado de repetições em dez séries de supino deitado com o equivalente do peso corporal aumentou 19% com a ribose, contra 12% com o placebo. Apesar desse ganho de força, nenhum ganho de músculo foi observado com a ribose.

A ribose é freqüentemente descrita como um suplemento de recuperação. É necessário compreender este termo ambíguo. Utilizada antes de um esforço intenso e repetitivo, a ribose irá reduzir a perda de força que ocorre ao longo das séries. Por outro lado, parece que a ribose não acelera a recuperação entre dois treinamentos.

3. Respostas variadas

Os estudos mostram que existe um grande número de indivíduos que não respondem bem à ribose, sobretudo se ela for utilizada em dose pequena (1 g/dia). A posologia deve atingir uma determinada quantidade para diminuir o número de pessoas insensíveis a esta molécula. Os benefícios da ribose parecem aumentar paralelamente ao volume de trabalho do atleta.

4. Efeitos secundários da ribose

Um dos grandes problemas da ribose é que ela é fortemente hipoglicemiante. Se for ingerida em jejum, ou se o indivíduo tiver ingerido pouco alimento, pode ocorrer perda de força, dificuldade de concentração e inclusive cefaléia, em decorrência da falta de combustível no cérebro. A ribose deve ser utilizada após o consumo de carboidratos. Ao aguardar o treinamento, você também não deve se deitar após ingerir a ribose. Mantenha-se ativo. É muito importante começar a utilizar a ribose de maneira progressiva. Não comece utilizando 10 g de um dia para o outro. É preciso aprender antes a "dominar" bem este suplemento.

A ribose é freqüentemente combinada com a creatina. Como esta última é levemente hipoglicemiante e parece não ser útil imediatamente antes de um esforço, aconselhamos evitar essa combinação.

5. Como utilizar a ribose?

Parece-nos importante utilizar a ribose na hora que antecede um treinamento ou uma competição. Por outro lado, é inútil utilizá-la após um treinamento, o que é comumente preconizado. Em vez de acelerar a recuperação, ela poderia diminuir sua velocidade, acentuando a incidência de dor e fadiga nos membros. O fato de utilizar a ribose após o treinamento explica provavelmente uma parte da ausência de efeito assinalada por alguns estudos. O outro problema é que, em algumas pesquisas, a posologia da ribose é muito pequena para produzir uma ação quantificável.

> A ribose é um bom suplemento quando se trata de produzir esforços intensos e repetitivos, mas é um produto caro e sua administração não é fácil.

UTP

O ácido uridino-5-trifosfórico é um suplemento que caiu em desuso. No entanto, ao contrário do ATP ou da inosina (ver adiante), esse esquecimento não nos parece justificado. Embora o UTP não seja tão eficaz quanto o ATP intracelular no que diz respeito ao fornecimento energético, ele tem um papel importante na contração muscular. É a propriedade de fornecimento energético que interessa ao atleta. Durante um esforço, o atleta irá aumentar seu consumo de UTP. Ao contrário da creatina, que atua principalmente sobre as fibras da força, o UTP aumenta prioritariamente as reservas energéticas das fibras lentas.

1. Ação do UTP sobre a capacidade de endurance

Em atletas treinados, a ingestão diária de 3 mg de UTP durante quatro dias aumenta em 1,5 km a distância percorrida em bicicleta fixa em uma hora (**Coirault**, 1960). Isso corresponde a um aumento de 10% do desempenho. Uma dose única de 10 mg de UTP permite percorrer 3,5 km a mais com o mesmo esforço. Após esse aumento de 18% do desempenho, uma fadiga duradoura irá se instalar. É por essa razão que doses excessivas de UTP não são recomendadas.

Em atletas de resistência, o rendimento muscular melhorou com a ingestão diária de 2 mg de UTP conjugado com vitaminas B₁₂ e B₆ (**Saitta**, 1965). Esses efeitos foram mais acentuados quando os atletas se encontravam em estado de fadiga antes de começarem a utilizar o UTP.

2. Mecanismos de ação do UTP

▶ O UTP estimula o acúmulo de potássio e a eliminação do sódio das fibras musculares. Esse reequilíbrio permite lutar contra a fadiga, acelerar a recuperação e favorecer o anabolismo.
▶ Ele tem um papel importante na velocidade de síntese do glicogênio muscular.
▶ Tem uma ação vasodilatadora.
▶ É um psicoestimulante.

3. Como utilizar o UTP?

O UTP é um antigo suplemento que vale a pena ser redescoberto. Seu baixo custo e sua eficácia não devem incitar o atleta a utilizar doses excessivas, que acabam sendo nocivas. Para a maioria dos atletas, 1 mg de UTP por dia é suficiente para a obtenção de uma melhoria do desempenho.

ATP

Se o ATP tem um papel tão importante para o anabolismo, a força e a capaciade aeróbia, por que não utilizar diretamente suplementos de ATP?

Os suplementos de ATP são utilizados principalmente sob a forma de perfusão para combater determinados tipos de câncer. O problema do ATP sob a forma oral é que ele sofre uma destruição considerável durante sua passagem pelo aparelho digestório. Após o uso oral de 225 mg de ATP por homens durante quatorze dias, **Abraham** (2004) observou uma pequena melhoria no desempenho de alguns usuários, mas não em todos. No conjunto do grupo, não foi observada qualquer melhoria do desempenho. Por essa razão, os suplementos de ATP caíram em desuso e é difícil recomendá-los, principalmente depois da chegada da creatina e da ribose.

Inosina

Trata-se de outro suplemento que saiu de moda. Supostamente, a inosina forneceria força, aumentando a velocidade de síntese de ATP e também a oxigenação do músculo. As pesquisas médicas não tiveram condições de demonstrar a menor ação positiva da inosina sobre o desempenho. Por outro lado, a inosina favoreceria o processo de catabolismo muscular.

Reguladores do pH

Durante um esforço intenso e prolongado, a produção muscular de ácido lático torna-se muito relevante. A baixa do pH está associada a uma diminuição da força. Para otimizar o desempenho, o ideal seria conseguir neutralizar esse ácido. É o que os suplementos reguladores do pH propõem fazer. Trata-se essencialmente do bicarbonato e do citrato de sódio.

McNaughton (1992) estudou o efeito do uso de citrato de sódio em homens antes de uma corrida ciclista de curta distância de um minuto. O desempenho foi melhor com o suplemento que com o placebo. Foi com a maior dose (0,5 g por kg de peso corporal) que o tempo foi melhor.

Em atletas de *endurance* de alto nível, o uso dessa mesma dose de citrato de sódio permitiu reduzir em mais de dez segundos o tempo necessário para a realização de uma corrida de 3 km (**Shave**, 2001). Esse suplemento produz o essencial de sua ação ergogênica no final do percurso.

Durante oito semanas, mulheres que praticavam esportes coletivos receberam 0,4 g de bicarbonato por kg de peso corporal ou um placebo antes de seus três treinamentos semanais (**Edge**, 2006). Metade dessa dose de bicarbonato foi ingerida noventa minutos antes do esforço. A outra medade, trinta minutos antes do início. O tempo necessário para a fadiga se instalar durante um teste de *endurance* com bicicleta aumentou 123% com o placebo, contra 164% com o bicarbonato.

O desempenho em exercícios intensos e também nos de longa duração podem ser melhorados em virtude dos reguladores de pH. Entretanto, nem todos os estudos concordam sobre este ponto. Seu uso não é muito disseminado, pois esses reguladores podem causar efeitos secundários incapacitantes ou piorar problemas digestivos já existentes. No estudo de **Shave**, oito de nove indivíduos sentiram efeitos secundários no aparelho digestório. Esses sintomas iam de simples flatulência até a ocorrência de diarréia. O citrato de sódio permite aumentar o nível plasmático de bicarbonato sem causar tantos problemas digestivos quanto o bicarbonato. Indubitavelmente, esses problemas explicam a razão pela qual nem todos os estudos revelam efeitos tão acentuados quanto os apresentados nas três pesquisas que levamos em conta.

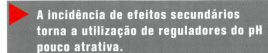

▶ **A incidência de efeitos secundários torna a utilização de reguladores do pH pouco atrativa.**

VITAMINAS, MINERAIS, ANTIOXIDANTES, ÁCIDOS GRAXOS ESSENCIAIS E "BIÓTICOS"

Vitaminas e minerais, para quê?

O aporte de micronutrientes continua sendo um tema muito controverso. Oficialmente, um regime alimentar equilibrado deve fornecer todas as vitaminas e todos os minerais de que o atleta necessita. Contudo, quando analisamos as pesquisas realizadas sobre o aporte de micronutrientes por sedentários, percebemos que muitos deles já não suprem suas necessidades mínimas. É inegável que a prática esportiva regular aumentará as perdas de micronutrientes e, conseqüentemente, as necessidades.

ALGUMAS LIÇÕES EXTRAÍDAS DO ESTUDO SU.VI.MAX

O estudo SU.VI.MAX (SUpplémentation en VItamines et Minéraux AntioXydants[1]) mediu o aporte nutricional de mais de 12 mil franceses com idades entre 35 e 60 anos (**Galan**, 1997). Esta análise em grande escala nos forneceu um quadro da condição alimentar dos franceses, ainda que provavelmente otimista (ver adiante as limitações do SU.VI.MAX).

Observou-se que uma parte significativa da população tem dificuldade para suprir suas necessidades nutricionais. Por exemplo, o consumo médio de magnésio e cobre corresponde apenas a 88% do que é recomendado para os homens e 78% do que é recomendado para as mulheres. Para 23% das mulheres e 18% dos homens, o consumo assegura apenas dois terços das necessidades. Embora pareça que apenas 3% dos indivíduos estudados não têm suas necessidades de selênio supridas, níveis plasmáticos não ideais foram observados em 75% dos homens e 83% das mulheres (**Arnaud**, 2006). Entre as mulheres, 25% apresentam deficiência de ferro, um problema muito mais raro nos homens.

Guinot (2000) apresentou dados que confirmam que a população francesa consome uma quantidade muito pequena de vitamina D. Carências foram detectadas em 11% dos indivíduos. Mais que o consumo alimentar, é o grau de exposição ao sol o principal fator que influencia o nível de vitamina D. Em razão de uma fotoconversão, o contato da pele com os raios solares permite que fabriquemos essa vitamina. Para os indivíduos que jamais se expunham ao sol, o nível de carência chegou a 24%; para aqueles com uma exposição ao sol considerada fraca, a carência chegou a 16%. Em decorrência de uma exposição moderada ou elevada, o nível de carência caiu para um valor abaixo da média, 9%.

O diferencial do SU.VI.MAX é mostrar que uma suplementação de antioxidantes por mais de sete anos reduz em 31% a incidência de câncer nos homens. Nenhum benefício foi observado nas mulheres, sem dúvida porque o seu nível de antioxidantes era melhor que o dos homens antes do início da suplementação. Esses resultados sugerem que o consumo de antioxidantes por meio da dieta não é ideal entre a população masculina. Como lembrança, essa complementação consistia em um consumo diário de 120 mg de vitamina C, 30 mg de vitamina E, 6 mg de betacaroteno, 100 µg de selênio e 20 mg de zinco.

OS LIMITES DO SU.VI.MAX

Podemos questionar se o estudo SU.VI.MAX reflete bem a situação da população francesa? Considerando-se a grande amostragem de indivíduos incluídos no estudo, os dados são relevantes. No entanto, parece existir um desvio que poderia falsear os resultados. Tratava-se de voluntários dispostos a utilizar diariamente um suplemento alimentar durante mais de sete anos, com o objetivo de melhorar sua saúde. Assim, o estudo SU.VI.MAX foi realizado com indivíduos mais atentos à saúde, isto é, mais preocupados com o que comiam do que a população francesa em geral.

As carências observadas neste estudo são provavelmente mais freqüentes e mais acentuadas no conjunto da população. Os indivíduos mais jovens que os examinados têm, aliás, uma tendência a dar menos atenção à alimentação, o que confirma a incidência crescente da obesidade. Podemos concluir que o estudo SU.VI.MAX tende mais a minimizar os problemas nutricionais que a exagerá-los.

Aporte micronutricional dos atletas

Alguns trabalhos científicos fornecem valores mais precisos no que diz respeito ao nível de micronutrientes ingeridos pelos atletas. Como regra geral, é raro encontrarmos estudos que mostram que tudo vai bem. A integridade dos níveis de vitaminas e minerais antioxidantes é particularmente questionada. Veja a seguir alguns exemplos. **Finaud** (2003) mostrou que, no caso de jogadores franceses de rúgbi de alto nível, foram observados aportes

---

[1] N.T.: Suplementação com vitaminas e minerais antioxidantes.

inferiores aos recomendados de magnésio, cálcio, zinco e vitamina C.

Todos os estudantes de educação física avaliados numa pesquisa não tiveram uma ingestão suficiente de vitamina E (**Groussard**, 2004). O mesmo ocorre em 73% dos indivíduos no que diz respeito à vitamina C. No caso de atletas de *ultra-endurance*, 95% dos estudados apresentavam uma ingestão deficitária de vitamina E (**Machefer**, 2006). Em relação à vitamina C e ao betacaroteno, 32% dos corredores não apresentavam um consumo suficiente. São problemas clássicos observados em disciplinas nas quais os atletas mais leves levam vantagem e nas quais as restrições são mais drásticas.

Um estudo realizado com mais de 10.000 franceses com idades entre 7 e 50 anos mostrou que metade deles apresentava um consumo diário de cálcio inferior ao 1 g necessário (**Guezennec**, 1998). Do total, 13% ingeriam um valor inferior a 500 mg.

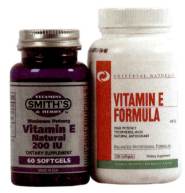

A carência de vitamina E é comum.

ATIVIDADE FÍSICA E PERDA DE MICRONUTRIENTES

Parece lógico que uma atividade física regular aumente as necessidades de micronutrientes. A aceleração dos fenômenos fisiológicos, o estresse oxidativo, assim como o aumento das perdas urinárias e sudorais também representam causas do aumento das necessidades. Observe alguns exemplos.

Wenk (1993) quantificou as perdas minerais pela transpiração em atletas que correram 10 km o mais rapidamente possível a uma temperatura ambiente de 21°C. Durante esses 40 minutos, a perda sudoral média atingiu 1,45 L. Cada litro desse suor continha 20 mg de cálcio, 5 mg de magnésio, 200 mg de potássio e 800 mg de sódio.

DeRuisseau (2002) mensurou em ciclistas as perdas induzidas em um percurso de duas horas realizado a 50% do VO_2 máx. a uma temperatura de 23°C. Os homens eliminaram 3% do consumo recomendado de ferro; as mulheres, 1%. Em relação ao zinco, a eliminação foi de 9% nos homens e de 8% nas mulheres.

Jogadores de basquete universitários eliminaram 422 mg de cálcio em cada sessão de treinamento (**Klesges**, 1996). Quanto maior a transpiração, maior a perda de minerais.

Efeitos dos suplementos polivitamínicos/minerais sobre o desempenho

Se combinarmos o fato de que o consumo de micronutrientes dos franceses é relativamente baixo e que os gastos dos atletas aumentam, o que pensar de uma suplementação de micronutrientes? Os atletas poderiam esperar uma melhoria do desempenho com um coquetel de vitaminas/minerais. No entanto, não é o que a maioria dos estudos científicos indica.

Antigas pesquisas realizadas com esgrimistas de alto nível mostraram que 70% dos indivíduos apresentavam deficiência de vitaminas do complexo B (**Dam**, 1978). Uma suplementação de multivitaminas e minerais permitiu aumentar o desempenho em 3%.

Hausswirth (2006) mostrou os benefícios de uma suplementação de vitaminas e minerais em atletas de *endurance* treinados. Durante 21 dias antes de uma prova de *ultra trail*, um grupo de corredores recebeu uma suplementação de vitaminas do complexo B, vitamina C e vitamina E, assim como de minerais – magnésio, zinco, ferro, manganês, cobre e selênio. Vinte e quatro horas após essa corrida a pé de seis horas, a recuperação muscular foi melhor com vitaminas/minerais que com um placebo. Os indivíduos do grupo placebo necessitaram de mais 24 horas para se recuperar.

Um tratamento de oito semanas com vitaminas + minerais sob a forma líquida para homens que praticavam musculação não influenciou o desempenho (**Fry**, 2006). Apenas uma leve diminuição da sensação de fadiga foi observada. Infelizmente, muitos estudos não confirmam esses resultados. Por exemplo, o tempo de corredores não melhorou com a suplementação com multivitaminas e minerais durante nove meses (**Weight**, 1988). Isso confirma os resultados de **Singh** (1992) após uma suplementação de três meses. **A ausência de efeito talvez possa ser explicada pela dificuldade de se aumentar os níveis plasmáticos de vitaminas e minerais**. De oito vitaminas analisadas, os níveis de B_1, B_6, B_{12} e ácido fólico aumentaram após sete ou oito meses de suplementação e treinamento (**Telford**, 1992). Por outro lado, os níveis dos minerais e das vitaminas B_2, C, E e A não se alteraram.

A tendência dos resultados no que diz respeito à suplementação com micronutrientes é principalmente a de que determinados parâmetros de saúde sejam melhorados (ver capítulo V), mais que os de desempenho. Exceto quando o indivíduo apresenta carências graves, o desempenho não é visivelmente afetado por um nível um pouco baixo de micronutrientes.

A PROBLEMÁTICA DO FERRO

A suplementação de ferro é extremamente problemática. Por isso, merece uma atenção particular. Em atletas norte-americanas, a carência de ferro foi observada em 20 a 47% dos casos, enquanto, nos homens, a carência foi observada em apenas 2 a 13% (**Clarkson**, 1995). Essa diferença é mais acentuada pelo fato de as mulheres comerem menos que os homens. O consumo de ferro é quantitativamente menor por parte das mulheres que dos homens. No entanto, a necessidade de ferro das mulheres é maior que a dos homens.

Os atletas formam um grupo de risco em relação a essa carência por várias razões:
- O consumo de ferro pode ser insuficiente por causa de uma alimentação pobre em proteínas de origem animal (carne e peixe).
- A absorção do ferro pode ser reduzida pela repetição de treinamentos intensos.
- É possível um aumento das perdas, que ocorrem por meio: a) do suor (470 a 530 µg de ferro por litro de suor); b) da urina (hematúria, isto é, perda de sangue pela urina). Trata-se de um fenômeno anormal observado em 7 a 90% dos corredores que, por exemplo, participam de uma maratona; c) de sangramentos gastrointestinais que podem acarretar a perda de 1 a 3 mg de ferro.
- Na mulher, menstruação abundante (o que nem sempre a mulher avalia bem) ou prolongada (mais de cinco dias) provoca quase inevitavelmente uma carência temporária de ferro.

- Qualquer perda de sangue se traduz por uma perda de ferro, pois ao menos dois terços de nossas reservas de ferro (que são de 2 a 5 g) estão no sangue.
- Ao atacarem os eritrócitos, os radicais livres favorecem a perda de ferro.

Uma suplementação moderada raramente é eficaz para combater a fadiga ou a anemia. Os efeitos de uma suplementação de ferro de curta duração sobre o desempenho geralmente são decepcionantes, pois **são necessários ao menos três meses para que as reservas corporais sejam reconstituídas em caso de carência**. Uma suplementação excessiva pode causar problemas de saúde muito graves porque o ferro fica acumulado no corpo. Ao contrário da mulher, que elimina todos os meses grandes quantidades de ferro por causa da menstruação, o homem perde muito menos dessa substância (1-2 mg por dia). Pode então ocorrer intoxicação.

Alternativas à suplementação direta de ferro

Uma baixa da intensidade do treinamento algumas vezes é suficiente para fazer aumentar o nível de ferro, pois a absorção pela via alimentar volta a ser normal.

> Uma "suplementação" pode ser obtida com a ingestão regular de carne vermelha pelos esportistas que não a consomem habitualmente.

Um estudo recente sugere um método original para manter o nível de ferro normal no organismo do esportista (**Aguilo**, 2004). Em atletas de *endurance* amadores que treinavam em média quatorze horas por semana, um período de esforço de três meses acarretou uma baixa de 24% do nível de ferro no sangue. Quando eles utilizaram um coquetel de antioxidantes (500 mg de vitamina E e 30 mg de betacaroteno) durante trinta dias e também 1 g de vitamina C nos últimos quinze dias, essa baixa do nível de ferro não ocorreu, o que sugere que o estresse oxidativo contribui significativamente para a queda do nível de ferro induzida pelo treinamento. A vitamina C, ao melhorar a absorção do ferro alimentar, também pode ter contribuído para isso.

Antioxidantes: indispensáveis, inúteis ou contraprodutivos?

Os radicais livres são moléculas que apresentam um elétron a menos. Conseqüentemente, vão atacar nossas células para roubar um elétron. Dessa pilhagem resulta um dano celular. **Nós produzimos radicais livres constantemente, mas sua aparição pode ser estimulada pelo esforço físico.** Esse aumento poderia ser da ordem de 2 a 10%, de acordo com o tipo de atividade. As principais causas são o aumento do consumo de oxigênio, induzido pela aceleração da respiração, e a redistribuição da circulação sanguínea. Mais tarde, as lesões musculares resultantes das contrações repetidas também irão gerar radicais livres.

Uchiyama (2006) analisou a relação que existia entre o estresse oxidativo e as lesões musculares decorrentes de uma sessão de musculação. Ratos machos foram, para isso, submetidos a uma sessão de "musculação". Todas as células lesadas apresentavam traços de alterações decorrentes da geração de radicais livres.

A originalidade desse estudo é mostrar que **o ataque oxidativo ocorrido após um esforço intenso é bifásico**. Uma agressão de radicais livres é observada imediatamente após o esforço. Esse aumento é induzido pelo fenômeno da isquemia (falta de oxigênio para as células durante uma série de esforço) e da reperfusão (retorno do oxigênio, que também causa danos celulares). Um segundo ataque de radicais livres é observado 24 a 72 horas após o esforço, em razão da chegada de fagócitos que livram os músculos das células lesadas. Esse segundo ataque retardado corresponde em seu *timing* ao surgimento da dor e da fadiga nos membros.

Essa descoberta forneceu argumentos para que antioxidantes fossem utilizados a fim de se tentar reduzir o desgaste muscular que ocorre após um esforço. Também se deve observar nesse estudo que, em virtude da característica bifásica do ataque dos radicais livres, as pesquisas analisam os efeitos dos antioxidantes apenas imediatamente após o esforço, talvez deixando de lado certos benefícios desses suplementos.

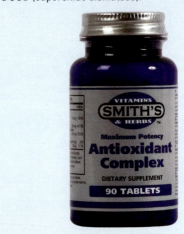

AS DUAS CLASSES DE ANTIOXIDANTES
Podemos distinguir dois grandes tipos de antioxidantes. Primeiramente, aqueles oriundos do consumo alimentar como as vitaminas A, C e E, e os minerais zinco, selênio etc. Em segundo lugar, existem os antioxidantes que nosso corpo produz como a glutationa ou a SOD (superóxido dismutase).

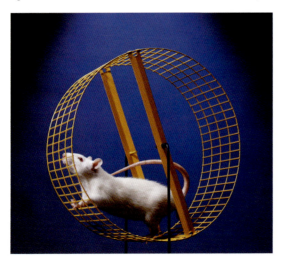

Os camundongos são muito utilizados em estudos que visam à melhor compreensão do impacto da atividade física sobre os radicais livres.

ATIVIDADE FÍSICA E NÍVEL DE ANTIOXIDANTES

Em contrapartida a esses ataques, o treinamento regular deveria aumentar nossas defesas antioxidativas. Os esforços moderados geralmente são associados a um aumento das proteções naturais de antioxidantes. Quanto maior a intensidade e a duração do esforço, maior a variação dos efeitos da atividade física. Por exemplo, em jogadores de futebol, apesar do aumento da atividade dos radicais livres, a capacidade antioxidante do corpo é 25% superior à dos indivíduos sedentários (**Brites**, 1999). Esforços extremos podem produzir uma baixa do nível de nossas defesas antioxidantes (**Machefer**, 2006). Na condição de supertreinamento (*overtraining*), a elevação de radicais livres parece ultrapassar amplamente a de nossas defesas. A disparidade dos resultados obtidos por diversos trabalhos científicos se deve ao fato de ainda não existir um método direto e confiável para se medir o nível de produção de radicais livres. Essa informação é derivada de estimativas indiretas, às vezes pouco satisfatórias.

BENEFÍCIOS DA SUPLEMENTAÇÃO

De modo geral, os antioxidantes devem ser utilizados sob a forma de coquetel, e não isoladamente, pois seus efeitos são complementares. Por exemplo, em decorrência de sua lipossolubilidade, a vitamina E se insere na membrana que envolve nossas células. É nesse local que ela vai exercer sua ação antioxidante. Por outro lado, a vitamina C, que é hidrossolúvel, agirá na célula ou no seu exterior. Mesmo em doses muito altas, as vitaminas E e C utilizadas isoladamente não conseguirão agir de modo tão eficaz quanto uma combinação de vitamina E + C.

Se no papel uma suplementação de antioxidantes pode, em determinados casos, reduzir a intensidade do catabolismo celular que ocorre após um esforço, ela raramente se traduz por uma melhoria do desempenho. **Watson** (2005) mostrou que uma alimentação pobre em antioxidantes, durante duas semanas, de atletas treinados ocasiona um aumento do estresse oxidativo e também uma sensação mais forte de fadiga durante o esforço. Este último aspecto poderia ser explicado por uma menor concentração de ácidos graxos circulando no sangue, em decorrência da falta de antioxidantes; isso sugere uma mobilização mais fraca de gorduras (ver capítulo VI). Os radicais livres parecem contribuir para a manifestação da fadiga muscular. Portanto, o uso de antioxidantes poderia retardar o surgimento da fadiga, mas essa proposição ainda foi mal avaliada cientificamente.

Kinscherf (1996) fez com que jogadores de tênis que iniciavam um programa de musculação utilizassem 200 mg de NAC (N-acetilcisteína) ou um placebo, três dias por semana, durante um mês. O objetivo desse aumento do volume de trabalho era conduzi-los rapidamente ao treinamento excessivo (*overtraining*), que foi constatado em razão de um aumento do nível de glutamato no sangue e também de uma baixa de glutamina, arginina e cistina. O uso de NAC permitiu reduzir à metade a perda muscular e impediu o acúmulo de tecido adiposo detectado no grupo placebo. A hipótese é que o excesso de treinamento conduz à redução do nível de glutationa nos músculos, o que acarreta distúrbios celulares significativos. Os distúrbios são prevenidos pelo uso do precursor da glutationa, a NAC.

Esse tipo de resultado é bem irrelevante entre todas as pesquisas realizadas com os antioxidantes. Os benefícios de uma suplementação para um atleta cujo nível de antioxidantes é um pouco baixo se manifestam essencialmente em sua saúde (ver capítulo V). Por exemplo, corredores que treinavam 7,5 h por semana receberam uma suplementação de vitamina C e E durante um mês. O consumo total de vitamina C foi de 277 mg, contra 162 mg no grupo placebo. No caso da vitamina E, o grupo antioxidante consumiu 60 mg, contra 15 mg do grupo placebo. O principal efeito dos antioxidantes foi elevar as concentrações de vitamina E e C nos neutrófilos (células do sistema imune). Esses resultados sugerem, mas não provam, que os antioxidantes poderiam reforçar o sistema imune, cuja eficácia é algumas vezes instável após um esforço.

Certos autores questionam a relevância do estresse oxidativo quanto a seus aspectos negativos, no que concerne à redução do desempenho e ao catabolismo muscular que ele poderia desencadear. É necessário dizer que os radicais livres não produzem apenas efeitos nocivos: eles também atuam como mensageiros que irão forçar o corpo a se adaptar às exigências impostas pelo atleta. Em reação ao estresse oxidativo, nosso corpo irá aumentar o nível de suas enzimas protetoras (a superóxido dismutase, em particular). A utilização de suplementos antioxidantes parece, ao menos em certos casos, inibir esse mecanismo de defesa. O atleta torna-se dependente da suplementação.

QUANDO OS ANTIOXIDANTES SE VOLTAM CONTRA VOCÊ

Se uma dose baixa de antioxidante protege o corpo, doses excessivas produzirão uma ação paradoxalmente pró-oxidante. Veremos o exemplo da vitamina C no capítulo V, durante a discussão sobre a dor e a fadiga nos membros. Aqui, apresentamos um outro. **Childs** (2001) mostrou que o uso de vitamina C + NAC nos dias que sucedem uma sessão intensa de musculação aumenta as lesões celulares em vez de reduzi-las. Se você consumir muitos legumes e frutas frescos, o uso de suplementos com intenção antioxidante talvez não seja recomendado. Se você nunca consome legumes e frutas frescos ou se você os consome muito pouco e treina de maneira intensiva, a complementação parece útil, ao menos para a saúde, como mostra o estudo SU.VI.MAX.

Ácidos graxos essenciais

Existem três grandes categorias de ácidos graxos:
- Saturados: são as gorduras que se solidificam quando colocadas em um refrigerador. Em geral, elas são designadas como "gorduras ruins".
- Monoinsaturados: seu principal representante é o azeite de oliva.
- Poliinsaturados: agrupam os ácidos graxos ômega 6 (óleo de borracha ou de prímula)[2], os ácidos graxos ômega 3 (óleos de peixe) e, talvez em breve, o CLA [ácido linoléico conjugado].

Este terceiro grupo de ácidos graxos é considerado indispensável para a nossa saúde, pois nosso corpo não sabe produzi-los. É a razão pela qual são denominados essenciais. Sua importância é explicada pelo fato de que os lipídios formam a membrana de todas as nossas células. **A composição lipídica de nossas membranas reflete de maneira relativamente fiel o perfil das gorduras alimentares que absorvemos** (**Andersson**, 2002). As pesquisas mostraram que a composição lipídica da membrana influencia suas funções fisiológicas. Uma membrana rica em ácidos graxos saturados terá nitidamente menos fluidez que a de uma célula dotada abundantemente de ácidos graxos poliinsaturados. Um bom perfil de ácidos graxos é geralmente associado a uma melhoria do desempenho físico (**Agren**, 1991; **Brilla**, 1990).

DESEQUILÍBRIOS SIGNIFICATIVOS

No estudo SU.VI.MAX, **Astorg** (2004) mostrou que 95% dos indivíduos suprem apenas um pouco mais que a metade de suas necessidades de ácido alfalinolênico (ômega 3). A quantidade de ácido linoléico (ômega 6) parece adequada, apesar de estar no nível mais baixo. O resultado é uma proporção ácido linoléico/ácido alfalinolênico muito elevada para uma saúde ideal. Essa proporção é superior a onze, isto é, o consumo de ácidos graxos ômega 6 é onze vezes superior ao de ácidos graxos ômega 3. O ideal seria que essa relação fosse de, no máximo, cinco.

Se a ingestão de DHA e EPA parece adequada, deficiências de ácidos graxos ômega 3 são observadas em indivíduos que consomem pouca quantidade de peixes e frutos do mar. Como vimos anteriormente, os indivíduos estudados pelo SU.VI.MAX eram mais propensos a consumir peixe que a maioria dos franceses. Sua ingestão de lipídios pode ser considerada muito elevada em comparação à de um esportista, pois chega a 36% (para os homens) e 38% (para as mulheres) do aporte calórico total. As chances de carência de ácidos graxos essenciais aumentam quando reduzimos o consumo de lipídios.

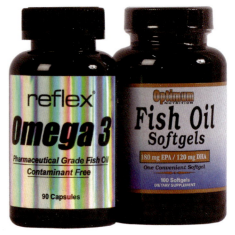

Nem todas as gorduras são prejudiciais. Algumas são indispensáveis à nossa saúde.

ESPORTE E ÁCIDOS GRAXOS ESSENCIAIS

Analisando o perfil dos ácidos graxos plasmáticos de atletas franceses de alto nível, **Chos** (2001) detectou numerosos distúrbios lipídicos (principalmente de ômega 3, mas também de ômega 6). Assim, 80% dos nadadores de nível internacional estudados apresentaram déficit de ácidos graxos essenciais. **Finaud** (2003) confirmou esse desequilíbrio. Os atletas estudados apresentavam um consumo muito grande de ácidos graxos saturados e um aporte muito

> ▶ **Atenção**
> **A ingestão excessiva de ácidos graxos poliinsaturados e sua conseqüente incorporação à membrana apresentam o inconveniente de aumentar a vulnerabilidade das células ao estresse oxidativo.**

---
[2] N.R.: Óleos vegetais.

pequeno de ácidos graxos essenciais. No caso de jogadores de futebol jovens, **Ollier** (2006) observou uma alimentação com excesso de ácidos graxos saturados em detrimento de uma ingestão suficiente de ácidos graxos poliinsaturados. Para garantir um desempenho ideal, parece-nos importante que os atletas façam suplementação de ômega 6 e principalmente de ômega 3. Para os ácidos graxos ômega 6, trata-se do consumo de GLA (ou AGL, ácido gamalinolênico). No que diz respeito ao ômega 3, é o teor de EPA (ácido eicosapentanóico ou eicosapentaenóico) e de DHA (ácido docosa-hexanóico ou docosa-hexaenóico) que importa.

CLA

O ácido linoléico conjugado (ALC, ou CLA, denominação norte-americana que figura nos suplementos) é um ácido graxo ainda classificado na categoria dos não-essenciais, apesar de alguns médicos sugerirem a necessidade de se rever essa classificação (**Banni**, 2004). O CLA está presente na alimentação, particularmente nas gorduras da carne e do leite.

Pinkoski (2006) fez com que indivíduos que seguiam um programa de musculação de sete semanas consumissem 5 g de CLA ou um placebo. A intensidade do catabolismo muscular parece ter sido reduzida no grupo CLA. Ocorreu ainda uma aceleração do ganho de massa muscular (+1,4 kg, contra +0,2 kg no grupo placebo). A perda de gordura também foi mais acentuada com o CLA. Quando certas pessoas do grupo placebo utilizaram o CLA durante as sete semanas seguintes, foi observada uma redução do catabolismo, mas não foi notada qualquer aceleração do ganho muscular. A maioria dos estudos mostra que a ação do CLA no homem é, na melhor das hipóteses, decepcionante. Veja também o capítulo VI no que diz respeito ao impacto do CLA sobre a perda de gordura.

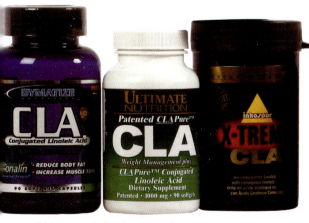

O interesse pelo CLA é justificado?

Probióticos e prebióticos

Esses suplementos foram popularizados pelos diversos leites enriquecidos com *Lactobacillus bifidus* ou outras bactérias. Os suplementos de probióticos contêm bactérias benéficas que vão colonizar nosso intestino. Por causa dos probióticos, podemos visar melhor os tipos de bactéria que "habitam" nosso aparelho digestório. O objetivo é, evidentemente, reforçar as populações de bactérias benéficas e, ao mesmo tempo, eliminar as patogênicas. De fato, há uma competição bacteriana permanente no intestino. O grupo de bactérias mais numeroso elimina o outro.

O problema dos suplementos ricos em probióticos é que eles são muito frágeis. É necessário que sejam constantemente refrigerados, sob o risco de as bactérias neles contidas morrerem. Essa refrigeração permanente é rara. Encontramos com muita freqüência os probióticos nas lojas, esquentando sob o néon das prateleiras.

Os prebióticos não apresentam esse problema, pois não contêm bactérias. São fibras que irão favorecer o desenvolvimento de boas cepas de bactérias intestinais. Os frutooligossacarídeos e a inulina são os principais prebióticos (ver capítulo VI). Evidentemente, o ideal é combinar prebióticos e probióticos para a obtenção de um resultado mais rápido.

BENEFÍCIOS DOS "BIÓTICOS" PARA O ATLETA

Há muito tempo, o grande mestre do halterofilismo soviético, **Vorobiev**, recomendava em seu livro de referência sobre o fisiculturismo a utilização de "bióticos". Ele preconizava o uso de leite fermentado pela manhã e à tarde para "normalizar as funções gastrointestinais (GI)". Apenas bem mais recentemente é que a suplementação de "bióticos" se tornou popular entre os atletas.

Em 91% dos atletas de *endurance* que treinavam em média treze horas por semana, foram observados distúrbios da flora intestinal. A população das bactérias benéficas diminuiu, enquanto a das patogênicas aumentou. Isso pode favorecer os problemas GI e também o risco de infecções (veja capítulo V). Uma suplementação de quatro semanas à base de prebióticos e probióticos permite melhorar a situação e a imunidade intestinal, freqüentemente comprometida pelo esforço (**Berg**, 1999).

Chos (1999) também relatou desequilíbrios na flora intestinal de nadadores da equipe francesa. A suplementação diária de fermentos láticos que lhes foi aconselhada parece ter dado bons resultados.

IV PLANTAS E "ADAPTÓGENOS"

Existem muitas idéias pré-concebidas a respeito dos suplementos à base de plantas. Para alguns, trata-se de extratos vegetais e são, portanto, produtos naturais não perigosos. Mas não é esse o caso. Na natureza, existem vários venenos muito potentes. A comercialização de certos extratos vegetais foi proibida por causa de seus efeitos secundários. Encontramos, nessa categoria, a efedra ou a kava. Para outros, as plantas são essencialmente inativas. No entanto, muitos medicamentos são formulados a partir de plantas – isso não quer dizer, mesmo assim, que todas as plantas que você encontra no comércio são eficazes.

Suplementos

DERIVADOS DE PRODUTOS VEGETAIS

Ginseng coreano (*Panax ginseng*)

Uma das plantas mais utilizadas em todo o mundo para tratar todos os males possíveis e imagináveis. São suas propriedades tonificantes que interessam ao atleta. Entretanto, como ilustram diferentes estudos, a existência dessas propriedades é bem controversa.

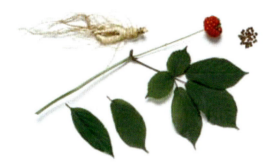

O ginseng: popular, mas muito controverso.

Durante trinta dias, homens e mulheres não treinados utilizaram 1,35 g de ginseng sob a forma de três cápsulas. Duas eram tomadas pela manhã, antes do café-da-manhã; a outra, antes do jantar (**Liang**, 2005). Um teste de *endurance* que consistia em pedalar pelo maior tempo possível a 65-70% do VO_2 máx. pôde ser prolongado aproximadamente sete minutos com o ginseng.

Durante oito semanas, alguns homens sedentários receberam um placebo e outros, 6 g de ginseng, divididos em três ingestões diárias (**Kim**, 2005). Eles tiveram de realizar um esforço aeróbio sobre esteira rolante até a fadiga. Por causa do ginseng, a ocorrência da fadiga foi retardada 1,5 minuto. Os marcadores do estresse oxidativo aumentaram nos dois grupos, mas em um menor grau no grupo ginseng. A atividade das enzimas antioxidantes, como o superóxido dismutase (SOD), foi superior após o uso de ginseng. Isso explica por que o ataque dos radicais livres foi atenuado por essa planta e houve assim a melhoria do desempenho.

Outra conseqüência da ação antioxidante dessa raiz foi demonstrada após quatro semanas de utilização de 400 mg de ginseng. Ele permitiu reduzir em 20% a elevação do nível dos marcadores do catabolismo muscular após um esforço de longa duração (**Hsu**, 2005), mas não foi observado qualquer efeito sobre o desempenho.

Após seis semanas de consumo por jogadores de futebol, na razão de 350 mg por dia, certos aspectos psicomotores do desempenho melhoraram, particularmente o tempo de reação, tanto em repouso quanto durante o esforço (**Ziemba**, 1999). A capacidade de *endurance* não foi afetada.

No caso de triatletas, o consumo de ginseng durante dez semanas no início da temporada não pareceu afetar o desempenho (**Van Schepdael**, 1993). Por outro lado, a mesma suplementação durante dez semanas no final da temporada atenuou a queda do desempenho observada durante esse período. Segundo **Reay** (2005), a capacidade intelectual pode ser rapidamente melhorada com o uso agudo de 200 mg de ginseng. Esse parâmetro pode ser significativo em determinadas disciplinas.

Em relação às mulheres, a ingestão de 400 mg de ginseng durante oito semanas não melhorou o desempenho nem a recuperação (**Engels**, 2001).

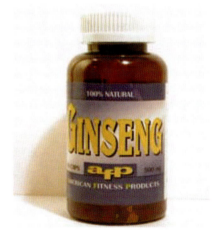

Atenção à sua fonte de ginseng.

Nem todos os tipos de ginseng são equivalentes

As raízes de ginseng de qualidade devem ser cultivadas durante um período mínimo de cinco a seis anos e colhidas no outono. Existe uma garantia muito pequena de que isso efetivamente tenha ocorrido com aquelas que aparecem nas prateleiras das lojas. Esse problema de qualidade, assim como a origem muito diversa dos tipos de ginseng, explica sem dúvida uma parte dos efeitos muito contraditórios observados nos atletas.

A presença (ou não) de cafeína no ginseng pode ser um fator mediador de seus efeitos sobre o desempenho. Análises cromatográficas revelam que o ginseng americano é quase desprovido de cafeína (**Vaughan**, 1999). Por outro lado, os ginsengs asiáticos testados são muito ricos dessa substância.

Efeitos secundários do ginseng

Essa variação da taxa de cafeína poderia explicar efeitos secundários, como o nervosismo, que surgem em certos casos após o uso dessa planta. Se a cafeína produz realmente alguns dos efeitos estimulantes do ginseng, o melhor é utilizar diretamente a cafeína para reduzir o custo da suplementação e eliminar esse aspecto aleatório de sua concentração na planta. Apesar da presença possível de cafeína, numerosos estudos em animais mostram que o ginseng inibe a mobilização de gorduras, o que frustra em parte seus possíveis efeitos benéficos sobre a capacidade de *endurance*. Ele também não é ideal para o regime. O ginseng parece não influenciar a secreção dos principais hormônios anabólicos. Sua ação como modulador do sistema imune ainda é muito controversa.

Atenção
Não confunda o ginseng citado com o ginseng siberiano ou eleuterococo.

Eleuterococo (*Eleutherococcus senticosus*)

Também chamado ginseng siberiano, *ciwujia* ou *acanthopanax*. Apesar de ser da mesma família do ginseng que acabamos de descrever, não devemos confundi-lo com o ginseng coreano ou *Panax ginseng*. O eleuterococo foi menos beneficiado com pesquisas que seu primo. Os estudos enfatizam principalmente sua ineficácia. No caso de

Problemas ligados aos suplementos vegetais

Existe um determinado número de problemas inerentes aos suplementos à base de plantas. Primeiramente, ainda que se trate de uma planta cuja eficácia foi comprovada, o extrato que você encontrará em suplementos não é automaticamente eficaz. Todos os extratos vegetais, mesmo se apresentarem um nome comum, não têm a mesma eficácia. Para esclarecer esse ponto, podemos comparar as diferenças entre uma mesma planta e um mesmo tipo de carne bovina. Em relação a esta última, é fácil conceber que a qualidade de uma carne depende da origem, do tipo de corte e do talento do açougueiro. Para as plantas, as variações da eficácia são influenciadas pelos seguintes fatores:

▸ Uma mesma planta pode ter origens diferentes. Podemos tomar o exemplo do chá: as qualidades se alteram enormemente de acordo com a variedade, a região da cultura, o momento da colheita etc.

▸ Em uma mesma planta, a concentração do princípio ativo é raramente equivalente na parte aérea (folhas, flores, caule) e na parte terrestre (raiz).

▸ A maneira como a planta é reduzida a pó e armazenada influenciará a concentração das substâncias ativas. Para atenuar esse problema, o número de marcas que garantem uma concentração padronizada de substâncias ativas é cada vez maior. Neste caso, o valor figura claramente na embalagem, mas trata-se mais de uma exceção que de uma regra.

Um outro grande problema relacionado aos suplementos vegetais é que poucos estudos foram realizados com atletas. Quando existem estudos, é necessário conhecer precisamente as modalidades, pois existe uma posologia mínima eficaz que deve ser respeitada. Muitos suplementos vegetais contêm um grande número de plantas, o que não permite que o nível mínimo de eficácia para cada uma seja atingido. Uma cápsula contém apenas uma quantidade mínima de produtos. Quanto mais plantas diferentes houver em uma mesma cápsula, mais fraca será a concentração de cada uma. Por todas essas razões, é difícil avaliar esses suplementos à base de plantas. Finalmente, existem poucos suplementos que oferecem realmente benefícios para o desempenho. Considerando-se o grande número de referências a extratos vegetais, nós nos limitamos àqueles mais comumente utilizados. Observe também que muitos suplementos com finalidade emagrecedora são constituídos por extratos vegetais (ver capítulo VI).

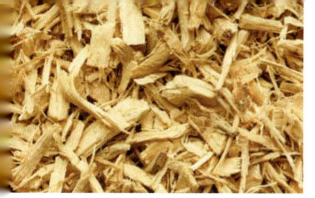

O eleuterococo: um suplemento que vem caindo em desuso.

corredores de alto nível de ambos os sexos, a ingestão diária de 60 gotas de tintura de eleuterococo durante seis semanas não melhorou o desempenho em uma corrida a pé realizada a 10 km/h, nem na corrida realizada com velocidade máxima (**Dowling**, 1996).

Guaraná (*Paullinia cupana*)

Em virtude de sua riqueza em cafeína, o guaraná é atualmente muito utilizado nos suplementos emagrecedores (ver capítulo VI) ou estimulantes (ver capítulo I). Embora a velocidade de assimilação da cafeína pura e a da cafeína

> **DEFINIÇÃO DE ADAPTÓGENO**
>
> Na área de interesse dos esportes, um adaptógeno pode ser definido como "protetor físico e mental contra o estresse ou as agressões patogênicas. Trata-se de um 'tônico' que aumenta a resistência geral do usuário. O adaptógeno ajuda a lutar contra a fadiga e facilita a regeneração após um esforço".
>
> Apesar dessa definição de adaptógeno soar bem, ela não corresponde realmente a um conceito científico, ao menos de acordo com o entendimento nos países ocidentais. De fato, essa idéia de adaptógeno é oriunda dos países do leste. A definição que os pesquisadores locais nos fornecem permanece bem vaga, permitindo afirmar que várias plantas se comportam como adaptógenos. Essa alegação confere um simulacro de argumentação científica a substâncias que geralmente não a possuem. A denominação de adaptógeno é uma estratégia de marketing, da qual o consumidor deve desconfiar quando for o único argumento apresentado para alardear os benefícios de uma substância.

encontrada no guaraná pareçam ser iguais, essa planta continua, de qualquer modo, tendo a preferência dos usuários. Pesquisas recentes ilustram essa superioridade do guaraná, mostrando que **seu teor de cafeína não explica todas as suas propriedades estimulantes** (**Haskell**, 2006). O guaraná conteria outras substâncias ativas ainda por serem definidas. O guaraná é contra-indicado para crianças, gestantes e indivíduos que sofrem de problemas cardíacos. Deve-se evitar seu uso ao cair da noite, pois pode impedir o sono. Uma superdosagem de guaraná causa os mesmos efeitos secundários que a cafeína.

Tríbulo terrestre (*Tribulus terrestris*)

Planta utilizada na medicina chinesa por suas propriedades estimulantes da libido. Elas seriam explicadas, em parte, pela capacidade do tríbulo de aumentar a secreção de testosterona, como mostram as pesquisas com animais (**Gauthaman**, 2003). Tudo indica que é o teor de protodioscina que determina a eficácia do tríbulo; suas folhas são as partes mais ricas dessa substância. Muitos suplementos de tríbulo garantem um teor mínimo de protodioscina. No entanto, **Neychev** (2005) não observou qualquer variação no nível de testosterona após o uso de tríbulo por homens jovens (com idade entre 20 e 36 anos). Provavelmente, isso explica por que **Antonio** (2000) não detectou aumento da força ou da massa muscular após oito semanas de utilização de tríbulo por homens que praticavam musculação.

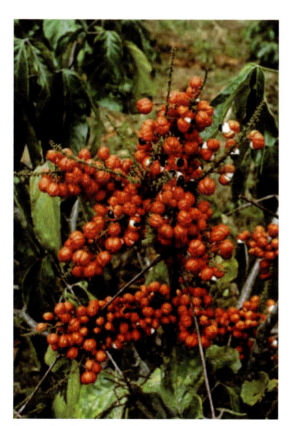

O guaraná: a planta mais popular para emagrecer.

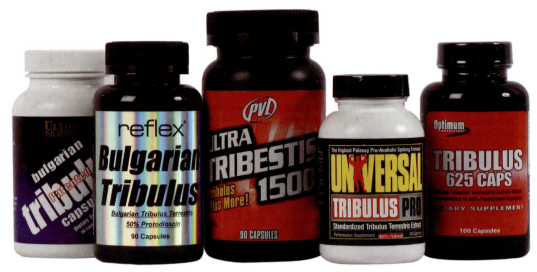

O tríbulo é realmente capaz de aumentar a secreção de testosterona?

Rodiola (*Rhodiola rosea*)

A rodiola é uma planta que encontramos em regiões frias e montanhosas. Ao contrário dos diferentes estudos que provam a ineficácia de certas plantas, muitos indicam que a rodiola pode ser benéfica. Ela é apresentada como antioxidante e estimulante nervoso capaz de combater a astenia. Também lhe é atribuída a capacidade de reduzir a incidência de problemas com altitude ligados à falta de oxigênio, o que, no entanto, não foi confirmado cientificamente, ao menos após sete dias de utilização. Por outro lado, ela pode diminuir o estresse oxidativo induzido pela falta de oxigênio. Homens e mulheres jovens tomaram 200 mg de rodiola (padronizada a 3% de rosavina, um dos elementos ativos dessa planta) uma hora antes de uma bateria de testes físicos (**De Bock**, 2004). A capacidade de *endurance* aumentou aproximadamente 3% em comparação ao resultado do uso de placebo. Por outro lado, nenhuma melhoria foi observada em relação à força máxima ou ao desempenho psicomotor. Esses resultados não foram confirmados por todos os estudos (**Colson**, 2005).

Cordyceps chinês (*Cordyceps sinensis*)

Extrato de cogumelo chinês selvagem raro, é produzido atualmente de maneira industrial. Algumas vezes, é utilizado em combinação com a rodiola. Foram atribuídas a essa planta propriedades vasodilatadoras que melhorariam a oxigenação muscular e, conseqüentemente, o desempenho. Infelizmente, os estudos médicos que avaliaram os efeitos desse cogumelo sobre a capacidade de *endurance* não observaram diferenças em comparação ao uso de um placebo. Por exemplo, homens receberam 1 g de *cordyceps* + 300 mg de rodiola durante seis dias. Em seguida, a posologia foi reduzida à metade durante sete dias suplementares (**Colson**, 2005). Não foi observada qualquer melhoria de desempenho ou de oxigenação muscular. Isso confirma os trabalhos anteriores realizados com a mesma combinação com ciclistas de alto nível durante quatorze dias (**Earnest**, 2004 a). A ingestão diária de 3 g de *cordyceps* por ciclistas treinados não fez nenhum milagre (**Parcell**, 2004).

Ginkgo (*Ginkgo biloba*)

Foram atribuídas propriedades antioxidantes aos extratos de folhas de *Ginkgo biloba*. Ele favorece também a circulação sanguínea e a oxigenação dos tecidos, particularmente dos tecidos cerebrais. Se os benefícios sobre a irrigação sanguínea foram confirmados (**Mehlsen**, 2002), existem, em contrapartida, poucos estudos realizados com atletas. Nenhuma ação aguda sobre a força muscular foi detectada em homens (**Stone**, 2003). A maior parte das pes-

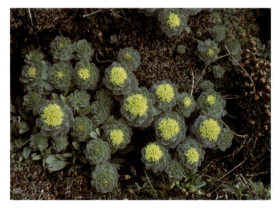

Rodiola: a planta para a altitude?

> É desaconselhável combinar o ginkgo com ácido acetilsalicílico, fluidificantes sanguíneos e antidepressivos. Como muitas plantas, o *Ginkgo biloba* possui certas propriedades estrogênicas.

quisas gira em torno da capacidade do ginkgo de reduzir a incidência do mal agudo das montanhas. Quanto maior a altitude, maior a rarefação de oxigênio, o que se traduz por uma fadiga considerável, à qual se juntam cefaléia, vertigens e náuseas. Embora nem sempre tenha se mostrado eficaz (**Gertsch**, 2004), o ginkgo (180 mg durante três dias) permite reduzir a incidência desses problemas em altitude simulada. Com o placebo, 33% dos indivíduos apresentaram problemas, contra 8% no grupo ginkgo. Infelizmente, o desempenho físico não melhorou com o uso da planta (**Quintana**, 2005).

Feno-grego (*Trigonella foenum-graecum*)

Grão que durante muito tempo foi utilizado para aumentar o apetite. Atualmente, o feno-grego vem recuperando sua popularidade, em virtude da capacidade de modular a secreção e também o efeito da insulina. O feno-grego contém um aminoácido muito particular: a 4-hidroxiisoleucina, que representa aproximadamente 0,5% de seu peso seco. Esse aminoácido aumenta dez vezes a secreção de insulina quando está presente nos alimentos.

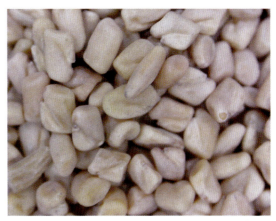

O feno-grego: o melhor estimulador da secreção de insulina?

O feno-grego é combinado com os suplementos de recuperação utilizados imediatamente após o esforço. A superprodução de insulina decorrente deveria otimizar a resposta anabólica e acelerar a velocidade de síntese do glicogênio. Portanto, o feno-grego tem aplicação em disciplinas de força, assim como nos esportes de *endurance*. Em ciclistas treinados, os efeitos de uma bebida glicídica (1,8 g por kg de peso corporal) contendo ou não 2 mg de 4-hidroxiisoleucina por kg foram comparados após um esforço de 90 minutos (**Ruby**, 2005). As bebidas foram ingeridas imediatamente e duas horas após o esforço. A adição de 4-hidroxiisoleucina permitiu acelerar em 63% a velocidade de síntese do glicogênio muscular em comparação ao uso apenas de glicose, durante um período de quatro horas. Curiosamente, a elevação do nível de açúcar e de insulina no sangue foi similar com as duas bebidas.

Arnica (*Arnica montana*)

Planta de regiões montanhosas disponível para aplicação cutânea ou sob a forma homeopática para uso oral. Como a homeopatia é muito polêmica, é preciso considerar essa controvérsia no caso do uso oral de arnica pelo atleta. O uso de arnica (diluída trinta vezes) na véspera, no dia e, em seguida, 72 horas após uma maratona reduz a sensação de dor e fadiga nos membros provocada por esse esforço (**Tveiten**, 2003). Por outro lado, os marcadores sanguíneos que refletem as lesões musculares não são diminuídos pela arnica. Portanto, não existe qualquer efeito de fundo sobre o músculo. Em um outro estudo relativamente similar, a sen-

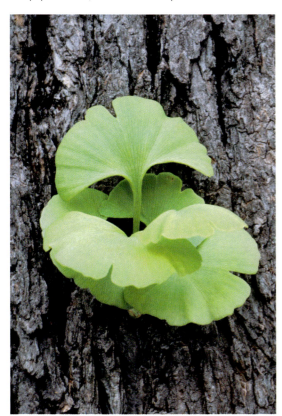

A popularidade do ginkgo é justificada?

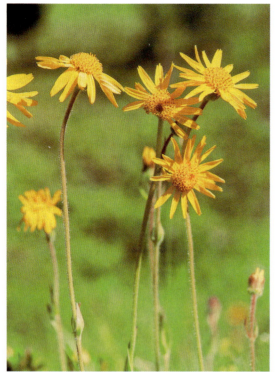

A arnica: contra as dores do atleta?

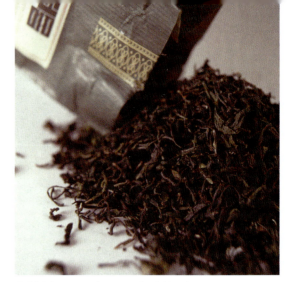

O chá é rico em teanina, um aminoácido relaxante.

sação de dor e fadiga nos membros não foi absolutamente atenuada pela arnica (**Vickers**, 1998).

L-teanina

Aminoácido único que encontramos principalmente (como seu nome em inglês indica) no chá. A teanina representa de 1 a 2% do peso seco das folhas de chá. Seu papel seria dar sabor a essa planta. A teanina parece explicar a ação relaxante do chá. **Juneja** (1999) mostrou que uma quantidade de 50 a 200 mg de teanina produz um efeito relaxante sem induzir à sonolência. Essa ação seria causada pela elevação do nível cerebral de serotonina e de dopamina. Tal propriedade poderia ser explorada por um atleta com dificuldade para dormir ou que permanece muito tenso após um treinamento (**Weiss**, 2001). Evidentemente, você deve evitar utilizá-la imediatamente antes de um esforço.

A teanina é adicionada, algumas vezes, aos suplementos emagrecedores, pois ela se opõe aos efeitos estimulantes da cafeína e, ao mesmo tempo, reforça sua ação anti-gordura. **Parnell** (2006) observou uma sinergia entre 100 mg de teanina e 50 mg de cafeína no que diz respeito ao desempenho cerebral.

Equinácea (*Echinacea angustifolia*)

Planta à qual são atribuídas qualidades estimulantes para o sistema imune. A equinácea é utilizada principalmente no início de um resfriado. Certos estudos, mas não todos, mostraram que ela poderia reduzir a suscetibilidade a resfriados e, no caso de já se apresentar essa enfermidade, acelerar a cura. Trata-se de um consumo possível para o atleta, pois, quando estamos resfriados, o desempenho necessariamente diminui. Nesse caso, as dosagens utilizadas são próximas de 300 mg, três vezes ao dia. Se a equinácea não melhora o desempenho, ela evita sua piora, como ilustra o estudo descrito a seguir.

Em 14 triatletas do sexo masculino, a ingestão diária de 8 ml de tintura de equinácea durante 28 dias permitiu que eles evitassem as infecções respiratórias tão comuns nessa disciplina (**Berg**, 1998). Com um placebo, quatro de treze atletas sofreram infecções respiratórias. O número de dias em que o treinamento não foi possível por razões de saúde foi, assim, reduzido a zero graças a essa planta, contra uma média de dois dias para cada atleta que utilizou placebo.

A equinácea: um estimulador do sistema imune?

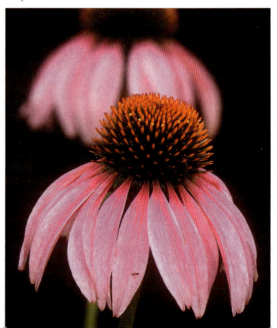

> ### ▶ Atenção à interação com medicamentos
> Se você estiver em tratamento medicamentoso, particularmente à base de antidepressivos ou tranqüilizantes, podem ocorrer interações com certas plantas. A prudência é recomendada. Por isso, é necessário conversar previamente com seu médico. Muitas plantas possuem inclusive uma leve atividade estrogênica, o que nunca é bom para o homem.

Maca (*Lepidium meyenii*)

Planta de origem peruana utilizada na medicina tradicional por suas propriedades afrodisíacas. Seu modo de ação permanece indefinido. **Gonzales** (2003) não observou qualquer efeito estimulante sobre a produção de androgênios em homens com idade entre 21 e 56 anos após a ingestão de maca (1,5 a 3 g por dia) durante doze semanas. Contudo, ele relata um aumento do desejo sexual. A maca atua igualmente sobre a fertilidade, aumentando a produção e a mobilidade dos espermatozóides.

Sabal (*Serenoa repens*)

O sabal (*saw palmetto*) é utilizado principalmente para tratar distúrbios prostáticos em sua fase inicial. Um de seus principais modos de ação para reduzir o tamanho da próstata é diminuir o nível de diidrotestosterona (DHT) (**Marks**, 2001). Essa ação do sabal poderia ser reforçada pela astaxantina (**Anderson**, 2005).

Nosso corpo possui enzimas capazes de transformar a testosterona em outros hormônios, como a DHT. Este androgênio favorece a perda de cabelo, a pilosidade e os problemas da próstata. É nesse contexto que o sabal, que diminui o nível desse hormônio, tornou-se popular entre os esportistas preocupados com a estética. Infelizmente, o uso do sabal pode reduzir a velocidade do crescimento muscular em alguns deles. **As mulheres em idade fértil devem evitar totalmente essa planta, pois a DHT é necessária durante a gestação**.

Ácido acético

Composto que confere o sabor azedo ao vinagre. O teor de ácido acético no vinagre é indicado em porcentagem na garrafa. As pesquisas em humanos mostraram que o ácido acético regula tanto a glicemia quanto a secreção de insulina (**Ostman**, 1995). A vantagem da adição de ácido acético aos glicídios parece estar no plano da recuperação do glicogênio hepático (**Nakao**, 2001). O princípio do glicogênio hepático é fornecer energia ao cérebro durante um esforço, em particular se nenhum glicídio for fornecido durante a prova. Conseqüentemente, o glicogênio servirá para combater a fadiga central. Como veremos no capítulo V, este ácido também pode ser utilizado contra as câimbras.

Cúrcuma (*Curcuma longa*)

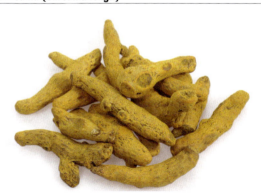

A cúrcuma: um suplemento do futuro.

Trata-se provavelmente de um suplemento do futuro. De fato, os estudos em animais mostraram que injeções de cúrcuma aceleram de maneira significativa a regeneração muscular após um traumatismo. A cúrcuma ativa as células-tronco indispensáveis para a reparação e o fortalecimento dos músculos. Infelizmente, ainda não é possível reproduzir esses efeitos com o uso oral pelo atleta porque a assimilação da cúrcuma é muito ruim. Os suplementos disponíveis atualmente combinam a cúrcuma com a piperina (extrato de pimenta) para tentar melhorar sua absorção. No entanto, ainda é necessário um aprimoramento para se obter todos os benefícios dessa substância.

O sabal: um suplemento delicado de se utilizar.

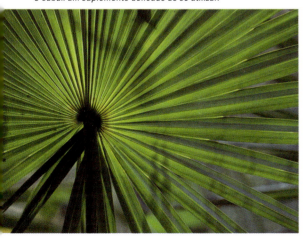

DERIVADOS DE PRODUTOS DA APICULTURA

Esses produtos são muito populares em nossa sociedade. Todos os tipos de propriedades tonificantes e energizantes lhes foram atribuídos. Portanto, é normal que nós os encontremos no universo do esporte. É lamentável, contudo, a falta de estudos confirmando ou invalidando essas crenças. Muitos artigos são principalmente relatos e jamais foram publicados em revistas científicas. Quanto às pesquisas publicadas, são relativamente negativas quanto aos produtos da apicultura. Além disso, as alergias ligadas a esse tipo de suplemento são numerosas, sobretudo quando eles são utilizados de maneira repetida e contínua.

Mel

A principal vantagem do mel para o atleta é certamente o fornecimento de energia. Ele parece pouco capaz de causar hipoglicemia, ao contrário dos outros açúcares. O mel pode, portanto, servir como alternativa para os atletas que apresentam problemas com os suplementos de carboidratos comuns. No entanto, quando o efeito do mel é comparado ao da glicose durante uma prova de longa duração, sua superioridade não se manifesta claramente (**Earnest**, 2004 b). Ciclistas tiveram de percorrer 64 km em bicicleta o mais rapidamente possível. A cada 16 km, receberam um placebo ou 15 g de glicose ou mel. Foi a glicose que permitiu melhorar ao máximo sua capacidade de *endurance*, seguida de perto pelo mel. Principalmente nos últimos 16 km os carboidratos fizeram a diferença em comparação ao placebo.

O mel: um açúcar pouco suscetível de causar hipoglicemia.

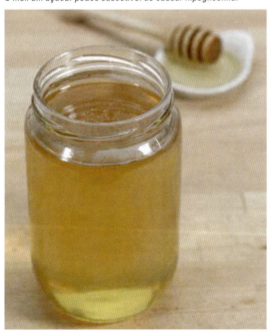

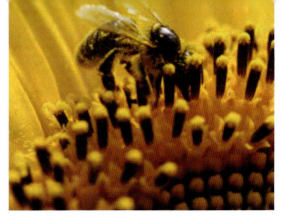

Pólen para a saúde do atleta?

Pólen

O uso do pólen foi avaliado em vários estudos. Em nadadores jovens, sua utilização durante seis semanas não pareceu melhorar o desempenho, mas ele baixou a incidência de infecções respiratórias e, conseqüentemente, o número de dias de falta ao treinamento; um total de quatro no grupo mel contra 27 no grupo placebo (**Maughan**, 1982). Em nadadores universitários, o uso de 2,5 ou 5 g de pólen durante oito semanas também não melhorou o desempenho (**Steben**, 1978). A ausência de efeito também foi constatada em corredores de *cross-country* após doze semanas de suplementação com 1,5 g de pólen (**Steben**, 1978).

Geléia real

É, sem dúvida, o derivado menos estudado. Portanto, os resultados descritos a seguir devem ser vistos com a maior circunspecção. Durante quinze dias, atletas do sexo masculino receberam 500 mg de geléia real, duas vezes ao dia (**Chupin**, 1988). Ela foi administrada sob a língua, para facilitar a absorção. A melhoria do desempenho de *endurance* foi sentida principalmente ao fim de uma semana, e ele começou a declinar após doze dias. Conseqüentemente, os autores recomendam esperar de vinte a trinta dias antes de sua reutilização.

Própolis

A própolis é uma mistura de saliva, cera e resina que as abelhas recolhem nas árvores. **Imai** (2005) mostrou que o uso diário de 787 mg de própolis por esgrimistas do sexo masculino permitiu reduzir o estresse oxidativo durante um estágio de quatro dias de treinamento intensivo. Esses resultados foram confirmados após o uso de 800 mg de própolis durante duas semanas em indivíduos que tiveram que realizar um esforço máximo em esteira rolante (**Young Soo**, 2004).

Assim como os outros suplementos derivados da apicultura, a própolis pode interessar aos atletas particularmente sujeitos a problemas de saúde induzidos pela prática intensiva de sua atividade esportiva. Mas, em razão de seu custo, é difícil recomendá-la, sobretudo para se obter apenas um efeito antioxidante.

V SUPLEMENTOS DE "PROTEÇÃO" DO ATLETA

O esporte é necessariamente bom para a saúde?

Freqüentemente, afirma-se que o esporte é bom para a saúde. Isso é verdade, contanto que sua prática seja moderada. É certo que pedalar uma bicicleta ergométrica em uma velocidade média, três vezes por semana, é excelente para a saúde. Mas se você adquiriu este livro, é muito pouco provável que você se reconheça nessa categoria de esportista. Ao contrário, você deseja atingir o máximo de seus limites. Você procura antes de tudo o desempenho. É fácil conceber que **existe um risco quando você força seu corpo ao máximo**. As articulações são maltratadas, os músculos e o coração são submetidos a uma dura prova etc.

Em esportes como o mergulho, os iniciantes familiarizam-se imediatamente com os riscos inerentes a essa prática. Contudo, em outras atividades esportivas, raramente é esse o caso. A literatura científica relata numerosas patologias ligadas diretamente à prática esportiva. Nossa intenção, aqui, não é causar medo, e sim informar sobre problemas comuns e, no entanto, largamente ignorados. Tentaremos mostrar como os suplementos alimentares podem ser utilizados para prevenir, na medida do possível, esses problemas de saúde. Em todo caso, consulte seu médico antes de iniciar uma atividade física ou se tiver dúvidas ao enfrentar algum dos problemas que iremos descrever.

Em muitos casos, **os suplementos de "proteção" tentarão atenuar os problemas enfrentados pelo atleta, acelerando a recuperação de estruturas cuja integridade é colocada em risco pelo esforço**. Problemas graves podem ocorrer quando recuperações malsucedidas se acumulam ao longo do tempo. Portanto, é importante compreender as diversas facetas do que chamamos "recuperação".

AS OITO FACETAS DA RECUPERAÇÃO

Em sua obra sobre o treinamento para a velocidade, **Francis** (1997), preparador de vários campeões de atletismo, resume toda a problemática da recuperação na seguinte afirmação: **"um esforço de 95% de suas capacidades exige uma recuperação de aproximadamente 48 horas, enquanto um esforço de 100% irá exigir até dez dias"**. Vemos que quanto mais forçamos o nosso corpo ao máximo, mais a recuperação se tornará trabalhosa. Lamentamos a existência de um número maior de suplementos que tem como intuito aumentar a intensidade de nosso esforço (por exemplo, a cafeína) em relação aos suplementos capazes de acelerar a velocidade de recuperação. Um desequilíbrio que leve a uma fadiga crônica pode facilmente se manifestar em razão de uma suplementação mal realizada[1]. Quando mencionamos recuperação, seria melhor se nos referíssemos ao seu conjunto. De fato, a recuperação é um fenômeno multifatorial que podemos dividir em oito grandes subcategorias.

1. Recuperação hídrica

Como vimos no capítulo I, durante e após um esforço é primordial repor a água e o sódio que foram eliminados durante o treinamento. Uma má reidratação será associada à fadiga e a câimbras. Ela poderá agravar problemas gastrointestinais e do sistema imune que serão descritos a seguir. A integridade da massa muscular será mais duramente colocada em questão. A regeneração geral será retardada se a recuperação hídrica não tiver prioridade absoluta, levando, dependendo do caso, não mais do que algumas horas.

2. Recuperação energética

Trata-se de um aspecto da recuperação que, após a reidratação, deve ser prioritário nos exercícios de *endurance*. Ela deverá ser bem rápida, desde que forneça ao corpo a energia compensatória ao esforço; isso precisa ser feito o mais rapidamente possível. No entanto, as atividades físicas prolongadas, principalmente quando realizadas durante vários dias consecutivos, podem causar problemas de equilíbrio energético. Todos esses aspectos foram tratados no capítulo I.

3. Recuperação de micronutrientes

Durante um esforço, eliminamos e consumimos numerosas vitaminas e minerais. Nossa alimentação e, caso seja necessária, a suplementação, deverão permitir que compensemos essas perdas rapidamente a fim de evitar carências nutricionais que podem influenciar o desempenho dos esportistas e atletas (ver capítulo III).

---

[1] N.R.: Ou seja, sem o acompanhamento de um especialista, por exemplo, um nutricionista.

4. Recuperação imunológica

Todo o nosso sistema imune é alterado por esforços muito intensos ou muito longos. A atividade de certas células do nosso sistema imune aumentará, enquanto outras defesas serão inibidas transitoriamente. Essa alteração será a origem de vários problemas que descreveremos neste capítulo. Uma boa suplementação deve reduzir a amplitude dessas alterações e acelerar o seu desaparecimento.

5. Recuperação endócrina

A regulação dos equilíbrios endócrinos também é alterada de maneira temporária após um esforço. Esses desequilíbrios não deveriam durar mais que alguns dias. Contudo, no caso de treinamento excessivo (*overtraining*), essas perturbações poderão se acentuar e se tornar crônicas. O objetivo da suplementação consiste essencialmente em atenuar essas flutuações, particularmente no que diz respeito aos hormônios catabólicos como o cortisol. Esses pontos foram abordados nos capítulos I e II.

6. Recuperação muscular

Os cinco tipos de recuperação que acabamos de descrever deveriam ocorrer rapidamente em algumas horas ou mesmo em alguns dias. Por outro lado, a recuperação muscular é algumas vezes mais longa do que poderíamos esperar. Nós nos damos conta dessa lentidão quando nossos membros apresentam dor e fadiga. Em geral, elas levam bastante tempo para desaparecer. A regeneração, assim como a proteção da integridade muscular, foi abordada no capítulo I e principalmente no capítulo II. Uma discussão sobre a dor e a fadiga nos membros será apresentada neste capítulo.

7. Recuperação "articular"

As articulações são, com freqüência, colocadas duramente à prova em determinadas atividades esportivas. Uma técnica de execução incorreta acentuará um processo degenerativo. Em um primeiro momento, pode parecer que treinar quando as articulações, os tendões ou os ligamentos não estão bem recuperados não causa problemas, mas uma dor crônica pode acabar se instalando em razão da negligência persistente em relação à recuperação articular. Como veremos mais adiante, essa regeneração é ainda mais lenta que a recuperação muscular.

8. Recuperação nervosa

A recuperação do sistema nervoso, em particular nos esportes de força, é a que leva mais tempo. Infelizmente, existem muito poucos suplementos capazes de auxiliá-la. Pode ocorrer uma fadiga crônica por causa da negligência em relação a esse aspecto da recuperação.

> **Atenção**
>
> **Constatamos uma disparidade total com relação ao tempo necessário para uma boa recuperação em cada um desses diferentes parâmetros. Cabe a você determinar, no seu caso, o fator ou os fatores cujo restabelecimento será mais lento. É para esses fatores que seus esforços deverão ser direcionados em matéria de suplementação.**

Para evitar problemas eventuais

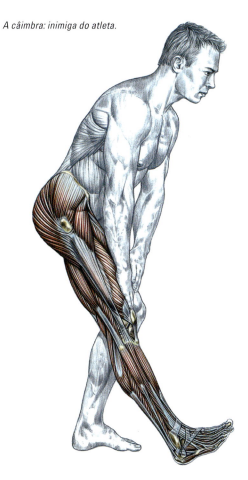

A câimbra: inimiga do atleta.

SUPLEMENTOS ANTICÂIMBRAS

Todos nós, um dia ou outro, sofremos de câimbras. Se em repouso uma câimbra é desagradável, durante um esforço ela se torna catastrófica. As pesquisas mostram que até 67% dos triatletas apresentam câimbras durante ou imediatamente após um percurso. Nos maratonistas ou nos ciclistas, os valores sobem para até 70%. Paradoxalmente, esse problema tão comum é mal estudado e continua incompreendido pela ciência. Os médicos não chegaram a um consenso sobre a causa ou as causas das câimbras. Isso se explica provavelmente pela extrema diversidade de fatores que levam o músculo a se contrair de maneira tão forte. Se compreendemos mal as causas, não devemos esperar que existam soluções miraculosas.

A desidratação desencadeia câimbras?

Jung (2005) demonstrou a utilidade de uma bebida energética e hidratante, sobretudo durante um esforço realizado em clima quente. Homens jovens realizaram um exercício repetitivo para as panturrilhas em um ambiente a 37°C para induzir o surgimento de câimbras. A bebida permitiu duplicar o tempo de trabalho antes do aparecimento de câimbras em comparação a um placebo. No entanto, Jung demonstrou que 69% dos atletas estudados apresentaram câimbras mesmo estando bem hidratados. Além disso, 46% dos indivíduos desidratados não apresentaram câimbras. A hipoidratação ou o déficit de eletrólitos não são necessariamente desencadeadores de câimbras. Por outro lado, o aumento do tempo de trabalho propiciado pela bebida esportiva mostrou que eles são, de qualquer modo, fatores que contribuem para a ocorrência de câimbras.

Sódio e câimbras

Stofan (2005) analisou a composição do suor de jogadores de futebol americano de alto nível. Alguns apresentavam câimbras freqüentes e outros não. Durante um treinamento de duas horas e meia, a quantidade de suor produzida foi similar nos dois grupos (aproximadamente 4 L). Por outro lado, no caso dos jogadores que apresentavam problema de câimbras, o teor de sódio no suor era o dobro do teor dos

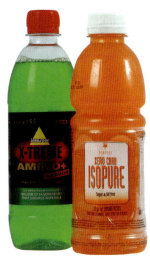

As bebidas esportivas contra câimbras.

atletas que não o apresentavam. A perda estimada de sódio foi superior a 5 g nos jogadores que apresentavam câimbras contra 2,2 g nos outros. No entanto, a perda de potássio foi similar nos dois grupos.

Bergeron (1996) relatou que, em um tenista jovem de alto nível, o consumo de sal eliminou o problema de câimbras. É necessário dizer que esse tenista perdia em média 2,5 L de suor por hora e ingeria apenas 1,8 L de água por hora. Sua perda de sódio era superior a 2 g/h, enquanto seu consumo diário oscilava entre 2 e 4 g. Com jogos que duram em média duas horas, compreendemos por que esse jogador tinha que abandonar o jogo freqüentemente por causa de câimbras. O aumento do consumo de sal para 6 a 8 g por dia e uma melhor hidratação parecem ter resolvido seu problema.

Creatina e câimbras

A creatina é freqüentemente apontada como responsável em favorecer o surgimento de câimbras. **Greenwood** (2003) mostrou o efeito inverso em jogadores de futebol americano que treinavam em clima quente. Dos jogadores que não utilizavam creatina, 47% foram vítimas de câimbras, contra "somente" 27% dos usuários de creatina. Esse estudo é interessante, pois, contrariamente a muitos esportes em que é possível remover a roupa quando o tempo está quente, os jogadores de futebol americano permanecem o tempo todo muito protegidos, o que acentua a desidratação.

Em pacientes que apresentavam problemas renais sérios, a incidência de câimbras foi diminuída em 60% com quatro semanas de uso de creatina (**Chang**, 2002).

Williams (2001) descreveu uma melhoria rápida do problema de câimbras em um jogador de futebol americano de alto nível em virtude do consumo do equivalente ao conteúdo de duas tampas de vinagre (ver esse termo em ácido acético no capítulo IV).

EXERCÍCIO E IMUNOSSUPRESSÃO

Vista de fora, a prática esportiva é considerada um meio para reforçar as defesas imunológicas. Isso provavelmente é verdadeiro quando a atividade física é realizada de maneira moderada. No entanto, as pesquisas mostram que, quando nos esforçamos ao máximo, pode ocorrer uma leve imunossupressão a curto prazo (**Malm**, 2006). Se treinarmos quando o equilíbrio ainda não tiver sido restaurado, a somatória desses pequenos desequilíbrios enfraquecerá nossas defesas de maneira crônica. Muitos estudos mostraram que **os atletas de alto nível são anormalmente vítimas de infecções**. No entanto, quando observamos mais de perto, ainda é

difícil compreender a lógica da resposta imunológica. O nível de certas moléculas inflamatórias (denominadas citocinas) aumenta. Essa elevação deveria ocorrer em paralelo com a taxa de moléculas antiinflamatórias, mas isto nem sempre é o caso. As citocinas vão então agredir nosso organismo (em particular os músculos, além do aparelho digestório e o coração) como se fôssemos vítimas de uma infecção. Aliás, se o nível de certas células de defesa imunológica aumenta, o nível de outras diminui, abrindo a porta para os vírus, as infecções ou outros agentes patogênicos. **De uma a nove horas após o esforço, o atleta estaria mais suscetível a ser vítima de infecções do que se não o tivesse praticado.** Essa alteração também pode agravar uma infecção existente.

Na altitude, a resposta imunológica para um esforço é mais significativa que a constatada ao nível do mar, sobretudo nos primeiros dias. O uso de antioxidantes três semanas antes e durante um treinamento de treze dias na altitude não foi capaz de influenciar essa resposta imunológica (**Hagobian**, 2006). O autor observa que, apesar de um consumo calórico maior na altitude, o apetite dos atletas tende a diminuir. Esse duplo fenômeno se traduz por um déficit energético, sendo ele próprio imunossupressor. Tais flutuações brutais, tanto a redução quanto o aumento, não oferecem nada de bom. Felizmente, as pesquisas médicas estabeleceram claramente que certos suplementos alimentares ajudam a minimizar esse desequilíbrio imunológico. Por essa tendência, eles também irão combater a fadiga que ocorre após cada treinamento e favorecer a recuperação do atleta.

O papel dos carboidratos

A primeira medida que você deve tomar é se assegurar de que sua provisão de energia, particularmente a de carboidratos, esteja em adequação com o seu consumo. As pesquisas mostram que quanto mais prolongado for o esforço, mais esse nutriente assumirá um papel atenuador. Um regime rico em carboidratos nos dias que precedem o esforço permite atenuar as alterações imunológicas, assim como os fenômenos inflamatórios constatados após um treinamento (**Bishop**, 2001). **Scharhag** (2006) mostrou que, no caso de atletas de *endurance* de alto nível, a ingestão de bebidas contendo carboidratos (6%) durante um esforço intenso de quatro horas atenua a elevação da resposta imunológica e também o aumento de cortisol.

Nem todos os mecanismos de ação dos carboidratos sobre a imunidade são conhecidos. Entretanto, além de servirem como fonte de energia para as células imunológicas, os carboidratos também atuam prevenindo o aumento de cortisol (um hormônio com propriedades imunossupressoras) e permitindo a manutenção da glicemia, impedindo a ocorrência de distúrbios imunológicos gerados pela hipoglicemia.

O papel das proteínas

Em um estudo realizado por **Flakoll** (ver capítulo I), militares em treinamento que receberam um suplemento de proteínas/carboidratos imediatamente após exercícios de manobras tiveram os problemas de infecção reduzidos em 28% em comparação àqueles que consumiram um placebo. A freqüência de visitas ao médico diminuiu 33%.

A glutamina tem um papel duplo no que diz respeito ao sistema imune. Para as células imunológicas, como os linfócitos e macrófagos, a glutamina é uma importante fonte de combustível. Esse aminoácido poderia também atuar como imunoestimulante. Vimos, no capítulo II, que o esforço tende a reduzir, algumas vezes por longo tempo, o nível de glutamina, o que poderia produzir uma ação nociva sobre a imunidade.

Castell (1996) constatou que, quanto mais longo o esforço, maior a incidência de infecções. Logo após o término do exercício, ele fez com que duzentos atletas de *endurance* consumissem 5 g de glutamina (ou um placebo); após duas horas repetiu o procedimento. Entre os usuários do placebo, 51% adoeceram nos sete dias seguintes. No grupo glutamina, a porcentagem foi de 19%. No entanto, não existe uma unanimidade dos estudos em relação à eficácia da suplementação com glutamina. O uso de BCAAs, atenuando a baixa de glutamina, parece mais eficaz. Em triatletas de alto nível, o uso de 3 g de BCAAs antes de cada uma das duas sessões de treinamento diário reduziu em um terço a incidência de infecções em um mês (**Bassit**, 2000).

Outros suplementos

Clancy (2006) demonstrou a utilidade de probióticos para atletas submetidos a treinamento intenso ou que sofriam de fadiga crônica. Ele definiu como patológica a fadiga que não cede após um repouso completo ou uma redução significativa do volume de trabalho. Infecções recorrentes aproveitam para se instalar. A incidência dessa fadiga é mais visível nos esportes de *endurance* do que nos esportes de força. Uma imunossupressão é freqüentemente observada. Conseqüentemente, a produção de gama-interferon é menor que em um indivíduo sedentário com boa saúde. A utilização de probióticos (sob a forma de *Lactobacillus acidophilus*) durante um mês permitiu regular a produção de gama-interferon. Infelizmente, o estudo não nos indica se o problema da fadiga também foi resolvido nem se o desempenho melhorou. Ele mostrou claramente, por outro lado, que o sistema imune do atleta pode ser modulado de maneira favorável e durável pelo consumo de probióticos (ver capítulo III).

O déficit de imunoglobulinas também é um fator relevante na ocorrência de infecções. Freqüentemente, esse déficit é observado após um esforço prolongado. No caso de atletas de *endurance*, o uso de 6 mg de cafeína por kg de peso corporal uma hora antes de um treinamento está associado a uma melhor manutenção do nível de imunoglobulinas durante e após um esforço (**Bishop**, 2006). O autor atribui esse fenômeno ao aumento da secreção de adrenalina induzido pela cafeína. Parece também que o estresse imunológico é atenuado nos atletas que têm uma alimentação rica em ácidos graxos essenciais (**König**, 1997). O uso de antioxidantes (betacaroteno, vitaminas C e E) ajuda a manter a integridade imunológica, mas o seu papel nessa área é muito controverso (**Robson**, 2003).

A arginina, por sua capacidade de aumentar a produção de monóxido de nitrogênio (do qual muitas células do sistema imunológico se servem para destruir agentes patogênicos), é um suplemento potencialmente interessante, mas cujo impacto concreto sobre a imunidade do atleta ainda deve ser avaliado.

ALTERAÇÕES DO CICLO MENSTRUAL

Muitas atletas apresentam irregularidades menstruais[2]. Ultrapassado um determinado nível de redução da porcentagem de gordura, o ciclo menstrual pode inclusive ser completamente interrompido[3]. Essa interrupção reflete uma perturbação na produção dos hormônios sexuais, cuja origem está em uma alimentação muito pobre em calorias, mais do que na atividade física em si. **Tomten** (2006) observou, em um grupo de atletas de *endurance,* que as que apresentavam problemas menstruais eram as que comiam menos. Esse déficit energético se deve em particular à quantidade de gorduras alimentares.

A não ser que se deseje engravidar, essa ausência de menstruação não parece ter reflexo na saúde, além da inquietude que pode se manifestar quando o fenômeno ocorre pela primeira vez. A subalimentação é mais preocupante para a saúde[4].

ALTERAÇÕES DO APARELHO DIGESTÓRIO

Problemas intestinais

De todos os atletas, parece que os corredores são os mais sensíveis aos problemas intestinais. Entre 30 e 65%

---

[2] N.R.: Dismenorréia.

[3] N.R.: Amenorréia.

[4] N.R.: A desnutrição pode originar distúrbios menstruais, como a dismenorréia ou até mesmo a amenorréia. Embora ainda não exista um consenso a respeito desse assunto, acredita-se que o percentual baixo de gordura influencie negativamente a ocorrência desse processo fisiológico.

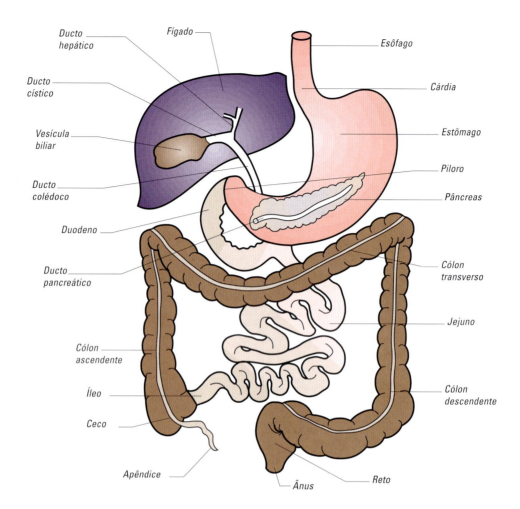

dos corredores de longa distância poderiam ser afetados, mas os problemas gastrointestinais estão presentes na maioria dos esportes de *endurance*. Eles podem se traduzir em uma vontade mais urgente de ir ao banheiro, diarréias, cólicas intestinais ou flatulência. Os problemas de sangramentos gastrointestinais são os mais incômodos. Traços de sangue foram observados em 87% das fezes de atletas de *endurance* (**Rudzki**, 1995). Lesões intestinais foram observadas em quinze de dezesseis corredores de alto nível que haviam realizado uma corrida de 20 km (**Choi**, 2001). As mulheres podem ser mais afetadas que os homens, principalmente durante o período menstrual. O estresse de uma competição irá apenas agravar os problemas intestinais. O mesmo ocorre durante os esforços realizados em altitude elevada. Paradoxalmente, os médicos consideram essas manifestações como proteções para os órgãos do esportista, pois o obrigam a interromper o esforço.

Após o exercício, também podem ocorrer conseqüências desagradáveis. Alterações intestinais reduzem a capacidade digestiva do intestino delgado. A digestão parcial dos alimentos irá causar problemas quando eles chegarem ao intestino grosso. Pode ocorrer diarréia.

1. Origem desses problemas

▶ Em repouso, a irrigação sanguínea do aparelho digestório é intensa. Durante um esforço, o sangue migrará do aparelho digestório para os músculos em movimento assim como para a pele[5]. A irrigação e, conseqüentemente, a oxigenação do aparelho digestório podem diminuir em 80% ou mais.

▶ A escassez do oxigênio[6] e o seu retorno[7] após o esforço podem causar danos muito graves na mucosa intestinal. Além de uma destruição de células pela ação dos radicais livres, pode haver a ocorrência de microssangramentos.

---

[5] N.R.: A fim de ajudar com o processo de resfriamento.
[6] N.R.: Isquemia.
[7] N.R.: Reperfusão.

- A desidratação irá agravar ainda mais esse déficit de oxigênio em virtude da redução do volume plasmático. As pesquisas mostram que, ultrapassada uma perda de peso de 3% durante o esforço, a incidência de problemas gastrointestinais sobe vertiginosamente.
- A hipertermia, assim como a hipoglicemia, complica ainda mais o quadro.
- Quanto maior a desidratação apresentada por um atleta, menor será sua assimilação rápida de carboidratos. As chances de as bebidas ricas em carboidratos provocarem problemas gastrointestinais aumentam.
- Essas complicações que podem ocorrer durante uma corrida explicariam por que os corredores apresentam mais esse tipo de problema que os ciclistas.
- **Oktedalen** (1992) mostrou que, após uma maratona, a permeabilidade intestinal aumenta, o que poderia favorecer os ataques de agentes patogênicos.

Felizmente, com o treinamento, a restrição do fluxo sanguíneo se torna menos severa. A incidência de problemas intestinais diminui.

2. Benefícios de uma suplementação

A utilização de uma bebida à base de carboidratos e sais minerais durante o esforço físico permite atenuar a diminuição do fluxo sanguíneo no aparelho digestório (**Rehrer**, 2001).

> ### ▶ Atenção
>
> **É conveniente que as dosagens ideais* sejam determinadas individualmente para os esportistas que apresentam esses problemas. De fato, o consumo de um volume muito grande de água (compensação quase total das perdas hídricas) poderia favorecer o surgimento de outros problemas gastrointestinais. Uma compensação mais modesta (aproximadamente 60%) seria mais bem tolerada. Da mesma forma, existe um limite no que diz respeito à concentração de carboidratos e de sódio, além do qual existe o risco de aparecimento de novos problemas gastrointestinais. Mantenha a moderação e aumente as dosagens de maneira progressiva**.**
>
> * N.R.: Quantidade e tipo ideal de bebida.
> ** N.R.: O melhor é realizar essas experiências nos períodos de treinamento e não testar nada novo durante uma competição.

O fato de beber também previne a diminuição do volume plasmático (desidratação). Outra ação protetora dos carboidratos durante o exercício é que eles irão combater a hipoglicemia.

Os probióticos e prebióticos (ver capítulo III), que favorecem o desenvolvimento da flora intestinal, podem ser úteis. Como a geração de radicais livres pode ser um dos mediadores dos problemas, o uso regular de antioxidantes pode ser considerado. Ainda, o consumo de 1 g de vitamina C poderia minimizar a passagem de agentes patogênicos após um esforço (**Ashton**, 2003).

Uma baixa acentuada do nível de glutamina no sangue foi constatada em esportistas que apresentaram as complicações gastrointestinais mais sérias (**Bailey**, 2000). A suplementação de glutamina poderia limitar a extensão dos problemas, mas essa tese ainda não foi cientificamente estabelecida.

Reduzir a incidência das "pontadas"

A origem da "pontada" é muito mal conhecida. Em primeiro lugar, porque a pesquisa científica na matéria é muito pequena e, em segundo, porque essa famosa "pontada", mesmo sendo sentida no flanco, pode se localizar em qualquer região do abdome. No entanto, ela é duas vezes mais comum à direita que à esquerda. Essa variação do local não facilita a explicação. Existem muitas teorias sobre a origem desse incômodo, mas nenhuma parece satisfatória sobretudo por existir um fator psicológico, uma vez que sua incidência aumenta em situação de estresse, como antes de uma competição.

O importante para o esportista é conhecer os fatores que favorecem o aparecimento deste sintoma. Em uma pesquisa com aproximadamente mil atletas de *endurance*, 61% deles relataram a ocorrência de "pontadas" ao menos uma vez no último ano (**Morton**, 2003). **A posição bem ereta do tronco e também os solavancos que ocorrem durante a corrida ou a equitação são fatores que favorecem a "pontada".** A incidência da "pontada" é treze vezes menor no ciclismo, no qual o tronco permanece inclinado, e os abalos são menos intensos. Essa incidência é também a razão pela qual é recomendado ao atleta que se incline para a frente a fim de fazer a dor desaparecer. Entretanto, isso não quer dizer que um ciclista não venha a apresentar esse problema. Existem de fato outros fatores que favorecem sua ocorrência.

As pontadas afetam atletas de todos os níveis. No entanto, quanto mais freqüentemente o atleta treinar, menos ele será suscetível a apresentá-las. A incidência da "pontada" também diminui com a idade (**Morton**, 2002). Problemas na coluna vertebral podem favorecer sua ocorrência (**Morton**, 2004). Veja adiante soluções em relação a esses problemas nas costas.

Plunkett (1999) estudou atletas que apresentavam "pontadas" regularmente. Ele confirmou que **a incidên-**

cia era maior quando os indivíduos se alimentavam ou bebiam antes de correr. Durante o esforço, a ingestão de água aumenta o risco e a precocidade da dor, assim como a duração da "pontada". Quando a bebida é muito açucarada (10% de carboidratos), esses riscos dobram. O risco maior se manifesta quando a concentração de 10% é ultrapassada. Por outro lado, habituar o corpo progressivamente aos consumos energéticos reduz a incidência de "pontadas" ao longo dos treinamentos. Por essa razão, as bebidas pouco açucaradas[8] parecem preferíveis àquelas muito ricas em carboidratos ou aos sucos de fruta concentrados. Durante o esforço, é melhor ingerir freqüentemente pequenos goles que uma grande quantidade de maneira irregular. As bebidas hipertônicas (ricas em sódio[9]) também aumentam o risco em comparação às isotônicas ou hipotônicas. Entretanto, iniciar o esforço desidratado favorece o surgimento das formas mais invalidantes de "pontada".

As manobras utilizadas para eliminar a "pontada" (inclinar-se para a frente, contrair os músculos abdominais, aumentar a intensidade da respiração etc.) produzem, infelizmente, apenas um alívio temporário. Entretanto, Plunkett recomenda o uso de um cinto largo e leve com velcro, que você poderá apertar facilmente no caso de surgimento de uma pontada e, em seguida, afrouxar.

Boca seca

Por causa do esforço, uma diminuição do fluxo salivar (hiposialia) é freqüentemente observada. Com uma menor umidificação da boca, pode ocorrer a secura bucal (xerostomia). A boca seca constitui um incômodo. O indivíduo apresenta dificuldade de engolir a bebida esportiva ou o pouco de saliva que resta e a respiração é bloqueada por mais tempo quando é preciso deglutir. Esse incômodo bucal se traduzirá numa diminuição do desempenho.

Alguns fatores favorecem esse ressecamento:

▶ O estresse de uma competição ou a pressão que o indivíduo exerce sobre si mesmo durante um treinamento desencadeia uma hiposialia quase imediata.

▶ O fato de respirar pela boca acelera esse ressecamento das mucosas.

▶ O fato de a saliva apresentar uma redução do teor de bicarbonato impede a manutenção de um pH bucal neutro. Este se torna ácido, aumentando a sensação de secura.

▶ Uma forte desidratação reduz ainda mais a produção de saliva.

---

[8]   N.R.: Bebidas que contêm carboidratos dentro do estipulado (6%).

[9]   N.R.: As bebidas hipertônicas são igualmente ricas em açúcar.

▶ Os fumantes são indivíduos mais expostos que os outros.

Como diminuir essa sensação de secura?

▶ A goma de mascar favorece a salivação. Ela também pode ajudar a relaxar.

▶ A ingestão regular de bebidas, iniciada um pouco antes e mantida durante o esforço, permite a umidificação da boca.

▶ A água é a bebida com pH mais próximo do pH bucal (que é de aproximadamente 7). Se a secura bucal representar realmente um problema incapacitante, é a ingestão de água que você deve privilegiar. As bebidas energéticas comerciais geralmente são ácidas ou mesmo muito ácidas (pH entre 3 e 4), assim como os sucos de fruta, particularmente aqueles à base de concentrado. As sodas, sobretudo as gasosas, são ainda mais, com um pH entre 2 e 3.

É possível melhorar o pH de bebidas energéticas diluindo-as em água.

▶ Atenção a seus dentes

A ingestão de uma bebida ácida se traduz imediatamente por uma diminuição do pH bucal. A elevação do pH para níveis mais neutros pode ser mais ou menos demorada, de acordo com o indivíduo. Um pH inferior a 5,5 pode se manter por bastante tempo. É a partir desse nível que o esmalte dental começa a sofrer erosão. A ingestão de bebidas que contêm açúcar durante um período de esforço longo também pode contribuir para a danificação dos dentes. Os dentes são preciosos. Cuide deles.

A escovação prévia dos dentes com um creme dental rico em flúor produzirá uma barreira de defesa contra a acidez das bebidas. Além desse aspecto prático, o desempenho sempre é melhor quando o indivíduo mantém a boca limpa e fresca. Escove os dentes antes de cada esforço. Se for possível, os indivíduos propensos a problemas dentais também podem enxaguar regularmente a boca com água para elevar o pH bucal e diminuir o nível de açúcar aderido aos dentes durante um esforço prolongado.

Ainda, é lamentável que o pH da bebida raramente seja especificado no rótulo. Esse valor é importante, não apenas para os atletas com xerostomia, mas também, como veremos a seguir, para a saúde dentária e o possível refluxo gástrico. Este último poderá ser mais violento e mais destrutivo por causa das bebidas ácidas.

Náusea

Muitos casos de náusea são explicados por uma má alimentação antes do esforço. Nos esportes de *ultraendurance*, a náusea é freqüentemente sinal de desidratação e falta de sódio. Portanto, é necessário criar o hábito de beber cedo durante esse tipo de esforço. **Bowen** (2006) relatou a eliminação da náusea incapacitante em um atleta de *ultraendurance* por causa da duplicação do consumo líquido durante o treinamento. **Foi necessário um mês de adaptação, período no qual foi muito difícil ou mesmo impossível ingerir a quantidade sugerida.** Em dois meses, a reidratação adequada do atleta durante o esforço tornou-se um hábito.

Refluxo gastroesofágico (RGE)

Trata-se de um problema bem freqüente e que pode ser agravado pelo esporte. O ácido gástrico reflui para a garganta e produz uma sensação intensa de queimação (**Jozkow**, 2006). Se você sentir essa queimação, é importante consultar o seu médico, pois esse problema pode esconder outros mais complicados.

O RGE pode afetar aproximadamente 60% dos esportistas em graus variados. De fato, pode ocorrer o refluxo de ácido sem que haja, contudo, incômodo para o esportista. Os cientistas podem mensurar refluxos ácidos significativos sem que os indivíduos relatem a sensação de queimação. Esteja atento, pois as pesquisas mostram que um refluxo ácido pode provocar uma queda do desempenho esportivo (**Rodriguez-Stanley**, 2006).

A ocorrência do RGE depende tanto da intensidade quanto da duração do esforço. Os esportes mais propícios para o RGE são a musculação (em razão do bloqueio da respiração e da utilização do cinto de musculação), a corrida (por causa dos solavancos), o remo e o ciclismo (em virtude da posição sentada). Outros fatores responsáveis por esse fenômeno são a redução da irrigação sanguínea no aparelho digestório e a diminuição da velocidade da digestão induzida pelo esforço.

A ingestão de uma refeição, principalmente se ela for composta de alimentos sólidos e rica em proteínas, fibras ou gordura, favorecerá a ocorrência do RGE. Isso também vale para o consumo de suco de laranja, cafeína (em doses altas), bebidas ricas em sal ou álcool. O uso da goma de mascar, caso não seja incômoda, pode ser tentado para combater o RGE.

PROBLEMAS CARDÍACOS

Se alguns problemas que descrevemos são temporários, os problemas cardíacos têm maiores conseqüências. Estima-se que um em cada 50.000 maratonistas morrerá durante uma corrida. Sem que se chegue a isso, dois problemas se apresentam para os esportistas:

Fadiga cardíaca

O coração, assim como os outros músculos, apresenta fadiga, sobretudo durante esforços prolongados. Como conseqüência, ocorre uma queda do desempenho. É conveniente economizar os recursos cardíacos:

▶ Prevenindo a desidratação. A perda de fluidos do sangue força o coração a bater mais rápido.
▶ Combatendo o aumento da viscosidade do sangue (ver adiante), que ocorre durante o esforço. Quanto mais fluido o sangue, mais o trabalho cardíaco será facilitado.
▶ Acelerando a síntese de ATP cardíaco. A creatina e a ribose servirão como fonte de energia para o coração, o que poderá ajudar a sustentar por mais tempo um esforço de longa duração.

Danos cardíacos

As atividades prolongadas são algumas vezes associadas a danos cardíacos temporários. Como os outros músculos, algumas fibras cardíacas podem ser destruídas durante esforços significativos. Trata-se de um processo normal que parece não ter conseqüências maiores. Entretanto, quando se fala em dano, fala-se em necessidade de tempo para a recuperação. Proteínas são necessárias para essa reparação. Aliás, o uso de vitaminas e de minerais parece capaz de reduzir a dimensão desses danos (**Cavas**, 2004).

PROBLEMAS DE CONDICIONAMENTO SANGUÍNEO

O sangue é um elemento muito importante para o esportista. Ele transporta oxigênio, nutrientes e fatores de crescimento para os músculos. Em seu retorno, ele elimina resíduos e os diversos metabólitos gerados nos músculos durante o esforço físico. Para que essas trocas ocorram de maneira ideal, o sangue deve possuir características precisas. A repetição de treinamentos pode alterar essas características:

▶ Aumentando a viscosidade do sangue.
▶ Acelerando a eliminação de eritrócitos.

Diante desses problemas, os suplementos de condicionamento sanguíneo têm como objetivo tanto aumentar a quantidade de eritrócitos quanto favorecer sua difusão nos capilares.

Aumento da viscosidade do sangue

Durante um esforço, a viscosidade do sangue aumenta temporariamente, o que dificulta a oxigenação dos músculos. Quanto maior for o esforço no final do percurso, menor será a capacidade do sangue de oxigenar os músculos. As razões são múltiplas:

▶ A deformabilidade dos eritrócitos diminui, o que dificulta sua passagem pelos capilares que se dirigem aos músculos. De fato, o diâmetro do eritrócito é freqüentemente superior ao dos capilares. Para atravessá-los, o eritrócito deve se deformar. Quanto mais flexível for sua membrana, mais

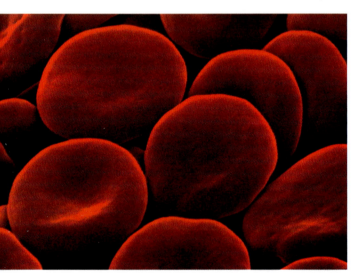

A atividade física modifica a estrutura dos eritrócitos.

rápida será a passagem. Ao reduzir a deformabilidade do eritrócito, o esforço diminui nossa capacidade de oxigenar os músculos. A musculação agrava esse problema de rigidez dos eritrócitos muito mais que os exercícios de *endurance*.

▶ A desidratação, ao reduzir o volume plasmático, aumenta fortemente a viscosidade do sangue.
▶ Quando a temperatura corporal aumenta, a viscosidade aumenta.
▶ A chegada de ácido lático no sangue aumenta a viscosidade.
▶ Por causa da sua concentração de ácidos graxos essenciais e ferro, os eritrócitos são particularmente sensíveis aos ataques dos radicais livres (presentes em excesso durante um esforço físico intenso). Em conseqüência desses ataques, a rigidez aumenta.
▶ A longo prazo, a falta de ferro e o treinamento excessivo (*overtraining*) podem também aumentar a viscosidade.

Suplementos que podem ajudar a reduzir a viscosidade do sangue

Primeiramente, é necessário ingerir líquido para evitar a desidratação e o aumento da temperatura corporal. Os antioxidantes podem ter um papel protetor. No caso de indivíduos treinados, a utilização de vitaminas A[10], C e E durante dois meses reduz consideravelmente os efeitos deletérios de um esforço sobre os eritrócitos (**Senturk**, 2005), mas são principalmente os ácidos graxos essenciais (ômega 3 e 6) que são muito importantes nessa luta. Os estudos revelaram efeitos favoráveis de uma suplementação de 1,8 g de EPA + 1,2 g de DHA durante seis semanas (**Robin**, 2002). O ácido gamalinoléico (2 g ao dia) também causa modificações sanguíneas favoráveis para o esportista.

Existe atleta com anemia?

Em atletas de alto nível, o hematócrito (porcentagem do volume de eritrócitos no volume sanguíneo) pode ser relativamente baixo. Isto poderia sugerir uma falta de eritrócitos para otimizar o desempenho. Esse déficit de eritrócitos poderia refletir uma anemia. É inegável que, nos atletas, a eliminação de eritrócitos é acelerada. Isso ocorre de várias maneiras:

▶ A hemólise é constatada em vários exercícios de longa duração, e não somente na corrida. Portanto, ela não tem como origem essencial a repetição de impactos provocados pelo contato dos pés com o solo (**Robinson**, 2006).
▶ A diminuição da deformabilidade dos eritrócitos que constatamos durante o exercício reduzirá a duração de sua vida. No pior dos casos, a deformação levará à destruição dos eritrócitos.
▶ Pode haver perdas de sangue induzidas por sangramentos gastrointestinais. Eritrócitos serão detectados em concentrações muito variáveis nas fezes e na urina.
▶ A desidratação favorece esses sangramentos.
▶ O estresse oxidativo também pode acarretar a destruição de eritrócitos.

No entanto, como vimos no capítulo III, **a verdadeira anemia no esportista do sexo masculino é bem rara**. O treinamento (sobretudo o de *endurance*) aumentará o volume plasmático numa faixa aproximada de 20-30%, o que, apesar de um aumento concomitante do número de eritrócitos, causará diminuição do hematócrito[11]. Nesse caso, embora

---

[10] N.R.: Betacaroteno.
[11] N.R.: Exame que avalia a hemodiluição.

pareça, não existe anemia. Os sinais de anemia são a estagnação ou mesmo uma queda inexplicada do desempenho e a fadiga. Freqüentemente, o atleta tem a impressão de ter as "pernas pesadas". **Isso não significa que o atleta não deva ajudar seu corpo a compensar essa perda maior de eritrócitos**. A suplementação terá dois objetivos:

▶ Limitar a destruição de eritrócitos. Encontramos aqui a necessidade de uma boa hidratação durante o esforço. Os ácidos graxos essenciais, aumentando a deformabilidade dos eritrócitos, podem aumentar a duração de sua vida. Os antioxidantes protegem os eritrócitos contra ataques dos radicais livres.

▶ Favorecer a produção de eritrócitos. Não existe um suplemento a ser utilizado de maneira isolada, mas um coquetel. Trata-se de uma combinação de vitaminas B_1, B_2, B_6 e B_{12}, ácido fólico e ferro (ver o delicado problema da suplementação de ferro no capítulo III).

RINS E PROTEINÚRIA

Proteinúria significa a presença anormal de proteínas sanguíneas (albumina, globulina etc.) na urina. Ela indica um distúrbio renal temporário induzido pelo esforço. Essa disfunção também explica por que traços de sangue são freqüentemente observados na urina de atletas. As causas de proteinúria são diversas:

▶ A irrigação sanguínea e, conseqüentemente, a oxigenação renal diminuem durante o treinamento.

▶ Pode ocorrer isquemia.

▶ A queda do pH sanguíneo induzida pela chegada excessiva de ácido lático também contribui para esse mau funcionamento renal.

▶ A hipertermia e principalmente a desidratação aumentarão esse fenômeno.

▶ A altitude acentua esses problemas renais.

Tudo deve entrar em ordem na hora que sucede o treinamento. Salvo em caso de desidratação extrema, a proteinúria de esforço parece não causar conseqüências

---

A arginina como precursora de NO e o ômega 3 poderiam reduzir a incidência da proteinúria, mas essas proposições não foram avaliadas cientificamente. Essas perdas renais de proteínas explicam em parte por que a necessidade de aminoácidos aumenta com o exercício. Será necessário compensá-las, além de preveni-las.

---

prejudiciais a longo prazo. No entanto, ela não deve ser considerada como condição rotineira da prática esportiva. O ideal seria minimizar a proteinúria ou, mais ainda, impedi-la.

PROBLEMAS DAS VIAS RESPIRATÓRIAS

Quando o débito ventilatório é muito acelerado durante o esforço, podemos esperar a fadiga ou até mesmo uma lesão das vias respiratórias. Essas perturbações podem conduzir, em certos casos, a inflamações brônquicas, causando broncoconstrição (ou até mesmo a asma).

Incidência de broncoconstrição

Uma prática esportiva moderada está associada a uma melhoria dos sintomas nos asmáticos. Paradoxalmente, a incidência de broncoconstrição é maior entre os esportistas (particularmente nos nadadores e nos que respiram o ar frio) que entre os sedentários. Uma broncoconstrição após um esforço físico foi observada em 15 a 25% dos esportistas saudáveis e em 90% dos indivíduos asmáticos. Em uma população sedentária, a broncoconstrição afeta apenas de 5 a 10% dos indivíduos. **Quanto mais alto o nível dos atletas, maior é a incidência de problemas respiratórios**. Entre os atletas americanos que participaram dos Jogos Olímpicos de verão de 1996, 16% já haviam sofrido de asma. Nos Jogos Olímpicos de inverno de 1998, eles eram 20%. Em certas disciplinas, como o esqui *cross-country* de alto nível, o valor chegou a aproximadamente 55%.

Falamos de asma quando a broncoconstrição produz certos sintomas. No esportista, um distúrbio pulmonar que se manifesta após cinco a dez minutos de esforço, assim como uma tosse ou uma respiração ruidosa, são indícios que sugerem problemas respiratórios induzidos pela atividade física. Um duplo mecanismo poderia explicar esses problemas:

▶ As vias respiratórias esfriam por causa de uma entrada excessiva de ar mais frio que a temperatura corporal.

▶ As vias respiratórias desidratam por causa da necessidade de umidificar o ar inspirado.

▶ Esses fenômenos são agravados pelo tempo frio, durante o qual o ar é mais seco.

▶ O fato de respirar mais pela boca que pelo nariz reduz a filtração e o aquecimento do ar (que não passa pelos seios nasais), o que agride ainda mais os brônquios.

Em conseqüência dessas agressões, ocorre uma inflamação que, como reação, provoca uma contração dos brônquios. A respiração torna-se mais trabalhosa. As defesas naturais contra as bactérias presentes no ar são reduzidas,

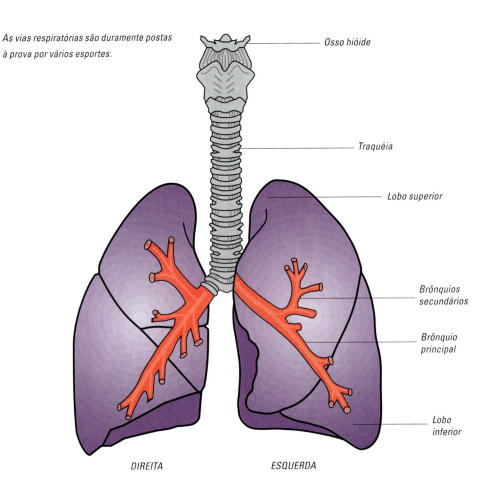

As vias respiratórias são duramente postas à prova por vários esportes.

- Osso hióide
- Traquéia
- Lobo superior
- Brônquios secundários
- Brônquio principal
- Lobo inferior

DIREITA ESQUERDA

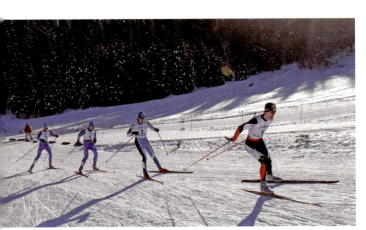

O tempo frio e seco agride os brônquios.

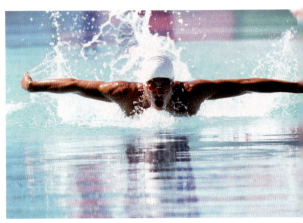

As emanações de cloro favorecem a broncoconstrição.

112 | SUPLEMENTOS DE "PROTEÇÃO" DO ATLETA

o que explica o aumento de infecções das vias respiratórias nos esportistas.

Evidentemente, a qualidade do ar tem um papel importante. As emanações de cloro nas piscinas poderiam explicar em parte por que os nadadores estão particularmente sujeitos a esses problemas (até 44% dos campeões são afetados). As alterações do sistema imune geralmente induzidas pelo esforço podem ter um papel agravante.

Nos esportes de longa duração, um bloqueio da respiração, mesmo leve, terá conseqüências significativas sobre o desempenho. É por essa razão que tantos atletas de alto nível utilizam medicamentos broncodilatadores. Sem prescrição, essa prática faria com que o resultado do controle antidopagem fosse considerado positivo.

O papel primordial do aquecimento

Pesquisas mostraram que o aquecimento tem um papel preventivo muito importante. Quando bem realizado, ele permite, de acordo com o caso, retardar em um período de quarenta minutos a três horas o surgimento da broncoconstrição.

Benefícios da suplementação

Nos suplementos, os antioxidantes e o ômega 3 demonstraram certa eficácia na proteção das vias respiratórias. A ingestão de 2 g de vitamina C uma hora antes de um esforço proveu uma proteção em nove dos vinte indivíduos estudados (**Cohen**, 1997). Isso confirma os resultados de dois estudos anteriores. O uso oral de 30 mg de licopeno ajudou 55% dos pacientes examinados (**Neuman**, 2000), embora um estudo mais recente (**Falk**, 2005) não tenha confirmado essa ação.

O colostro poderia reduzir esses problemas em indivíduos sedentários (**Brinkworth**, 2003). **Baumann** (2005) mostrou que a ingestão de 30 g de proteína de soro do leite (*whey protein*), proteína rica em cisteína, por esportistas sujeitos à broncoconstrição, reduz a incidência desse problema após quatro ou oito semanas de utilização regular. Esse efeito positivo do *whey protein* poderia ser explicado pela capacidade que essa proteína tem de aumentar nossa proteção contra o estresse oxidativo.

O efeito da ingestão de 3,2 g de EPA + 2,2 g de DHA durante três semanas foi avaliado em atletas de *endurance*

> ▶ Como a produção local de NO diminui durante a broncoconstrição, a utilização de um precursor de NO, como a arginina, poderia apresentar certa vantagem, mas essa ação deve ser demonstrada cientificamente.

de alto nível que apresentavam broncoconstrição. A gravidade da broncoconstrição foi reduzida em 80% com o consumo de ômega 3. Uma redução de 64% foi obtida em indivíduos não treinados por causa dessa mesma utilização. Isso permitiu reduzir em 31% a necessidade de medicamentos broncodilatadores. Os autores atribuem essa ação das gorduras de peixes a seus efeitos antiinflamatórios (**Mickleborough**, 2006).

CEFALÉIA

Enxaquecas podem se manifestar em alguns esportistas, durante ou após o esforço. Mesmo os praticantes de disciplinas que não são de contato são afetados. **A incidência desses problemas parece ser maior nas mulheres que nos homens**. Em certos casos, é o exercício em si que será o fator desencadeador, enquanto em outros, uma situação já precária irá se deteriorar (**Nadelson**, 2006). Essa particularidade indica que as causas podem ser múltiplas. Existem poucas estatísticas sobre esse fenômeno entre os esportistas, mas ele poderia afetar 35% dos praticantes. Esses valores incluem as disciplinas de contato (como esportes de combate), que os faz aumentar, pois, nessas atividades, até 50% dos atletas irão apresentar cefaléia. Em uma população normal, a incidência de enxaquecas regulares é apenas de aproximadamente 17%. Paradoxalmente, o esporte pode

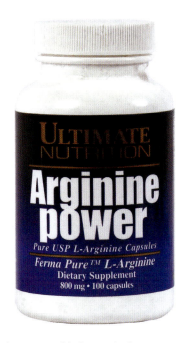

A arginina favorece a saúde do esportista?

ajudar indivíduos que sofrem de enxaquecas a diminuírem sua intensidade. Uma das explicações propostas está ligada ao aumento da produção de monóxido de nitrogênio (NO) (**Narin**, 2003). Esse fenômeno pode ser aumentado pelo uso da arginina, que favorece a produção de NO.

As principais causas de cefaléia são:

▶ O ácido lático gerado nos músculos passa rapidamente para o sangue, diminuindo o pH (tornando-o menos alcalino ou mesmo ácido). É possível sentir esse efeito do ácido alongando-se com a cabeça contra o solo, imediatamente após um esforço. O afluxo excessivo desse sangue no cérebro produzirá uma cefaléia rápida. Desaconselhamos tal manobra, pois ela causará outros problemas mais graves. Nós a descrevemos apenas para esclarecimentos dos fenômenos fisiológicos.

▶ Um inadequado controle da glicemia por causa de um consumo de energia insuficiente antes e durante o esforço pode acentuar uma hipoglicemia em indivíduos suscetíveis.

▶ A desidratação.

▶ A produção excessiva de citocinas e de prostaglandinas (substâncias freqüentemente pró-inflamatórias derivadas de ácidos graxos) pode simular rapidamente os sintomas de uma infecção, causando, entre outros sintomas, uma cefaléia.

▶ Os desequilíbrios da secreção de neurotransmissores cerebrais durante o esforço. Por exemplo, uma liberação acelerada de serotonina acarreta uma fadiga que pode levar à cefaléia.

▶ Um aquecimento inadequado. A redistribuição brutal do fluxo sanguíneo para os músculos pode afetar o cérebro. Aumente o regime lenta e progressivamente.

> ▶ A ingestão de bebidas contendo carboidratos antes e durante o esforço pode reduzir a produção de citocinas, combater a hipoglicemia e a desidratação.
> ▶ O consumo regular de óleo de peixe modera a secreção de citocinas e de prostaglandinas.
> ▶ A ingestão de aminoácidos, particularmente de BCAAs, imediatamente antes e durante o treinamento pode contribuir para atenuar cefaléias provocadas pela fadiga e pela serotonina.

Nos esportes de contato, as cefaléias têm uma origem muito diferente. Elas são difíceis de controlar. Os impactos originam a formação de radicais livres; conseqüentemente,

os antioxidantes podem ser úteis[12]. Um estudo realizado em animais pode fornecer argumentos em favor da suplementação com creatina (substância freqüentemente desaconselhada nos esportes de equipe). **Sullivan** (2000) mostrou que a gravidade das lesões cranianas após um choque é reduzida à metade em ratos que utilizaram creatina previamente. Os benefícios da utilização de antioxidantes e de creatina talvez sejam eficazes apenas de maneira secundária, mas, nessa área, tudo deve ser levado em conta.

De qualquer modo, desaconselhamos que o treinamento seja prolongado em caso de enxaqueca. Na dúvida, interrompa-o imediatamente, sobretudo quando a cefaléia se manifesta precocemente durante o esforço. No final da sessão, ela pode ser explicada pela fadiga generalizada. Se o esforço tiver sido máximo, esse fenômeno não é "anormal", contanto que a condição desapareça rapidamente após a interrupção da atividade. Se ela perdurar por um longo tempo após o término do esforço, é melhor consultar um médico.

DOR E FADIGA NOS MEMBROS

O problema número um quando iniciamos uma atividade esportiva ou quando retomamos o treinamento após um período de repouso é o da dor e da fadiga nos membros. Essas dores musculares podem realmente se tornar incapacitantes. Felizmente, na maioria dos casos, elas são passageiras. Primeiramente, convém compreender o que significa a dor e a fadiga nos membros. Em seguida, investigaremos se existem suplementos capazes de reduzir, ou mesmo de evitar, seus sintomas.

O que são a dor e a fadiga nos membros?

1. Presença do ácido lático

Uma coisa é certa em relação à dor e à fadiga nos membros[13]: quando as sentimos, os músculos não apresentam altas concentrações de ácido lático. **A idéia de que a dor é decorrente do acúmulo de ácido lático foi refutada há muito tempo. Infelizmente, essa lenda permanece viva**, não somente no meio esportivo, mas também entre os vendedores de suplementos nutricionais. No pior dos casos, após esforços extremos, será necessária uma hora para eliminar o ácido lático, mas não mais do que isso. Em geral, seus traços desaparecem dos músculos e do sangue em menos de vinte minutos. Contudo, a dor e a fadiga nos membros

---

[12] N.R.: A fim de reduzir a ação deletéria dos radicais livres.

[13] N.R.: Imediatamente após um exercício intenso.

se manifestam de 24 a 48 horas após um esforço. Por que o ácido lático voltaria a assombrar nossos músculos em repouso um ou dois dias após um esforço? Além disso, a dor produzida pelo ácido lático corresponde a uma sensação intensa de queimação. Ela não se assemelha em nada à dor e à fadiga nos membros.

2. Presença de microlesões

O que os cientistas estabeleceram sobre a dor e a fadiga nos membros é que o quadro decorre mais possivelmente de microlesões ocasionadas nas fibras musculares. A dor sentida é de fato a de um grande número de pequenas "lesões" musculares. Mas por que essas "lesões" não são sentidas logo após o esforço? Alguns desses microtraumatismos não ocorrem durante o esforço, mas bem após. A repetição de contrações e alongamentos não usuais a um músculo provoca a fuga do cálcio intracelular. É esse mesmo cálcio que comanda a contração muscular. No entanto, após o cálcio realizar essa tarefa, ele se retira em reservas impermeáveis. A impermeabilidade dessas bolsas é comprometida pelas freqüentes solicitações dos músculos. As fugas se propagam lentamente para culminarem um pouco antes de as dores musculares serem realmente sentidas. Daí o retardo entre o treinamento e a sensação de dor e fadiga nos membros.

Sensações enganosas

Certas pessoas sentem muito pouca dor e fadiga nos membros e, em geral, as mulheres sofrem menos que os homens. Outros indivíduos são extremamente sensíveis. No entanto, não sentir a dor e a fadiga nos membros não significa que o músculo não tenha sofrido microlesões. Como

> **Devemos nos defender contra os ditos suplementos que pretendem combater a dor e a fadiga nos membros, facilitando a eliminação do ácido lático das fibras musculares.**

todas as sensações de dor, algumas vezes elas podem ser enganadoras. O ideal seria verificar a ocorrência de dor no indivíduo no meio da noite ou pela manhã, ao se levantar.

A dor e a fadiga nos membros podem aparecer durante o treinamento muscular ou durante uma massagem, ou, ainda, apenas a segunda pode ser sentida. A avaliação da dor e da fadiga nos membros pela sensação produzida é portanto muito aleatória, o que causa problemas para se analisar a eficácia dos diferentes suplementos alimentares. Aliás, os suplementos são freqüentemente testados

em indivíduos sedentários, nos quais o mínimo esforço causará desgastes musculares muito grandes. Mesmo com medicamentos antiinflamatórios, é muito difícil reduzir a incidência da dor e da fadiga nos membros que serão induzidos nessas pessoas. Conseqüentemente, trata-se de uma dificuldade a mais para os pesquisadores. Nesse contexto, compreendemos por que a maioria dos estudos não revela qualquer efeito dos suplementos ou apresenta efeitos muito contraditórios.

Ação protetora das proteínas

No estudo realizado por **Flakoll** (ver capítulo I), marinheiros que receberam um suplemento de proteínas imediatamente após os exercícios de manobra apresentaram uma redução de 26% de seus problemas de dor e de fadiga nos membros. Isso indica uma melhor adaptação muscular propiciada pela utilização precoce de proteínas.

Van Someren (2005) relatou uma atenuação da dor e da fadiga nos membros após a utilização diária de uma combinação de 3 g de HMB + 3 g de KIC (ácido alfacetoisocapróico) durante duas semanas por homens não treinados. A combinação anulou a duplicação do nível dos marcadores do catabolismo, observada com o placebo após um esforço intenso. **Paddon-Jones** (2001) não observou qualquer efeito de uma suplementação de seis dias com o HMB isoladamente.

Em homens e mulheres jovens, a utilização de 5 g de BCAAs atenuou tanto a dor e a fadiga nos membros quanto a fadiga muscular nos quatro dias após um treinamento (**Shimomura**, 2006).

Millard-Stafford (2005) fez corredores percorrerem 21 km e, a seguir, um *sprint* final. Em seguida, eles tiveram duas horas para se recuperar antes de repetir a mesma prova. Durante esse período, receberam uma bebida contendo carboidratos (dosada a 6 ou a 10%) ou uma combinação de carboidratos (8%) + proteínas do soro do leite (*whey protein*) (2%). O desempenho durante a segunda corrida foi similar com as três suplementações. Por outro lado, a sensação de dor e de fadiga nos membros foi reduzida à metade graças aos carboidratos + proteínas em comparação à do grupo que utilizou apenas carboidratos.

Avaliação de outros suplementos

A utilização de 3 g de carnitina durante 21 dias atenua a sensação de dor e de fadiga nos membros, assim como o catabolismo muscular, em indivíduos sedentários que acabaram de se submeter a um treinamento intenso (**Giamberardino**, 1996). Esses resultados foram confirmados por **Volek** (2002) ao avaliar praticantes de musculação. A utilização de 2 g de L-carnitina-L-tartarato durante três semanas reduziu em quase 50% as lesões musculares induzidas por um treinamento. A sensação de dor e de fadiga nos membros nos dias seguintes também foi reduzida. Esses efeitos da carnitina poderiam ser explicados pela melhoria da circulação sanguínea induzida por sua ação vasodilatadora. De fato, pesquisas recentes mostraram que **os desgastes musculares que ocorrem após um esforço intenso são explicados em parte pela menor circulação sanguínea nos músculos envolvidos**. Ao se permitir que a circulação ocorra normalmente após uma lesão, os desgastes musculares são consideravelmente atenuados.

Bloomer (2004) mostrou certa eficácia de antioxidantes em mulheres. Esse resultado não foi confirmado nos homens (**Shafat**, 2004). Entretanto, Shafat observou uma melhoria de determinados parâmetros musculares, mas não da incidência da sensação de dor e de fadiga nos membros. **Thompson** (2001) observou um efeito positivo da vitamina C, confirmado por outros estudos, mas não por todos. Ao contrário, **Close** (2006) mostrou que a utilização diária de 1 g de vitamina C poderia reduzir a velocidade da recuperação. Esse paradoxo sobre a utilidade dos antioxidantes é abordado no capítulo III.

A utilização de 750 mg de fosfatidilserina durante dez dias por jogadores de futebol não reduziu o aumento de cortisol nem a dor e a fadiga nos membros. Ainda, ela parece estar associada a uma diminuição do desempenho (**Kingsley**, 2005).

Alguns estudos referem a utilização de enzimas digestivas, tendo como principal representante a bromelaína, para atenuar a dor e a fadiga nos membros. No entanto, não existe um consenso a respeito desse uso (**Miller**, 2004).

Braun (2005) testou a eficácia do sulfato de condroitina (ver adiante) em homens não treinados, com o objetivo de prevenir a dor e a fadiga nos membros. Durante quatorze dias antes de uma sessão de musculação, os indivíduos receberam diariamente 3,6 g de sulfato de condroitina. Este não produziu qualquer efeito visível sobre a dor e a fadiga nos membros ou sobre as lesões musculares. A idéia de utilizar a condroitina para proteger os músculos não é desinteressante. Poderíamos criticar, nesse estudo, o fato de a utilização da condroitina não ter sido mantida por um período mais longo. As pesquisas realizadas sobre a cartilagem mostram, de fato, que esse suplemento atua lentamente e apresenta um período de latência bem longo[14].

Finalizando, sabe-se que a desidratação pode agravar a degradação muscular durante um esforço (**Cleary**, 2004). Assim, uma boa hidratação é mais uma vez necessária, mas ela não soluciona realmente o problema.

---

[14] N.R.: A suplementação com condroitina para proteger os músculos merece ser objeto de mais estudo.

PREVENÇÃO DE PROBLEMAS ARTICULARES

As dores articulares representam um problema capaz de afetar todos os esportistas. A sua incidência explica por que os atletas são grandes consumidores de medicamentos antiinflamatórios. A pesquisa de Huang (2006) realizada com competidores canadenses que participaram dos Jogos Olímpicos de 2000 mostrou que os antiinflamatórios não-esteróides (como o ácido acetilsalicílico, por exemplo) ocupavam o primeiro lugar na lista de medicamentos utilizados. Todos os ginastas da equipe canadense declararam ter consumido antiinflamatórios durante a preparação para esses jogos. A vantagem desses antiinflamatórios é que eles atuam rapidamente para mascarar a dor. Campeões de alto nível freqüentemente não têm outra escolha, mas os estudos mostram que os **antiinflamatórios acabam retardando a regeneração tissular de ligamentos, tendões, articulações ou músculos (Almekinders**, 1995; **Brandt**, 1987). Além de seus efeitos secundários, esses antiinflamatórios poderiam mesmo acelerar a degradação articular. Para os atletas, é normal a busca de alternativas naturais a esses medicamentos. Evidentemente, o ideal é agir de maneira preventiva, antes que o mal ocorra.

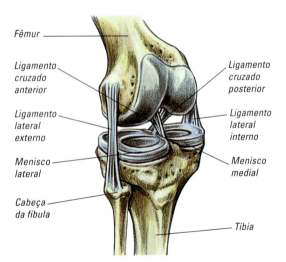

Nossos meniscos são submetidos a uma dura prova em muitas atividades físicas.

Exemplos de sobrecarga articular

Muitos esportes têm como base a corrida. **Kessler** (2006) mensurou o impacto de diferentes percursos sobre a articulação do joelho de atletas experientes em modalidades de *endurance*.

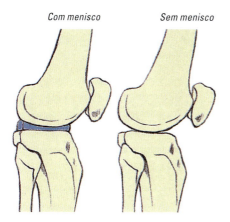

Uma das principais funções dos meniscos é distribuir a pressão na articulação do joelho.

Uma corrida de 5 km no bosque reduz o volume da cartilagem:
- 6,6% da patela.
- 3,6% da tíbia.
- 5% do menisco.

Esses valores aumentam com a distância. Após 20 km, a diminuição do volume da cartilagem é de:
- 8% na patela.
- 6% na tíbia.
- 7,7% na parte lateral do menisco.
- 10% na parte medial do menisco.

Como a deformação do menisco não é uniforme, nossos tendões se tornam desiguais. Além de causar problemas no joelho, essa assimetria pode afetar os quadris e as costas. **Esses achatamentos comprometem a estabilidade articular e a ação amortecedora promovida pelas cartilagens**. Se o treinamento for repetido muito freqüentemente enquanto as articulações não tiverem recuperado seu volume, a dor vai acabar se manifestando. Para serem eficazes, os suplementos "articulares"[15] devem possuir a capacidade de acelerar tal recuperação.

Glicosamina

1. O que é glicosamina?

O sulfato de glicosamina é um precursor dos glicosaminoglicanos, o componente mais importante das cartilagens, tendões e ligamentos, após o colágeno. Nosso corpo produz naturalmente a glicosamina a partir de um açúcar e de um aminoácido: a glutamina. A hipótese para a utilização de glicosamina é de que **nossa produção endógena seria muito pequena para suprir nossas necessidades quando as articulações são maltratadas por esforços repetidos**.

---
[15] N.R.: Consumidos com a finalidade de regenerar articulações.

2. Mecanismos de ação da glicosamina

Em laboratório, a glicosamina é capaz de estimular a produção de cartilagem articular e inibir a sua degradação. Ela também poderia favorecer a produção de ácido hialurônico, um lubrificante e "nutriente" articular importante. No plano médico, a glicosamina é utilizada principalmente para aliviar a artrite (inflamação das articulações).

3. Avaliação científica da eficácia da glicosamina

Em uma revisão recente de numerosos estudos científicos, **Poolsup** (2005) concluiu que a glicosamina retarda a progressão da artrite e reduz a dor associada e, ao mesmo tempo, facilita a mobilidade articular. A glicosamina não causa mais efeitos secundários que um placebo.

Um dos estudos mais importantes comparou a eficácia de uma ingestão única diária de 1.500 mg de glicosamina à de um placebo durante três anos em mais de duzentos pacientes com artrite no joelho (**Reginster**, 2001). Por causa do consumo da glicosamina, os parâmetros subjetivos da dor e da mobilidade melhoraram 24%, enquanto foi observada uma deterioração de 9% com o placebo. Parâmetros mais objetivos, como o tamanho do espaço interarticular, também foram mensurados. Quanto menor o espaço interarticular, maior a degeneração da articulação e da cartilagem. O osso acaba atritando contra a articulação. Com o placebo, esse espaço diminuiu em média 0,31 mm em três anos, enquanto permaneceu quase estável (diminuição de apenas 0,06 mm) no grupo glicosamina. Com o placebo, 30% dos indivíduos apresentaram uma diminuição do espaço interarticular classificada como grave (diminuição superior a 0,5 mm). Ela foi 50% menor no grupo glicosamina.

Essas diferenças sugerem uma ação de fundo da glicosamina sobre as cartilagens. Esses resultados são bem similares aos obtidos por **Pavelka** (2002) em um outro estudo realizado também durante três anos.

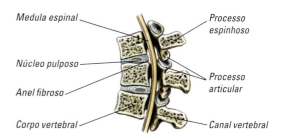

Durante flexões vertebrais, o disco é pinçado na frente e apresenta maior espaço atrás. O líquido do núcleo pulposo migra para trás e pode comprimir os elementos nervosos (ocorre então a ciatalgia).

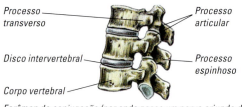

Processo transverso
Processo articular
Disco intervertebral
Processo espinhoso
Corpo vertebral

Forâmen de conjugação (por onde passa um nervo oriundo da medula espinal).

A eficácia da glicosamina também foi avaliada contra a dorsalgia (**Tant**, 2006). Durante doze semanas, indivíduos sedentários com dorsalgia utilizaram glicosamina. Oito dos dezessete usuários de glicosamina constataram uma melhoria na sua qualidade de vida.

Ainda não existe consenso sobre a eficácia do uso da glicosamina. As variações dos efeitos da glicosamina talvez sejam explicadas pelas dificuldades encontradas para aumentar o nível intra-articular dessa substância após seu uso oral (**Biggee**, 2006). Apesar de a absorção da glicosamina ser de aproximadamente 90%, somente uma quantidade de 0,4% poderia efetivamente ser encontrada na articulação.

Para tentar atenuar esse problema, existem cremes de glicosamina disponíveis. Durante oito semanas, pacientes com artrite no joelho aplicaram um creme composto de glicosamina + condroitina + cânfora ou então um placebo (**Cohen**, 2003). Uma diminuição gradual da dor foi observada ao longo das semanas em virtude do uso do creme com o princípio ativo. Essa redução foi duas vezes mais significativa que com o placebo.

4. Os benefícios da glicosamina para o atleta são apenas especulações

No universo esportivo, vários dos suplementos abordados a seguir, assim como a glicosamina, foram inicialmente utilizados em grande escala em cavalos de corrida. Em seguida, seu uso foi expandido para o homem. A utilização de glicosamina é originária de uma extrapolação de seus efeitos positivos observados em pessoas com artrite, mas nada prova que os mecanismos de degradação articular que levam à artrite são os mesmos que afetam os atletas. No entanto, se a glicosamina reduz a degeneração articular associada ao envelhecimento, ela também não seria capaz de proteger cartilagens comprometidas pelos esforços repetitivos? Embora essa hipótese pareça razoável, **faltam estudos científicos com atletas confirmando a eficácia da glicosamina (assim como a da maior parte de outros suplementos ditos "protetores articulares").** Somente um estudo realizado com militares que apresentavam problemas no joelho ou dorsalgia mostrou que o uso concomitante de 1,5 g de glicosamina + 1,2 g de condroitina durante dezesseis semanas reduziu a dor associada a esses distúrbios (**Leffler**, 1999). Entretanto, essa melhoria dos sintomas não se traduziu numa melhoria do desempenho físico.

5. Como utilizar a glicosamina?

Muitos atletas começam a se preocupar com suas articulações apenas quando a dor já está bem instalada. A ação da glicosamina é observada somente após semanas ou mesmo meses de utilização. Por essa razão, a glicosamina não é muito eficaz para reduzir a dor rapidamente. Como as pesquisas sugerem, **a glicosamina é mais eficaz em sua pre-**

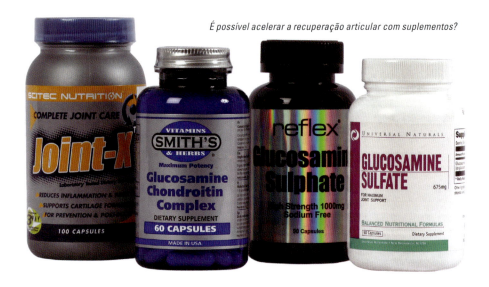

É possível acelerar a recuperação articular com suplementos?

venção do desgaste da cartilagem do que a reconstituição daquilo que foi destruído. Por essa razão, parece importante não esperar que os problemas se manifestem para começar a se preocupar com as articulações. Parece mais sensato utilizar a glicosamina como suplemento preventivo para evitar os problemas do que tentar acelerar a recuperação articular. A utilização da glicosamina pode, portanto, estar ligada ao volume de treinamento; seu uso deve ser mantido enquanto as articulações forem maltratadas.

Existem várias formas de glicosamina. As mais utilizadas são o sulfato de glicosamina, o cloridrato de glicosamina e a N-acetilglicosamina. Segundo **Hoffer** (2001), o uso de sulfato de glicosamina deve ser privilegiado, pois a quantidade de sulfato explicaria certos efeitos da glicosamina. As pesquisas contra artrite utilizam freqüentemente uma dose de 1.500 mg de glicosamina por dia. O ideal é utilizar

> **Atenção**
> 1.500 mg de glicosamina não equivalem a 1.500 mg de sulfato de glicosamina. A parte sulfato representa aproximadamente um terço do suplemento. É necessário dar atenção a isso ao comparar os preços dos diversos fabricantes. Controle bem o teor exato de uma dose, que deve ser de aproximadamente 500 mg de glicosamina, isto é, 750 mg de sulfato de glicosamina. Por outro lado, os suplementos de glicosamina são sintetizados a partir de carapaças de crustáceos. Trata-se de um dado que as pessoas alérgicas a frutos do mar devem levar em conta.

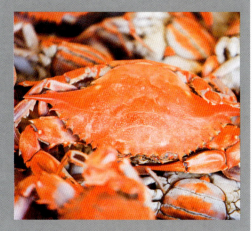

500 mg, três vezes ao dia. Trata-se da dosagem preconizada também para os atletas, sem que tenha sido estabelecida cientificamente.

Condroitina

Como vimos anteriormente, a glicosamina pode ser combinada à condroitina, outra substância precursora dos glicosaminoglicanos (**Cohen**, 2003). O sulfato de condroitina é um dos constituintes da cartilagem. O principal estudo relatando sua eficácia é o de **Mathieu** (2002). Durante dois anos, trezentos pacientes com artrite utilizaram condroitina ou um placebo; 800 mg de condroitina foram consumidos como dose oral única diária. No final de dois anos, as medidas da cartilagem revelaram uma diminuição de aproximadamente 5% de sua espessura média com o placebo. Essa deterioração foi prevenida com o consumo da condroitina. Como com a glicosamina, uma ação de fundo parece realmente existir. Embora esse e outros estudos revelem certa eficácia da condroitina, existe ao menos um que não detectou qualquer melhoria na qualidade de vida dos usuários. A utilização da condroitina, sobretudo pelo atleta, é ainda mais controversa que a da glicosamina. De fato, existem incertezas no tocante ao uso da condroitina.

▶ A condroitina foi menos bem avaliada cientificamente que a glicosamina.
▶ A absorção da condroitina é menor do que a da glicosamina.
▶ A condroitina é visivelmente mais cara que a glicosamina.
▶ Os mecanismos de ação da glicosamina e da condroitina parecem ser relativamente similares. Não existe necessariamente uma sinergia de ação além do aumento da dosagem que ocorre de maneira mecânica, decorrente da adição de condroitina à glicosamina.

> **Conclusão**
> Parece sensato privilegiar em primeiro lugar a glicosamina. Se o seu orçamento permitir ou se houver realmente necessidade, a condroitina poderá eventualmente ser adicionada.

MSM

O MSM ou metilsulfonilmetano é um suplemento rico em enxofre. O MSM está presente em pequena quantidade nos alimentos ricos em enxofre, como os ovos. Ele também está presente no leite, no café etc., mas nenhum desses alimentos fornece o suficiente para haver alguma eficácia. O MSM foi ainda menos estudado que a condroitina no que diz respeito a seus efeitos positivos, mas também em relação aos efeitos secundários. Parece que o MSM atua mais rapidamente contra a dor que a glicosamina, mas sem possuir a ação de fundo desta. O MSM atuaria mais como antiinflamatório e antioxidante que como agente de "regeneração" articular. No entanto, **Kim** (2006) mostrou certa eficácia do MSM a curto prazo, mas sem se pronunciar sobre os efeitos a longo prazo nem sobre sua inocuidade. A adição de MSM à glicosamina parece aumentar a eficácia desta, acelerando sua ação antiartrite (**Usha**, 2004).

Frente à falta de conhecimento e de estudos sobre o MSM, é preciso ter prudência, sobretudo no que diz respeito ao uso via oral. Apesar de existirem disponíveis cremes à base de MSM, sua absorção cutânea é questionada pela pesquisa científica.

Gelatina de origem animal

Historicamente, a gelatina foi o primeiro complemento alimentar destinado ao tratamento de problemas articulares; ela já era aconselhada na literatura do século XII. A gelatina é uma proteína considerada de baixo valor biológico. Essa falta de qualidade é explicada pela ausência de triptofano e seu pequeno teor de metionina (dois aminoácidos essenciais). Por outro lado, ela é muito rica em glicina (que representa 27% dos aminoácidos), prolina (16%), hidroxiprolina (14%), ácido glutâmico (12%) e arginina (10%). Se a gelatina é algumas vezes adicionada aos suplementos ditos "protetores articulares", isso se deve à sua riqueza em glicina, prolina e hidroxiprolina. A gelatina apresenta a vantagem de ser barata e disponível por quilo nas lojas especializadas em suplementos.

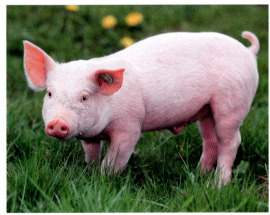

Gelatina para as nossas articulações.

A gelatina é uma proteína oriunda do colágeno presente, por exemplo, nos ossos e na pele do porco[16]. Isso explica seu perfil de aminoácidos tão particular, que servem como precursores do colágeno nas nossas articulações. Demonstrou-se que no animal, após o uso de gelatina, esses aminoácidos eram encontrados em grande quantidade nas articulações. É legítimo esperar que ela produza um efeito benéfico, mas infelizmente a realidade é mais contrastante.

Trezentos pacientes com artrite receberam diariamente 10 g de gelatina ou um placebo durante 24 semanas (**Moskowitz**, 2000). No conjunto do grupo, a gelatina não apresentou qualquer ação superior à do placebo. Nos pacientes menos atingidos pela artrite, o placebo se mostrou superior à gelatina. Por outro lado, a gelatina foi nitidamente mais eficaz em pacientes cuja artrite era mais grave. Essa melhoria ainda persistia por oito semanas após a interrupção do uso, o que sugere uma ação de fundo por parte dessa proteína.

Um pequeno estudo foi realizado com esportistas (**Pearson**, 2000). Atletas jovens que sofriam do joelho receberam diariamente 10 g de gelatina ou um placebo durante oito semanas. Nenhuma melhoria foi detectada no grupo placebo, enquanto no grupo gelatina foi observado um aumento da mobilidade no joelho dolorido. A dose de 10 g utilizada uma ou várias vezes ao dia parece ser aceita unanimemente. Tendo em conta seu baixo custo, seria interessante uma alternativa para aproveitar seus potenciais benefícios.

Ácidos graxos

As gorduras de peixe ricas em ômega 3 (ver capítulo III) parecem ser um meio simples de limitar uma inflamação leve das articulações. A ingestão de azeite de oliva (**Berbert**, 2005) ou de vitamina E (**Tidow-Kebritchi**, 2001) poderia aumentar os efeitos positivos do ômega 3 sobre as articulações. As doses diárias atualmente citadas nos estudos variam de 2 a 10 mg. O ômega 6 sob a forma de GLA (ver capítulo III) também poderia ter certa eficácia (**Zurier**, 1996). Ao contrário dos medicamentos antiinflamatórios como o ácido acetilsalicílico, os ácidos graxos ômega 3 e 6 exercem uma ação a longo prazo. Assim como a glicosamina, eles são mais eficazes na prevenção dos problemas do que em sua cura; não se deve esperar milagre imediato. Mesmo que não seja para as articulações, uma suplementação de ácidos graxos essenciais parece ser de qualquer modo importante para o esportista.

Ácidos graxos acetilados

Os ácidos graxos acetilados ainda não foram muito disseminados na Europa, particularmente na França. Contudo, quatro publicações científicas apóiam a sua eficácia, ao menos sobre as dores articulares decorrentes da artrite. No caso de pacientes cujos joelhos são afetados pela artrite, o

---

[16] N.R.: Está presente também no nosso organismo e no de muitos animais.

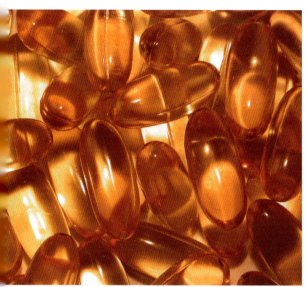

Os ácidos graxos têm um papel importante para a saúde do atleta.

uso de creme contendo essas substâncias permite a obtenção de um alívio e de um aumento da mobilidade, trinta minutos após a aplicação (**Kraemer**, 2004). **A rapidez da ação do creme indica que ele combate principalmente a dor**, pois nenhuma ação de fundo pode ser obtida tão rapidamente. Deve-se notar que o grupo placebo também apresentou um alívio, porém menos acentuado, trinta minutos após a aplicação. Isso ilustra a eficácia da massagem para combater a dor articular. Após trinta dias de utilização, a superioridade do creme ativo sobre o placebo continua visível. A longo prazo, esses ácidos graxos poderiam reduzir os fenômenos inflamatórios, mas nenhum estudo em humanos explorou uma eventual ação regeneradora sobre a articulação.

Os ácidos graxos acetilados também podem ser utilizados via oral. Em pacientes com artrite no joelho há no mínimo quatro anos, sua utilização durante 68 dias (1 g pela manhã + 1 g à tarde) melhorou a capacidade de flexão do joelho, mas sem a possibilidade de realizar o movimento de extensão completa, em comparação ao placebo (**Hesslink**, 2002). Portanto, não parece prudente contar exclusivamente com eles para reduzir os problemas articulares.

Cremes termoterapêuticos

A incidência de lesões é maior no inverno que no verão. Com o objetivo de prevenção, o atleta deve compensar a diferença sazonal da temperatura. Daí a idéia do uso de cremes termoterapêuticos. Eles são freqüentemente feitos à base de cânfora ou de mentol. Pesquisas confirmam que os cremes termoterapêuticos elevam levemente a temperatura do músculo e aumentam a circulação sanguínea no local (**Hong**, 1991). A utilização desses cremes está classi-

ficada na categoria de aquecimento passivo, contrário ao aquecimento ativo, que requer uma ação muscular. Embora o aquecimento ativo seja mais eficaz que o passivo, este, entretanto, prepara melhor a musculatura e a articulação para o esforço que uma ausência total de aquecimento. O aquecimento passivo facilita e reforça os efeitos do aquecimento ativo. A aplicação de um creme aquecedor sobre uma articulação que temos dificuldade de "acordar" é uma boa idéia, principalmente no inverno.

> ▶ **Atenção**
>
> Os cremes termoterapêuticos também poderiam ter uma ação local levemente anestésica (Taniguchi, 1994). Essa ação deve ser levada em conta para não acentuar uma lesão muscular ou articular inicial. Também não devemos esquecer que substâncias como a cânfora são tóxicas quando absorvidas via oral, particularmente pelas crianças. Portanto, não deixe o tubo de creme largado se você tiver uma criança e lave as mãos após cada aplicação.

Silício

O silício vem ganhando popularidade rapidamente, mais na Europa que nos Estados Unidos. Ele tem um papel importante na formação do tecido conjuntivo, o que lhe confere status na solidez das articulações e dos ossos. Alimentos como a cerveja ou as bananas são bons fornecedores desse mineral (**Jugdaohsingh**, 2002). No caso do atleta, **Nasolodin** (1987) mostrou que o exercício aumenta a perda de silício pela urina. Cremes e soluções orais de silício estão disponíveis para suplementar seu consumo. Não conhecemos nenhum estudo publicado em revistas científicas que apóie a eficácia do silício para o atleta. Por outro lado, em se tratando de cavalos de corrida, a suplementação oral de silício durante oito semanas permite elevar o nível plasmático e melhorar o desempenho. A redução do número de lesões parece explicar essa melhoria do desempenho (**Wallace**, 2006). No atleta, a aplicação local de silício sobre as articulações atuantes, antes e após um esforço, parece acelerar a recuperação. No entanto, trata-se de uma constatação que não constitui prova científica.

Outros suplementos apresentados como protetores articulares

Os antioxidantes também são assim preconizados, pois existe uma correlação grande entre o nível elevado de radicais livres nas articulações e a velocidade de degeneração da cartilagem (**Heliovaara**, 1994). Trata-se de uma razão suplementar para que sejam utilizados pelo atleta. No entanto, não devemos contar com eles quando treinamos de maneira séria. Essa observação também pode ser aplicada a uma lista de complementos apresentados a seguir. Alguns estudos, mas não todos, mostraram certa eficácia de suplementos como os aminoácidos sulfurosos, entre eles a metionina e a cisteína, a cartilagem de tubarão ou ainda os extratos de abacate e de soja.

PREVENÇÃO DE LESÕES MUSCULARES

Além das lesões articulares, as dores musculares também são um grande problema para o atleta. Uma boa recuperação e um bom aquecimento são primordiais para se evitar esses problemas. Qual é o papel dos suplementos nutricionais? A incidência de lesões em jogadores de futebol americano de alto nível que treinaram durante tempo quente foi observada por quatro meses (**Greenwood**, 2003). Alguns jogadores receberam uma suplementação de creatina (0,3 g por kg de peso corporal durante cinco dias e, em seguida, 0,03 g por kg durante 115 dias), e outros receberam um placebo.

- As lesões musculares afetaram 66% dos jogadores do grupo placebo contra 19% do grupo creatina.
- Os problemas de tensão muscular afetaram 50% dos usuários do placebo contra 19% do grupo creatina.
- Com o placebo, 69% apresentaram lesões (não induzidas por um contato físico) contra 27% dos usuários de creatina.
- No total, 69% dos jogadores do grupo placebo faltaram ao menos em um treinamento por causa de problemas físicos, contra 45% dos jogadores do grupo creatina.

Uma parte dos benefícios da creatina poderia ser explicada por uma melhoria da "adaptação" muscular que ela gera (este último termo técnico poderíamos explicar, de uma maneira não totalmente exata, como uma diminuição da rigidez). A aceleração da regeneração muscular induzida pela creatina também poderia contribuir para esses resultados.

No estudo realizado por **Flakoll** (ver capítulo I), o uso de proteínas/carboidratos imediatamente após o esforço físico reduziu os problemas articulares ou musculares em 37% em comparação ao placebo. Esse efeito benéfico da combinação proteínas/carboidratos é explicado por uma melhoria da qualidade da recuperação.

PRESERVE SUA ESTRUTURA ÓSSEA

Assim como nossos músculos são forçados de maneira local quando solicitados, a massa óssea se desenvolve principalmente em torno das articulações solicitadas pela atividade física. Por exemplo, um jogador de tênis destro aumentará sua densidade mineral óssea (DMO) no membro superior direito. A corrida a pé atuará principalmente sobre os membros inferiores etc.

Um grande número de atividades físicas produz uma ação favorável sobre o esqueleto, aumentando a densidade mineral óssea. Trata-se em particular dos esportes de força. Os esportes de *endurance*, ao contrário, sobretudo quando são extremos, podem provocar uma fragilização e não um reforço ósseo. **Bennell** (1996) levantou várias pistas que poderiam explicar esse problema:
- Fornecimento inadequado de cálcio pela dieta.
- Aumento em especial das perdas.
- Fornecimento energético muito pequeno.
- Baixa porcentagem de gordura.
- Flutuações hormonais pouco favoráveis para os ossos.

Além do aumento do fornecimento calórico, dois tipos de suplementos nutricionais se distinguem aqui: o cálcio e as proteínas.

Jogadores universitários de basquete foram acompanhados durante um período de dois anos (**Klesges**, 1996). Cada sessão de treinamento causava uma perda de 422 mg de cálcio por meio da transpiração. Essa maior perda se tra-

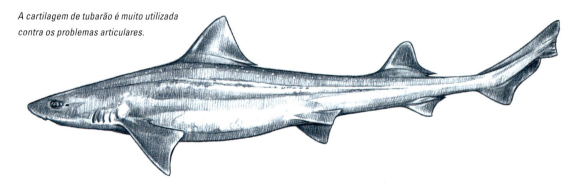

A cartilagem de tubarão é muito utilizada contra os problemas articulares.

duziu por uma desmineralização óssea de 6% durante uma temporada. A perda ultrapassou 10% nas coxas. Quando o consumo de cálcio foi aumentado para 2 g por dia, essa desmineralização foi prevenida e os ossos, reforçados. **A suplementação também aumentou o ganho de massa muscular**; essa ação do cálcio poderia ser explicada por uma ação inibidora da secreção de PTH (ver capítulo II).

A suplementação com cálcio sob a forma líquida, imediatamente antes e durante um esforço de *endurance* de uma hora, a 80% do VO_2 máx., por triatletas de alto nível do sexo masculino, reduziu a incidência de alterações ósseas que iniciam durante o esforço e que continuam em seguida (**Guillemant**, 2004).

Ballard (2005) mostrou que o aumento do consumo de proteínas de 1,1 g por kg para 2,2 g, por homens e mulheres jovens que seguiam um programa de musculação e de condicionamento cardíaco durante seis meses, estava associado a um maior reforço da densidade óssea que o apresentado pelo grupo que se manteve com a dosagem de 1,1 g.

VI SUPLEMENTOS EMAGRECEDORES

Imagine um mundo onde você fosse obrigado a despender constantemente mais dinheiro do que você ganha. Não se trata de um sonho. Gastar mais do que você ganha é exatamente o que você deve fazer para emagrecer. É mais fácil dizer que fazer, pois as estatísticas norte-americanas mostram que aproximadamente 30% dos homens e 45% das mulheres preocupam-se em perder peso.

Retorno à realidade

É necessário perceber que, se você acumulou um excesso de calorias durante cinco, dez ou vinte anos, não será possível restabelecer as coisas em uma ou duas semanas. As pessoas que esperam fórmulas miraculosas são presas fáceis para os vendedores de suplementos ou de regimes "revolucionários".

A natureza colocou numerosos obstáculos entre você e a perda de gordura. Suplementos alimentares têm como objetivo facilitar a ultrapassagem desses obstáculos (os suplementos que funcionam). Nenhum suplemento fará o trabalho por você; sua melhor arma contra os quilos a mais, além de bons conhecimentos sobre nutrição, é a sua vontade – e, com relação a isso, nenhum suplemento poderá lhe ajudar. É necessário que você a encontre dentro de si mesmo e, ao mesmo tempo, tenha em mente que a natureza fará de tudo para rebaixar a sua moral ao longo dos dias. Para isso, ela está incrivelmente preparada.

TODOS OS REGIMES FUNCIONAM – SÓ NO INÍCIO

É necessário saber que, em um primeiro momento, todos os regimes são eficazes para perder peso. No entanto, você não deve confundir perda de peso com perda de gordura. Nem todas as perdas de peso são induzidas por uma redução das reservas de gordura. Uma restrição calórica reduzirá o seu peso de modo mecânico. Isso é explicado por uma dupla ação:

▶ O aparelho digestório esvaziará progressivamente.
▶ A retenção de água no corpo se tornará menor por causa da diminuição das reservas de glicogênio, que retém água nos músculos.

Após as primeiras semanas, as coisas se complicam.

A DUPLA DA ELIMINAÇÃO DE GORDURA

A eliminação de quilos de gordura ocorre em dois momentos:

▶ Primeiramente, é necessário que as gorduras sejam mobilizadas[1], isto é, que elas saiam de suas reservas (os adipócitos). É a adrenalina e a noradrenalina (dois hormônios que pertencem à classe das catecolaminas), que atuam sobre os receptores betaadrenérgicos, que se encarregam de mobilizar as gorduras.
▶ Os ácidos graxos vão para o sangue e circulam até serem captados pelos tecidos (músculos, fígado), que os utilizam como combustível. Uma vez nos tecidos "consumidores", os ácidos graxos são oxidados, isto é, transformados em energia.

As pesquisas médicas mostraram que menos de um terço da gordura mobilizada é efetivamente oxidado. Os dois terços de ácidos graxos restantes retornam à sua origem: o tecido adiposo. **Portanto, o fator limitante do regime está na oxidação de gorduras**, isto é, na capacidade do corpo de utilizar a gordura como combustível, em vez de carboidratos ou proteínas. Se o corpo não conseguir utilizar bem suas gorduras para compensar o déficit energético, o indivíduo apresentará fadiga e aumento do apetite.

De fato, as pesquisas sugerem a existência de uma relação inversa entre a capacidade de oxidação do corpo e o apetite. Quanto maior for a capacidade oxidativa, menor é o apetite. Já a dificuldade para queimar gordura está associada a uma maior eficácia de armazenamento de gorduras e a um maior apetite. A prática regular de uma atividade física aeróbia irá aumentar progressivamente a capacidade oxidativa dos músculos, o que facilitará também o regime.

---

[1] N.R.: Lipólise.

Perda de peso

LUTE CONTRA OS SEIS PROBLEMAS LIGADOS AO REGIME

Apesar de o regime ser uma das alternativas para lutar contra o sobrepeso, ele também pode gerar problemas. A seguir, apresentaremos os seis principais, que podem ser atenuados com o uso de alguns suplementos.

1. Diminuição do metabolismo

A redução energética do regime se traduz rapidamente numa redução do gasto calórico. Falamos então da diminuição do metabolismo. O meio utilizado pelo corpo para reduzir seu gasto energético é restringir a produção de hormônios tireoidianos. Essa baixa do nível de atividade da tireóide causa uma redução da temperatura corporal. De certa forma, é como se você reduzisse a temperatura do termostato de um aquecedor para reduzir a conta da energia elétrica. Concretamente, você sente isso por causa de uma maior sensibilidade ao frio. O estudo SU.VI.MAX mostrou que a atividade tireoidiana já não é muito vigorosa, mesmo sem regime. Uma baixa suplementar da atividade tireoidiana será muito contraproducente para o regime. Alguns suplementos são promovidos como capazes de reativar o metabolismo. São, sobretudo, plantas termogênicas estimulantes.

2. Utilização reduzida de gorduras

Atuando sobre os receptores betaadrenérgicos, a noradrenalina e a adrenalina promovem a mobilização das gorduras do tecido adiposo. Contudo, quanto mais o regime evolui, menor é a secreção desses hormônios lipolíticos (mobilizadores de gordura). A noradrenalina parece ser mais afetada que a adrenalina. Em apenas quatro semanas de regime, podem ser observadas reduções significativas dessas duas catecolaminas. Essa diminuição pode se traduzir em fadiga. A prática de exercícios físicos além do regime é um meio de reestimular a secreção de catecolaminas. A utilização de termogênicos também tem como objetivo favorecer a secreção.

3. Aumento do apetite

Com a manifestação da fadiga e da irritabilidade[2], a vontade de comer aumenta progressivamente. Você enfrenta então uma situação impossível de ser administrada, o que explica a maioria dos fracassos dos regimes. Em seguida, ocorre freqüentemente um ganho de peso significativo associado ao sentimento de culpa. De fato, você exigiu demais do seu corpo. Alguns suplementos ajudarão a diminuir[3] essa sensação de fome, mas unicamente no contexto de um regime moderado e razoável.

Além da incapacidade de compensar o déficit energético por meio do seu combustível de gordura, o aumento do apetite também pode ter como origem carências de micronutrientes. É por essa razão que uma suplementação de vitaminas e minerais pode ser considerada.

4. Perda de massa magra

Friedlander (2005) relatou uma perda de peso corporal de aproximadamente 4 kg em homens normais após um regime de 21 dias em que foi diminuído o fornecimento calórico em 40%. Quase a metade desse peso era constituída por músculo e massa óssea. O metabolismo basal diminuiu em 10%. A perda de massa magra nas mulheres é geralmente maior que nos homens.

A perda muscular está diretamente ligada à redução calórica e também à incapacidade de utilizar bem as gorduras. O risco de perda de massa óssea durante um regime é explicado de várias maneiras (**Shapses**, 2006):
- A secreção de hormônios que favorecem a ossatura tende a baixar.
- A produção de hormônios que destroem os ossos aumenta.
- O consumo de cálcio diminui.
- Nossa capacidade digestiva de assimilar cálcio diminui.

> **A utilização de cálcio e proteínas ajudará a preservar a massa magra.**

5. Desequilíbrio acidobásico

Durante um regime, a saída excessiva de ácidos graxos do tecido adiposo pode diminuir o pH do sangue (ficaria menos alcalino). Os regimes para emagrecer do tipo hiperprotéicos, embora sejam os mais eficazes para a perda do peso corporal, também podem originar esse fenômeno. A redução do fornecimento de carboidratos acentuará ainda

---

[2] N.R.: Em grande parte por causa da deficiência de carboidratos na dieta.

[3] N.R.: Ou mesmo mascarar.

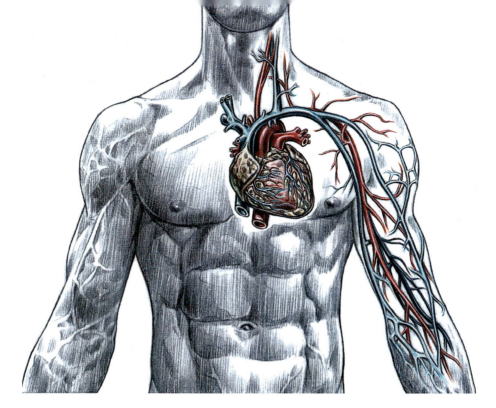

mais esse processo. Conseqüentemente, o equilíbrio acido-básico do sangue será modificado pelo regime. Trata-se de um efeito secundário indesejável. De fato, em um meio ácido, a eliminação de gorduras se torna mais lenta, enquanto a perda muscular é favorecida. A ingestão de bicarbonato de sódio (ver capítulo II) permite reequilibrar o pH sanguíneo, o que se traduzirá por um menor catabolismo muscular e ósseo e também uma aceleração da perda de gorduras.

6. Problemas cardiovasculares

O sobrepeso está freqüentemente associado a um aumento de complicações cardiovasculares. Um regime hipocalórico deveria remediar esse problema. Contudo, um regime pode paradoxalmente elevar a concentração plasmática de homocisteína (um aminoácido sulfuroso cujo aumento do nível no organismo é um fator de desencadeamento de problemas cardiovasculares). O uso de três vitaminas (ácido fólico, vitamina B_{12} e vitamina B_6) durante o regime ajuda a prevenir esse aumento e também a baixar o nível (**Henning**, 1998).

SUPLEMENTOS TERMOGÊNICOS ESTIMULANTES

Trata-se da classe dos suplementos mais utilizados em regimes para perda de peso. Se o seu caráter estimulante é desejado, é ele também que explicará os efeitos secundários que lhe são associados. Observe que os suplementos termogênicos serão mais eficazes se você praticar uma atividade física regular. Uma das razões poderia ser o aumento da densidade de receptores betaadrenérgicos e uma diminuição de receptores alfa-2-adrenérgicos (ver adiante).

Cafeína

Nós a encontramos pura ou sob a forma de planta (por exemplo, o guaraná contém de 3 a 8% de cafeína, ou mesmo mais). Para os homens, a ingestão de 200 mg de cafeína aumenta o metabolismo basal (e conseqüentemente o nível do gasto calórico) em 7% ao longo de três horas (**Koot**, 1995). Ela também aumenta a temperatura corporal, o que explica uma parte desse gasto energético. Finalmente, ela ajuda na mobilização de gorduras e também na oxidação de uma parte delas. Tanto no homem quanto na mulher, o efeito

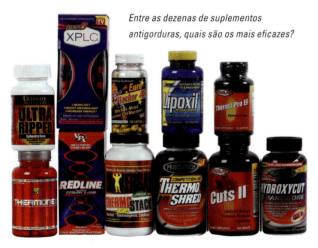

Entre as dezenas de suplementos antigorduras, quais são os mais eficazes?

emagrecedor produzido pela cafeína é maior nos indivíduos jovens que nos mais velhos. Os esportistas apresentam um efeito antigordura maior que os indivíduos sedentários. **Lopez-Garcia** (2006) mostrou, durante um acompanhamento de doze anos de aproximadamente 30.000 indivíduos, que aqueles que consumiam uma quantidade maior de cafeína ganhavam menos peso que os que diminuíram o seu consumo. Este fenômeno é particularmente acentuado nos homens jovens e nas mulheres com sobrepeso, principalmente quando estas possuem o hábito de fumar.

Erva-mate

A erva-mate é rica em mateína, uma substância próxima da cafeína. A vantagem da erva-mate é que ela tende a reduzir a freqüência cardíaca, enquanto muitos estimulantes emagrecedores produzem o efeito inverso. A ingestão de 1,5 g de erva-mate aumenta a fração de gordura utilizada no gasto energético, mas não o gasto calórico total (**Martinet**, 1999). Ao contrário, 2,7 g de guaraná (dosado a 4% de cafeína) aumentam o gasto calórico, mas diminuem a parte das gorduras oxidadas. Portanto, existe uma complementaridade entre essas duas plantas. No caso dos indivíduos saudáveis, a ingestão de erva-mate (336 mg) + guaraná (285 mg) prolonga a duração do esvaziamento gástrico em 53%, o que irá reduzir a velocidade da digestão e também a vontade de comer (**Andersen**, 2001). Durante 45 dias, indivíduos utilizaram essa combinação três vezes ao dia, antes das principais refeições. O resultado foi uma perda de peso de 5 kg, contra 300 g com o uso de um placebo. O prolongamento do uso por um ano não aumentou a perda de gorduras, mas foi associado a uma estabilização do peso.

Chá verde

Os efeitos do chá verde assemelham-se muito aos efeitos da cafeína, mas são atenuados. Aliás, é provável que uma das funções emagrecedoras do chá verde possa ser atribuída à cafeína. Se o chá permanece verde é porque, ao contrário do chá preto, ele não é fermentado. O chá verde é um pouco menos rico em cafeína (menos de 2,6 g por 100 g de extrato seco) que o chá preto (mais de 3,5 g por 100 g), mas claramente mais rico em catequinas (12 g contra 2 g por 100 g). As catequinas são provavelmente o composto que explica uma grande parte da ação termogênica e antigordura do chá verde. Para os homens, a ingestão de chá verde contendo 150 mg de cafeína + 375 mg de catequinas pela manhã, à tarde e à noite aumentou o nível do gasto calórico em 4% ao longo de 24 horas (**Dulloo**, 1999). Quando esses mesmos indivíduos utilizaram somente 150 mg de cafeína, não foi observada qualquer ação sobre o gasto energético. Isso coloca em evidência a ação original das catequinas. É necessária uma quantidade de 600 mg a 1 g de cafeína para reproduzir essa ação do chá verde. Por outro lado, parece existir uma sinergia entre as catequinas e a cafeína, o que explicaria por que é freqüente encontrarmos suplementos que combinam, por exemplo, o chá verde com o guaraná.

No caso de pacientes moderadamente obesos, a ingestão de chá verde rico em catequinas durante três meses permitiu uma perda média de peso corporal de 4,6% (**Chantre**, 2002). O que muitos estudos colocam em evidência é que essa perda de peso ocorre principalmente em torno da cintura. Neste caso, o diâmetro da cintura diminuiu 4,5%. No entanto, para mulheres com sobrepeso que seguiam um regime, a ingestão de chá verde não acentuou a perda de peso corporal em comparação ao consumo de um placebo (**Diepvens**, 2005). Isso poderia ser explicado pelo aumento do apetite das que utilizaram o chá verde.

Citrus aurantium (flor de laranja amarga)

O *Citrus aurantium* contém vários princípios ativos capazes de explicar sua ação sobre a perda de gordura. O

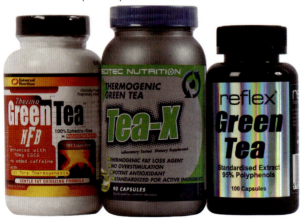

A perda de peso: uma nova faceta do chá verde.

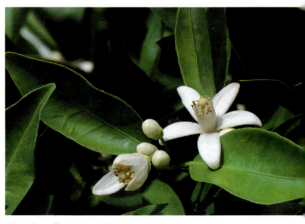

Atenção ao Citrus aurantium.

principal é a sinefrina (composição próxima da adrenalina). Ele também contém a octopamina (composição próxima da noradrenalina). Desse modo, o *Citrus aurantium* irá produzir efeitos sobre o coração e sobre a pressão arterial. Os indivíduos com problemas cardíacos[4] devem evitar o seu uso. A falta de estudos avaliando sua ação antigordura e seu risco potencial para a saúde exige prudência em relação à sua utilização.

Quando nos alimentamos, uma parte das calorias ingeridas é eliminada sob a forma de calor. Quanto maior for a parte eliminada dessa maneira, maior a facilidade para manter a linha. Nas mulheres, essa termogênese é 25% menor em comparação à dos homens. Elas eliminam menos de 9% das calorias ingeridas, contra 11% no caso dos homens. A utilização de *Citrus aurantium* (contendo 26 mg de sinefrina) permite que as mulheres atinjam a taxa de gasto calórico dos homens. Por outro lado, nos homens, o *Citrus aurantium* não aumenta o gasto quando ingerido com as refeições. Utilizado fora das refeições, o *Citrus aurantium* provoca um gasto calórico nos homens duas vezes superior ao das mulheres. **Portanto, os homens se beneficiam ao utilizar essa planta fora dos horários das refeições enquanto as mulheres podem utilizá-la antes delas**.

Colker (1999) avaliou o impacto de uma combinação de 975 mg de *Citrus aurantium* + 528 mg de cafeína + 900 mg de hipérico em indivíduos que consumiam 1.800 calorias por dia durante seis semanas. Três treinamentos físicos semanais de 45 minutos foram realizados. Por causa da combinação das plantas, eles eliminaram 3 kg de gordura, contra quase nada com o uso de um placebo. O nível do consumo calórico com placebo diminuiu 3% em virtude do regime, enquanto, com as plantas, ele aumentou 3%. Nenhum efeito secundário foi observado pelos pesquisadores.

> ▶ **Atenção**
> O hipérico é uma planta com ação antidepressiva. Ela entra nessa combinação de substâncias emagrecedoras porque a depressão está freqüentemente associada a um aumento do consumo alimentar. O benefício que ela apresenta para os regimes é extremamente controverso, principalmente em indivíduos não-depressivos. Ela parece não ter lugar no arsenal antigordura.

---
[4] N.R.: Também portadores de hipertensão.

Forscolina

Extraída de uma planta chamada *Coleus forskoli*, a forscolina estimula a atividade de uma enzima capaz de aumentar o nível de AMPc (adenosina monofosfato cíclico). É o AMPc que comandará a saída de ácidos graxos do tecido adiposo. Poucos estudos publicados examinaram a ação da forscolina. **Godard** (2005) administrou 250 mg de *Coleus forskoli* (contendo 10% de forscolina) duas vezes ao dia e durante doze semanas para indivíduos com sobrepeso. Os indivíduos do grupo forscolina perderam em média 4,5 kg de gordura, contra apenas 500 g no caso dos indivíduos do grupo placebo. A forscolina é utilizada isoladamente em casos raros; do contrário, em mistura com outras plantas seu uso é freqüente.

Ioimbina para agir sobre as "zonas difíceis"

Os depósitos de gordura resistentes aos regimes caracterizam-se por uma pouca densidade de receptores beta-adrenérgicos e por uma concentração alta de receptores que impedem a mobilização de gorduras. Estes últimos são principalmente de duas ordens: os receptores alfa-2-adrenérgicos e os receptores de adenosina.

Para favorecer a lipólise é conveniente bloquear esses receptores com suplementos adequados. Uma atividade física regular e um regime já podem ajudar a diminuir a ação protetora dos receptores alfa-2. Para certas pessoas, isso não será suficiente. Daí a popularidade de suplementos que têm como alvo as "zonas difíceis". A ioimbina é o principal, por causa da sua capacidade de inibição dos receptores alfa-2. Por sua vez, a cafeína bloqueia os receptores de adenosina, embora também tenha sido sugerida uma ação sobre os alfa-2.

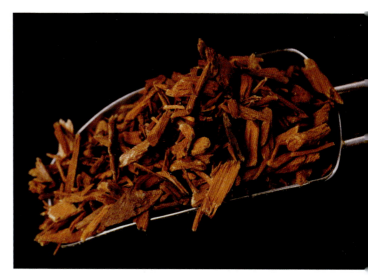

A ioimbina: para as zonas "difíceis".

A ioimbina é extraída da casca do *yohimbe*, uma árvore africana. Os extratos deveriam conter entre 1 e 4% de ioimbina, isto é, de substância ativa capaz de interagir com os receptores alfa-2. A mobilização de gorduras, particularmente nos zonas difíceis como a região superior da coxa, os quadris e as nádegas, é então favorecida. As pesquisas também mostraram que as gorduras subcutâneas, isto é, aquelas que são as mais visíveis, contêm duas vezes mais receptores alfa-2 que os depósitos gordurosos mais profundos, e, conseqüentemente, provocam menor descontentamento do ponto de vista estético (**Vikman**, 1996). A ioimbina também estimula a secreção de noradrenalina, hormônio que provoca a mobilização e a oxidação das gorduras. Atuando como vasodilatador dos vasos sanguíneos que irrigam o tecido adiposo, a ioimbina facilita a lipólise. De fato, quanto maior for o fluxo sanguíneo para o tecido adiposo, maior a capacidade de mobilizar os ácidos graxos. Os depósitos de gordura com menor irrigação, por outro lado, armazenarão mais gorduras, desenvolvendo-se mais rapidamente (**Galitzky**, 1993). A ioimbina também poderia atuar como redutor do apetite.

Além disso, a ioimbina tende a aumentar a secreção de insulina, sobretudo quando consumida com alimentos. A insulina inibe a mobilização e a utilização de gorduras, neutralizando os efeitos desejados. É por essa razão que o seu uso é freqüentemente recomendado antes de um esforço (**McCarty**, 2002). De fato, a ioimbina aumenta o gasto calórico ligado ao exercício, provavelmente por causa da sua ação termogênica. **Kucio** (1991) mostrou que o uso de 5 mg de ioimbina, quatro vezes ao dia, durante três semanas de um regime de 1.000 calorias por dia, permitiu uma perda de 3,5 kg de peso corporal, contra somente 2,1 kg para o grupo regime + placebo.

SUPLEMENTOS "TERMOGÊNICOS" NÃO-ESTIMULANTES

Cálcio

Mineral encontrado principalmente nos laticínios. Há dez anos, poucas pessoas relacionariam o cálcio com a porcentagem de gordura de um indivíduo. Foram os trabalhos publicados por **Zemel** (2000) que colocaram os holofotes sobre uma possível ação de fundo do cálcio sobre a adiposidade. Zemel começou por observar que o acúmulo intracelular de cálcio nas células adiposas ameniza a diminuição dos adipócitos e, ao mesmo tempo, reforça sua capacidade de hipertrofiar. O que pode parecer paradoxal é que uma alimentação pobre em cálcio provoca um aumento de cálcio nos adipócitos. Por outro lado, um consumo maior de cálcio diminui a concentração desse mineral nas células adiposas. Zemel explica esse paradoxo pelo impacto hormonal do cálcio. Em conseqüência de um consumo reduzido desse mineral, o nível de dois hormônios aumenta: o do paratormônio (ou PTH) e o do calcitriol (ou 1,25-diidroxivitamina D_3). O aumento do nível desses dois hormônios poderia explicar o aumento intracelular de cálcio nas células adiposas. A ingestão de cálcio produz o efeito inverso, diminuindo os níveis de PTH e calcitriol. O nível de cálcio intracelular nos adipócitos cai. Sua eliminação é facilitada, enquanto seu crescimento é bloqueado. Como veremos a seguir, o cálcio também poderia inibir a absorção de gorduras alimentares. Foi em um estudo sobre a hipertensão arterial, publicado em 1990, que Zemel observou pela primeira vez que o aumento do consumo diário de cálcio (passando de 400 mg a 1 g) permite a ocorrência de uma perda de gordura de aproximadamente 5 kg em um ano. Ele confirmou esses resultados em vários estudos realizados com indivíduos que seguiram um mesmo regime hipocalórico, mas que consumiram diferentes quantidades de cálcio.

Um consumo maior de cálcio está associado a uma maior perda de gordura (sobretudo nos depósitos localizados em torno da cintura) e a uma melhor preservação da massa magra (**Zemel**, 2005). Por outro lado, a ação benéfica do cálcio parece se manifestar com um consumo diário superior a 800 mg em indivíduos sedentários (**Thompson**, 2005).

Lelovics (2004) mostrou que indivíduos com sobrepeso apresentam uma tendência a consumir menos cálcio que

> ## ▶ Precauções de uso
> Existem, no entanto, grandes problemas ligados ao uso da ioimbina:
> ▶ Muitos extratos de casca estão longe de conter a quantidade prometida de iombina; alguns suplementos simplesmente não a contêm (Betz, 1995; Zanolari, 2003).
> ▶ Efeitos secundários, principalmente cardíacos e vasculares, foram observados após a utilização de ioimbina. Ela também pode provocar ansiedade e tremores. Para não prejudicar o sono, a iombina jamais deve ser utilizada à noite.
> ▶ Foram observadas interações prejudiciais com medicamentos como antidepressivos e hipotensores.
> ▶ Por todas essas razões, a iombina, apesar de sua origem vegetal, somente é liberada com prescrição médica em vários países.

os outros porque sua opção alimentar é mais direcionada aos produtos açucarados e gordurosos. O mesmo ocorre em relação ao aporte de magnésio. O autor concluiu que a ingestão de cálcio deve ser acompanhada por um aumento paralelo do consumo de magnésio, para que não ocorra um desequilíbrio.

Eficácia real do cálcio

Apesar de tudo, tem havido um número crescente de vozes contrárias às conclusões de **Zemel** e principalmente contra a exploração comercial feita pela indústria leiteira (**Lanou**, 2005). É importante sublinhar que os estudos de Zemel sobre a relação obesidade e cálcio foram em grande parte financiados por essa mesma indústria.

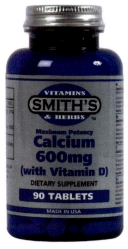

Cálcio para emagrecer: um modismo?

Rajpathak (2006) acompanhou a evolução do peso corporal em indivíduos do sexo masculino durante doze anos. Ele não observou qualquer relação entre a evolução corporal e o consumo de cálcio, excetuando-se um ganho de peso por aqueles que consumiam muito leite integral, sem dúvida, em razão de seu teor de lipídios.

Melanson (2005) trouxe uma nova luz a essa controvérsia. Ele mostrou que uma alimentação com fornecimento diário de 1,4 g de cálcio não influencia mais o ritmo da oxidação de gorduras que um consumo de 500 mg. No entanto, quando os indivíduos consomem menos energia do que gastam, por causa de uma redução alimentar combinada a um esforço físico, a utilização de gorduras é bem melhor em virtude de um consumo maior de cálcio. Este não produziu qualquer efeito sobre a perda de peso durante o regime. Por outro lado, a estabilização do peso nos três meses seguintes ao regime foi mais bem-sucedida nos indivíduos que ingeriram cálcio durante a restrição calórica.

Cálcio e perda óssea

Além dessa controvérsia, o cálcio tem um papel muito importante para combater a perda de massa óssea freqüentemente constatada com o regime. Essa perda óssea pode ser atenuada ou completamente anulada pelo consumo de um suplemento de cálcio. Mulheres obesas seguiram um regime com ou sem uma suplementação de cálcio de 1 g por dia durante três meses (**Jensen**, 2001). A suplementação de cálcio impediu uma parte significativa da perda óssea. O autor concluiu que as necessidades de cálcio aumentam durante um regime. De fato, um estudo realizado com mulheres na menopausa e com sobrepeso mostrou que **a assimilação do cálcio alimentar não é boa durante um regime**. Como conseqüência, ocorre uma má cobertura das necessidades das mulheres que ingerem apenas 1 g de cálcio por dia (**Cifuentes**, 2004). Foi necessário elevar o consumo diário para 1,8 g por dia para que essas mulheres suprissem suas necessidades.

Guggulsterona

A guggulsterona é uma resina extraída de uma planta indiana. Segundo **Tripathi** (1988), a guggulsterona pode ter um efeito estimulante sobre a tireóide, ao menos em ratos. Poucos estudos foram realizados para analisar o impacto dessa resina sobre a atividade tireoidiana humana e a perda de gordura durante um regime. Em indivíduos com sobrepeso (peso médio: 80 kg), a utilização de guggulsterona na dosagem de 3 a 4 cápsulas de 250 mg, três vezes ao dia, durante um mês, não aumentou o efeito emagrecedor de um regime hipocalórico (**Bhatt**, 1995). Por outro lado, a ação da guggulsterona se manifestou quando indivíduos com mais de 90 kg foram comparados. Foi observada uma diferença de mais de 2 kg a favor do suplemento.

Em outro estudo, o efeito de um suplemento rico em guggulsterona (750 mg) e em fosfatos (ver adiante) foi avaliado durante seis semanas em indivíduos com sobrepeso. Esses indivíduos também seguiram um regime e ainda um programa de exercícios físicos. A combinação provocou uma perda de 4 kg de gorduras, contra 1,4 kg no grupo placebo (**Antonio**, 1999). A fadiga provocada pelo regime foi menos pronunciada com a guggulsterona que com o placebo. O efeito dessa planta sobre a produção de hormônios tireoidianos parece, contudo, controversa e não aparece claramente nesse estudo. Os mecanismos de ação da guggulsterona permanecem indefinidos.

Fosfatos inorgânicos

Trata-se de uma mistura de sais minerais, incluindo fosfato de potássio e fosfato de cálcio. **Nazar** (1996) estudou o seu impacto em mulheres obesas que seguiram um regime durante quatro semanas. A utilização de fosfato permitiu prevenir a baixa do metabolismo induzida pelo regime. Esse efeito é explicado por uma menor diminuição da atividade tireoidiana. Por outro lado, a ingestão de fosfato não se traduziu numa acentuação da perda de peso. Talvez fosse necessário prolongar o estudo para detectar uma ação positiva dos fosfatos. Estes últimos parecem não produzir efeito sobre a atividade tireoidiana em indivíduos não-obesos (**Jaedig**, 1994). Portanto, sua utilidade parece relativamente limitada.

O PAPEL DA L-CARNITINA NA PERDA DE GORDURA

A carnitina tem um papel essencial na oxidação de gorduras. É ela que permite o transporte das moléculas de gordura para o interior das mitocôndrias a fim de que possam ser convertidas em energia (para serem queimadas). O problema é saber se um consumo à parte de carnitina é capaz de acelerar esse fenômeno e, conseqüentemente, acentuar a perda de peso. No caso de indivíduos com sobrepeso que não seguiam um regime, a ingestão de 3 g de L-carnitina durante dez dias aumentou ligeiramente a quantidade de gorduras utilizada como combustível (**Wutzke**, 2004). Ainda é necessário que essa ação se transforme, finalmente, em uma efetiva perda de peso. Os resultados dos estudos são muito contraditórios a esse respeito. **Villani** (2000) não detectou qualquer aceleração da perda de gordura em mulheres com sobrepeso que utilizaram 2 g de L-carnitina, duas vezes ao dia, durante oito semanas, e que também adotaram um programa de treinamento (30 minutos de caminhada, quatro vezes por semana).

Schaffhauser (2000) relatou resultados diferentes obtidos por indivíduos obesos. Durante quatro semanas, eles seguiram um regime (1.200 calorias por dia) associado a exercícios físicos e a 3 g de L-carnitina ou um placebo. A perda de peso foi 30% superior com a carnitina.

No caso de jogadores de basquete de alto nível, a ingestão de 2 g de L-carnitina sob forma líquida, três horas antes do treinamento durante oito semanas, permitiu abaixar a

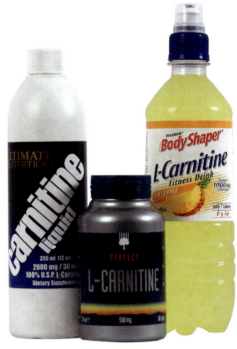

A carnitina realmente faz emagrecer?

porcentagem de gordura corporal em 2,5% (**Zajac**, 2001). Ao mesmo tempo, o nível de adiposidade nos jogadores que utilizaram placebo não variou. A carnitina produziu mais efeito nos jogadores mais gordos (porcentagem de gordura de 17 a 20%), enquanto não produziu qualquer efeito nos jogadores mais magros (8 a 12% de gordura). Essa perda adiposa se traduziu por uma melhoria do desempenho físico superior à observada com o placebo.

Uma restrição energética, mesmo leve, sobretudo quando conjugada a um pouco de exercício, aumenta a perda de carnitina pela urina. Um regime muito hipocalórico, especialmente quando desprovido de carne, pode abaixar o nível de carnitina. É neste caso de um consumo não-ideal que a suplementação seria mais benéfica. No entanto, não se deve imaginar que o simples fato de tomar carnitina irá causar uma perda de peso. No máximo, a car-

O bacalhau é rico em ômega 3.

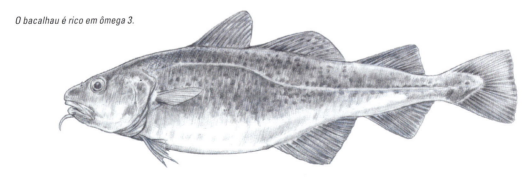

nitina irá apenas auxiliá-lo nos seus esforços alimentares e esportivos[5]. Por outro lado, a suplementação de carnitina poderia produzir uma ação deletéria sobre a tireóide, o que não facilitaria o emagrecimento.

Para mais informações sobre a carnitina, consulte o capítulo I.

ÁCIDOS GRAXOS ESSENCIAIS

Seu consumo por meio da alimentação diária é primordial (ver capítulo III), principalmente durante um regime. Aliás, parece que a necessidade de ácidos graxos ômega 3 aumenta com o regime, pois nosso corpo os utiliza de maneira preferencial para transformá-los em energia (**Phinney**, 1990). **Couet** (1997) mostrou que a ingestão diária de 6 g de óleo de peixe durante três semanas por voluntários que se alimentavam normalmente favoreceu a perda de gordura e a oxidação dos lipídios. **Jones** (1988) já havia mostrado que um aumento da proporção de ácidos graxos poliinsaturados facilita a utilização de gorduras como combustível.

CLA

O CLA (ácido linoléico conjugado; ver capítulo III) é admiravelmente eficaz para eliminar gorduras em camundongos ou ratos. Ele esvazia as reservas gordurosas, chegando até mesmo a destruir os adipócitos. O CLA também impede o ganho de peso, mesmo em caso de superalimentação. Infelizmente, apesar de algumas pesquisas demonstrarem certa eficácia desse componente para o homem, não é esse o caso da maioria dos estudos (**Haugen**, 2004). **Larsen** (2006) analisou o impacto de 3,4 g de CLA ou de um placebo em indivíduos obesos que perderam peso após um regime. Ele não observou qualquer diferença quanto à recuperação de peso e de gordura entre o grupo placebo e o grupo CLA. Uma das hipóteses lançadas para explicar a ineficácia do CLA para o homem seria que os suplementos de CLA não contêm os bons isômeros, isto é, a subcategoria de CLA mais ativa (**Gaullier**, 2002). Além disso, parece que efeitos secundários indesejáveis, como alterações das taxas de colesterol ou de insulina, poderiam ocorrer com o uso prolongado de CLA.

---

[5] N.R.: Embora algumas pesquisas mostrem resultados positivos do consumo da carnitina, o uso desse suplemento para a perda de gordura é muito questionado.

O PAPEL DOS ANTIOXIDANTES NA PERDA DE GORDURA

O aumento das defesas antioxidantes induzido pelo exercício moderado poderia explicar uma parte do efeito benéfico da associação do exercício com o regime. Em pesquisa realizada por **Dunn** (2006), durante dois anos, com mil indivíduos que seguiram um regime (hipocalórico e hipogorduroso) ou que praticaram esportes (com ou sem regime), observou-se que:
▸ O regime isolado é mais eficaz para perder peso que somente a prática regular de uma atividade aeróbia moderada.
▸ Os homens conseguem perder peso por causa do exercício.
▸ A tendência de perder peso com exercícios é menos nítida nas mulheres.
▸ O regime pode ser mais eficaz quando conjugado com uma atividade física.
▸ Nas mulheres, foi detectada uma sinergia entre o regime e o esporte, isto é, a perda de peso é superior a uma simples adição dos efeitos do regime aos efeitos do exercício.

Pesquisas recentes mostram que o fato de os esportistas gerarem menos radicais livres tem um papel importante na melhoria da resposta termogênica ao esforço. A resposta termogênica em indivíduos com sobrepeso, ao contrário, é atenuada, pois sua produção de radicais livres é maior que a média (**Bell**, 2006). Essas descobertas sugerem – sem que exista, contudo, uma prova formal – que o efeito do regime poderia ser acentuado pela utilização de antioxidantes.

Vitamina C

A vitamina C é um exemplo de antioxidante que possui propriedades "antigorduras". Em indivíduos com deficiência

Os antioxidantes têm um papel importante na perda de peso.

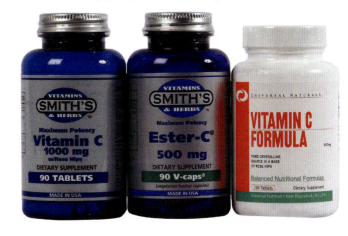

de vitamina C, a oxidação de gorduras durante uma caminhada diminuiu 30% (**Johnston**, 2005). A fadiga se manifestou mais cedo que no caso de um indivíduo que apresentava um nível normal, e a ingestão de vitamina C aumentou a eficácia do trabalho muscular em 14%. Para indivíduos obesos, a ingestão de 3 g de vitamina C durante seis semanas permitiu uma perda de peso de 2,5 kg contra somente 1 kg no grupo placebo (**Naylor**, 1985). Além de sua ação antioxidante, a vitamina C parece atuar como um regulador do nível de carnitina nos músculos. Em caso de diminuição do nível de vitamina C, parece ocorrer uma menor passagem de carnitina do sangue ao músculo (onde ela produz sua ação sobre as gorduras).

Naringina

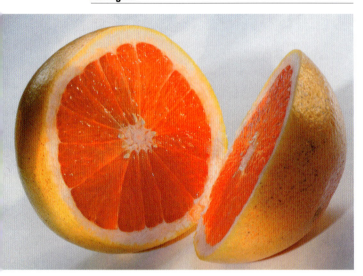

Antioxidante oriundo de frutas como a toranja (*grapefruit*), por exemplo. A naringina é utilizada para aumentar a absorção de certos medicamentos. Algumas vezes, nós a encontramos associada à cafeína a fim de melhorar a atividade desta substância. **Ballard** (2006) estudou a interação entre a naringina e a cafeína. Ele administrou 200 mg de cafeína com ou sem naringina (200 mg) em indivíduos com boa saúde. A cafeína aumentou o gasto energético em repouso em 10% durante quatro horas após a ingestão. A elevação foi claramente menor quando a naringina foi adicionada à cafeína. A interação parece ser mais negativa que positiva. **Jung** (2003) mostrou que a ingestão diária de 400 mg de naringina por indivíduos com nível muito elevado de colesterol provoca uma redução de 14% desse nível e produz uma discreta ação antioxidante. No entanto, em indivíduos normais, não foi observada qualquer atividade antioxidante.

REDUTORES DE APETITE

Aspartame

Adoçante à base de aminoácidos (éster metílico de dipeptídeo L-aspartil-L-fenilalanina), que se transforma em aspartato, fenilalanina e metanol em nosso corpo. O adoçante que encontramos no comércio é composto por 3% de aspartame e 97% de maltodextrina, um açúcar. Faz mais de vinte anos que o aspartame é utilizado como um "falso" açúcar. Muitas acusações foram formuladas contra essa substância. Supostamente, ele causaria câncer ou induziria à formação de vários tumores, particularmente no cérebro. **Butchko** (2002) acredita que sua avaliação toxicológica foi largamente realizada e que o aspartame não desencadeia problemas de saúde. Por outro lado, parecem existir casos de alergias em indivíduos suscetíveis. A fenilalanina é um precursor da noradrenalina, um neurotransmissor. Um consumo maior de fenilalanina poderia ser a fonte de superprodução desse neurotransmissor. O aspartato poderia agir diretamente como neurotransmissor, mas parece que ele não consegue entrar no cérebro. O risco estimado de perturbação cerebral é pequeno, exceto quando o aspartame é ingerido em quantidades muito altas (**Fernstrom**, 1994). Deve ser levado em conta o fato de o aspartame substituir grandes quantidades de açúcar nos alimentos e principalmente nas bebidas. No entanto, os dentes, o pâncreas e a balança não "pensam" que o açúcar não seja perigoso. Uma enorme idéia falsa sobre o aspartame é a de que ele não contém calorias. Como vimos, esse edulcorante é composto por aminoácidos aos quais é adicionado um açúcar. O aspartame é quase tão calórico quanto o açúcar. O erro é decorrente do fato de o aspartame possuir um poder praticamente 200 vezes mais "adoçante" que o açúcar. Conseqüentemente, ele é utilizado em pequena quantidade, daí seu menor fornecimento energético.

> **Atenção**
> **Nem todos os adoçantes contêm apenas aspartame. Certas misturas contêm aspartame + acessulfame K para serem utilizadas na cozinha. Essas misturas nos interessam menos, se o aspartame for utilizado para reduzir o apetite. O mesmo ocorre com a sucralose.**

Aspartame e apetite

A utilização de aspartame tende a diminuir o apetite (**Rolls**, 1991). Isso não é surpreendente, pois a fenilalanina estimula a secreção de colecistocinina (ou CCK), um hormônio que reduz o apetite. Aliás, estudos mostram que o aspartame é mais eficaz que a fenilalanina sobre a colecistocinina (**Rogers**, 1991). A utilização da fenilalanina como redutor do apetite caiu em desuso; ela foi substituída pelo aspartame, que é menos caro. Embora a maioria dos usuários sinta uma redução do apetite, não parece ser este o caso para uma parte deles. A ação do aspartame é sentida rapidamente, o que torna fácil determinar a categoria a qual você pertence.

O aspartame ajuda não apenas a acelerar a perda de peso durante um regime, mas favorece também sua estabilização depois dele. A utilização do aspartame diminuiu a recuperação do peso após um regime hipocalórico de dezenove semanas feito por mulheres obesas (**Blackburn**, 1997). Após um ano, a recuperação do peso chegou a 2,6 kg em consumidores de alimentos ricos em aspartame, contra mais do que o dobro para os não-consumidores. Após dois anos, a recuperação de peso foi de 4,6 kg para o grupo aspartame, contra o dobro para o outro grupo.

> ### Atenção ao glutamato
> Nem todos os aminoácidos reduzem o apetite. O glutamato monossódico é um aminoácido presente em muitos pratos cozidos. As pesquisas com animais mostraram que o glutamato estimula fortemente o apetite (**Hermanussen**, 2006). Trata-se de uma substância que deve ser evitada, principalmente durante um regime.

HCA

O ácido hidroxicitrato ou HCA (acrônimo em inglês que é mais freqüentemente utilizado) é extraído da casca de uma planta utilizada na cozinha indiana chamada *Garcinia cambogia*. Teoricamente, o HCA impede que os açúcares sejam transformados em gorduras e estocados. O HCA também poderia aumentar o nível cerebral de serotonina, um neurotransmissor que diminui o apetite. É essa ação redutora do apetite do HCA que predomina. De fato, a perda de peso em ratos que utilizaram placebo foi igual à perda observada com o uso de HCA quando o consumo alimentar foi artificialmente similar nos dois grupos. Embora os estudos em animais mostrem um efeito positivo do HCA sobre a composição corporal, as pesquisas em humanos não são unânimes. Por exemplo, em indivíduos com sobrepeso, a perda de gordura foi superior com o uso diário de 1 g de HCA durante doze semanas, em comparação ao uso de um placebo (**Hayamizu**, 2003). Mas outro estudo mais sério não observou qualquer efeito positivo do HCA (**Heymsfield**, 1998). **Lim** (2003 a, 2003 b, 2002) mostrou que a ingestão de HCA durante cinco dias aumenta a oxidação de gorduras e a resistência em homens e mulheres não treinados e também em atletas. Por outro lado, esse efeito não foi confirmado por **Kriketos** (1999), nem em jejum, nem durante o esforço.

A *Garcinia cambogia* contém aproximadamente 50% de HCA. Recomenda-se o uso de 1 g, três vezes ao dia, para a obtenção de 1,5 g de HCA. A ingestão concomitante de alimentos com o HCA diminui a absorção deste em 60%. É por essa razão que se aconselha que o HCA seja utilizado ao menos 30 minutos antes das principais refeições.

Hoodia gordonii

Planta do deserto do Kalahari utilizada pelos membros da tribo San, permitindo que eles permaneçam alertas em períodos nos quais enfrentam escassez de alimento e de água, o *hoodia* é um suplemento relativamente novo. O número de estudos clínicos sobre seus efeitos é muito pequeno. O único estudo publicado até o momento é relativo à ação do extrato

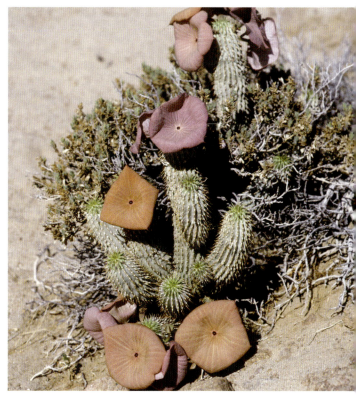

O hoodia: *o redutor de apetite mais recente.*

ativo do *hoodia* em ratos (**MacLean**, 2004). Nesses animais, a restrição calórica se traduziu por uma baixa do nível de ATP (energia) de 30 a 50% no cérebro. Graças a essa planta, a redução foi refreada. Mantendo uma taxa de energia cerebral elevada, o *hoodia* poderia enganar nosso cérebro no que diz respeito à quantidade de alimento ingerida. Ocorre uma diminuição de 40 a 60% do apetite. O fenômeno da fome seria, dessa maneira, prevenido. Uma grande parte da argumentação que proclama os méritos do *hoodia* repousa sobre um estudo não publicado que analisa o impacto de quinze dias de uso do *hoodia* por pacientes com sobrepeso, e cuja utilização se traduziu por uma redução voluntária do consumo energético de 1.000 calorias por dia, assim como por uma perda de gordura. Entretanto, ainda não existe prova científica da eficácia e da inocuidade do *hoodia*.

Vinagre
Ostman (1995) mostrou que a adição de vinagre a 50 g de carboidratos sob a forma de pão branco reduz as elevações de glicemia e insulina, pois ocorre um aumento da sensação de saciedade. Por isso, adicionar vinagre como tempero pode ser uma boa idéia.

Nicotina
É inútil apresentar a nicotina. Não se trata absolutamente de um suplemento alimentar, mas não devemos ignorar o fato de que, por intermédio do cigarro, ela é muito utilizada como moderador do apetite. Aliás, a interrupção do fumo acarreta muito freqüentemente um ganho de peso. **Williamson** (1991) relatou que a interrupção do hábito de fumar por mais de um ano acarreta um ganho de peso médio de aproximadamente 3 kg nos homens e de 4 kg nas mulheres. Foi observado, ainda, ganho de peso superior a 13 kg em 10% dos homens e 13% das mulheres. Quanto maior tiver sido o número de cigarros fumados diariamente, maior será o ganho de peso. O efeito da interrupção do tabagismo sobre o ganho de peso é explicado em grande parte por um aumento do apetite. Esse mecanismo de ação ainda permanece mal compreendido. A nicotina poderia modular a secreção de leptina ou a sensibilidade do cérebro a esse hormônio redutor do apetite. O cigarro é freqüentemente consumido com o café. A ingestão de cafeína reforça o efeito redutor do apetite e a ação termogênica da nicotina (**Jensen**, 2005-2003). **Lopez-Garcia** (2006) mostrou que, ao longo de doze anos, o cigarro acentua o efeito antiacúmulo de gordura da cafeína, em particular nas mulheres com sobrepeso. A nicotina permite aumentar a secreção de adrenalina e de noradrenalina, que também é aumentada pela cafeína. Nos homens, os aumentos mais acentuados foram constatados quando a ingestão de cafeína e nicotina era realizada antes de um esforço. Essa propriedade da nicotina é paradoxalmente muito procurada por atletas de alto nível. Por exemplo, o uso de um adesivo de nicotina por homens aumenta em 17% o seu desempenho em um percurso de bicicleta

realizado a 75% do VO_2 máx. (**Mundel**, 2006 a). Essa prática corresponde claramente à dopagem. No entanto, a nicotina é raramente considerada um dopante.

FIBRAS

As fibras alimentares têm um papel importante para a saúde, particularmente no que diz respeito ao aparelho digestório. O consumo diário mínimo é de 25 g. O estudo SU.VI.MAX revelou que o consumo médio de fibras era de apenas 21 g entre os homens e 17 g entre as mulheres. Somente 21% dos homens e 7% das mulheres estudados ultrapassaram o nível dos 25 g. A importância das fibras aumenta durante um regime. Ao reduzir seu consumo alimentar, são grandes os riscos de diminuir ainda mais o consumo de fibras – daí a idéia de uma suplementação direta. Dentre todas as fibras disponíveis, consideraremos três, em função de sua popularidade – escolha uma. O consumo de diferentes tipos de fibras não parece ter um efeito cumulativo, a não ser em razão do aumento das dosagens. As fibras apresentam grande influência sobre a função intestinal.

> ### ▶ Atenção
> **Quando começamos a utilizar fibras, elas podem causar constipação, diarréia ou flatulência. Por essa razão, é aconselhável iniciar seu consumo com pequenas doses e aumentar a posologia de maneira muito gradual.**

Frutooligossacarídeos (FOS)
Fibras com ação prebiótica (ver o capítulo III). A ingestão de FOS pela manhã e à noite – 8 g por vez –, tanto para os homens quanto para as mulheres, reduz em 5% o consumo energético em comparação a um placebo. Os FOS atuam aumentando a secreção de hormônios redutores do apetite que produzimos durante a digestão.

Glucomanano
É uma fibra obtida da raiz de *konjac*, da qual é produzida uma farinha utilizada na cozinha asiática. Trata-se de uma fibra solúvel. Seu volume é multiplicado por dezessete na presença de água. Portanto, ela tem um papel importante sobre o trânsito intestinal. Por seu aumento de volume, poderíamos esperar que o glucomanano reduzisse o apetite. Infelizmente, poucos estudos avaliaram sua ação real sobre a perda de peso, pois tendem a mostrar que, com um regime hipocalórico, a utilização de 1 a 4 g de glucomanano

acelera a perda de peso e de gordura (**Keithley**, 2005; **Birketvedt**, 2005; **Walsh**, 1984).

Goma guar

Fibra vegetal utilizada como espessante de vários suplementos alimentares. Sua vantagem sobre o glucomanano é que ela é três vezes mais barata. A adição de guar a um substituto de refeição semi-sólido reduz o apetite e a vontade de comer, mas sem acentuar a perda de peso ao longo de duas semanas (**Kovacs**, 2001). O guar apenas facilitou a continuidade do regime. A maioria dos estudos parece não demonstrar o efeito da goma guar sobre a perda de peso (**Pittler**, 2001). Segundo nosso ponto de vista, isso é explicado pela maneira não ideal com que ela foi utilizada. Em vez de deixar as fibras aumentarem de volume no estômago, preferimos deixar que elas aumentem de volume antes de sua ingestão. Aconselhamos a utilização do guar com um suplemento de proteínas ou um substituto de refeição açucarado. Em um recipiente grande, coloque 300 a 500 ml de água. Misture o suplemento, adicionando uma colher de sopa de guar e de aspartame. Este último tem como objetivo aumentar o sabor doce que, caso contrário, seria diluído pela quantidade de água. Deixe na geladeira por um quarto de hora para que o guar aumente bem de volume e encha o recipiente. A vantagem de uma mistura fresca é que, uma vez no estômago, o corpo terá de gastar energia para aquecê-la, o que é um ponto positivo adicional para o regime. Você pode tentar a seguinte experiência: varie a quantidade de aspartame para sentir bem a sua ação redutora do apetite. Quanto mais doce for o sabor, mais o apetite diminuirá. A sinergia que parece existir entre o guar e o aspartame poderia estar relacionada à colecistocinina. Pesquisas mostraram que, assim como o aspartame, o guar favorece a secreção desse redutor do apetite (**Heini**, 1998). Poderia ocorrer um efeito cumulativo. Prepare essa mistura se você sentir que não consegue mais controlar seu apetite. A grande vantagem é que ela vai encher o estômago por um longo período sem que ocorra um grande consumo de calorias. Ainda, varie os aromas do suplemento de base para não se cansar muito rapidamente de um sabor repetido freqüentemente.

REDUTORES DA ABSORÇÃO CALÓRICA

As gorduras e os açúcares "rápidos" fornecem não apenas muitas calorias, mas também modulam o metabolismo de modo que o acúmulo de gordura seja favorecido. Parece legítimo tentar bloquear a absorção desses nutrientes. A idéia é sedutora porque, dessa maneira, poderíamos comer à vontade alimentos "proibidos" sem sofrer as conseqüências sobre a silhueta ou a saúde. Infelizmente, na realidade, os suplementos alimentares que supostamente atuam como redutores da absorção calórica são ineficazes. Por si sós, eles não conseguem assegurar uma perda de peso significativa. Certamente, é mais eficaz dar atenção à alimentação, não a sobrecarregando de gorduras e "açúcares". Por outro lado, certos "bloqueadores" podem ajudar a aumentar a eficácia do regime hipocalórico.

BLOQUEADORES DA ABSORÇÃO DE GORDURAS

Quitosana

Trata-se de um extrato de carapaças de crustáceos. Por atuar como uma fibra, não é absorvida por nosso aparelho digestório. Ela é evacuada pelas vias naturais após sua passagem pelo tubo digestório. Teoricamente, a quitosana aglomera-se com as gorduras alimentares e, dessa

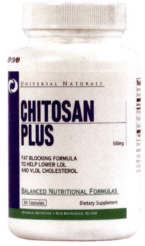

A quitosana permite emagrecer sem esforço?

maneira, impede sua absorção. Certas pesquisas mostram que a ingestão de quitosana acarreta uma perda de peso (**Zahorska-Markiewicz**, 1995), mas isso não foi observado pela maioria dos estudos (**Mhurchu**, 2005). **Gades** (1995) demonstrou que a capacidade da quitosana de "aprisionar" a gordura alimentar era, no máximo, desprezível. Também seria necessário utilizar a quitosana por mais de um ano para perder um quilo.

Cálcio

A ação inibidora do cálcio sobre a absorção de gorduras parece muito mais interessante. **Jacobsen** (2005) mostrou que a ingestão diária de 500 mg de cálcio por indivíduos com um consumo moderado de proteínas duplica a eliminação fecal de gorduras. No entanto, essa ação benéfica permanece tendo uma amplitude modesta, pois a eliminação diária é de apenas 14 g, isto é, aproximadamente 125 calorias.

Chá verde

Juhel (2000) sugere que o chá verde poderia também atuar contra a absorção de gorduras, ao inibir a atividade de lipases responsáveis pela digestão de lipídios.

BLOQUEADORES E DESACELERADORES DA ABSORÇÃO DE AÇÚCARES

Nopal

Principal substância desta categoria, trata-se de um extrato da polpa de caules de um cacto mexicano conhecido sob o nome de figueira-da-barbária. O nopal é reco-

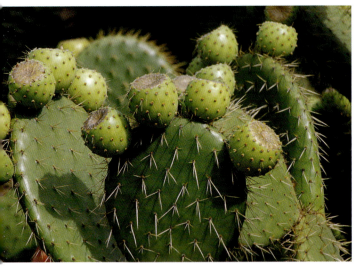

O nopal: antiaçúcar.

mendado em caso de diabete, pois é capaz de reduzir e/ou desacelerar a digestão dos glicídios (**Frati-Munari**, 1989). Em virtude desse modo de ação, o nopal não provoca hipoglicemia. Nos diabéticos, o uso de nopal pode causar perda de peso. Mas a hipótese segundo a qual essa redução da resposta glicêmica se traduz por uma perda de peso nos indivíduos não-diabéticos é puramente especulativa. No melhor dos casos, ela pode ser decepcionante, sobretudo quando o nopal é utilizado sozinho.

Phaseolus vulgaris L.

Extraído do feijão comum, seu papel é inibir a alfa-amilase, enzima produzida pelas glândulas salivares e pelo pâncreas. Essa enzima tem como missão digerir os açúcares "complexos" em açúcares "simples", para que eles sejam absorvidos pelo intestino. Com a inibição dessa enzima, a absorção de carboidratos complexos é impedida. Evidentemente, o objetivo é reduzir o consumo calórico. A utilização

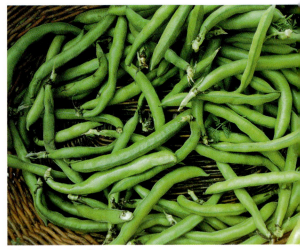

Feijões contra os quilos?

de extrato de feijão (3 g no almoço e 3 g no jantar) acarretou uma perda de peso de 1,7 kg, contra 750 g com o uso de placebo após oito semanas (**Udani**, 2004). Os indivíduos (essencialmente mulheres) deviam seguir um regime rico em fibras e pobre em gorduras. Também foi recomendado que consumissem menos de 100 a 200 g de carboidratos complexos. Não consumir açúcares tornaria inútil esse gênero de suplemento. No entanto, **Bo-Linn** (1982) não observou qualquer inibição na absorção de carboidratos complexos após a ingestão única do bloqueador natural da alfaamilase. Esses resultados foram confirmados por **Carlson** (1983). Segundo **Layer** (1986), esses suplementos, mais do que bloquear a absorção dos carboidratos complexos, poderiam simplesmente torná-la mais lenta. Isso é bom, mas não se traduz necessariamente numa perda de gordura.

Gymnema

Ou *Gymnema sylvestris*. Trata-se de uma planta originária da Índia, utilizada principalmente com a finalidade de combater a atração excessiva por alimentos açucarados (**Ye**, 2001). Essa ação do *Gymnema* foi demonstrada em animais, mas não foi testada no homem. Após a ingestão de folhas de *Gymnema*, observou-se uma redução da glicemia, talvez decorrente, em parte, de uma diminuição da absorção gastrointestinal de carboidratos. A utilidade da *Gymnema* durante um regime permanece, portanto, especulativa. É pouco provável que, utilizada isoladamente, ela produza resultados significativos. As dosagens "emagrece-doras" variam de 400 a 600 mg por dia, com um suplemento padronizado com 24% de substâncias ativas.

CREMES DE AÇÃO LOCAL

Com bastante freqüência, o grande problema dos regimes é que eles eliminam centímetros em todos os lugares, menos onde desejamos. É compreensível desejarmos aplicar localmente um agente emagrecedor sobre zonas problemáticas para melhores perdas. Cremes à base de aminofilina, ioimbina, cafeína etc. mostraram certa eficácia (**Greenway**, 1995). **Tholon** (2002) relatou uma perda de ao menos 1 cm no diâmetro das coxas após 28 dias de aplicação de um creme à base de cafeína. Por outro lado, segundo **Collis** (1999), a aplicação de aminofilina durante doze semanas reduziu o aspecto de "casca de laranja" da pele das coxas em apenas três das 35 mulheres tratadas. Existem vários problemas inerentes ao uso desses cremes:

▶ Quando sua utilização é interrompida, a recuperação dos centímetros é bem rápida.

▶ A recuperação de volume sugere que a perda de centímetros tem como origem a eliminação local de água, mais que uma verdadeira eliminação de gordura.

▶ Além de uma ação sobre as células adiposas, uma aplicação regular de um creme hidratante, que volta a distender ou espessar a pele, irá mascarar o aspecto de "casca de laranja".

▶ A interrupção da aplicação provoca o retorno rápido do aspecto de "casca de laranja".

▶ Nem todos os estudos concordam em relação à eficácia dos cremes.

▶ O custo desses cremes é relativamente alto, principalmente tendo em vista o que eles realmente contêm.

▶ Podem ocorrer alergias ou problemas cutâneos em uma minoria de usuários.

SUBSTITUTOS DE REFEIÇÕES

Ao contrário da maioria dos suplementos alimentares que adicionamos à alimentação, os substitutos de refeições, como seu nome indica, substituem uma alimentação clássica. Isso representa uma abordagem e uma base racional diferentes das de outros suplementos. Eles também não contêm ingredientes ativos para a perda de peso. Não existe absolutamente nada de "mágico" nos substitutos de refeições. Seu mecanismo de ação provém essencialmente da disciplina que impõem ao regime. **Eles permitem**

simplesmente controlar melhor o consumo calórico, sobretudo quando o indivíduo não possui noções de nutrição. A autolimitação no plano energético é possível se o indivíduo se contentar com um substituto de refeição. O autolimite mais difícil de ser adotado é em relação a alimentos cuja variedade e quantidade podemos multiplicar.

Hannum (2006) ilustra a utilidade desse gênero de substitutos para controlar melhor o consumo alimentar. Durante oito semanas, homens com sobrepeso receberam uma refeição preparada (a ser consumida duas vezes ao dia) para combinar a um regime hipocalórico predefinido. Um grupo placebo seguiu um regime contendo o mesmo número de calorias, sem receber pratos preparados. Os indivíduos do grupo com substituto perderam 2,3 kg (principalmente à custa de gorduras) a mais que o grupo placebo. Essa diferença é explicada pelo fato de que, por causa dos substitutos, os indivíduos demonstraram uma melhor disciplina alimentar. Se os dois grupos houvessem consumido a mesma quantidade de calorias, a perda de peso teria sido idêntica. Porém, tanto a curto quanto a longo prazo, os substitutos geralmente fazem a diferença.

Por exemplo, indivíduos (sobretudo mulheres) com sobrepeso, ou mesmo obesos, seguiram um regime hipocalórico (de 1.200 a 1.500 calorias por dia) durante três meses (**Ditschuneit**, 1999). Esse consumo calórico foi repartido em três refeições (manhã, meio-dia e noite) + dois lanches (em torno das 10 h e das 16 h). Cinqüenta indivíduos seguiram uma alimentação clássica. No caso de outros cinqüenta pacientes, duas das três refeições principais foram substituídas por líquidos, sopas ou "sobremesas" preparados:

▶ O grupo com substituto perdeu 7 kg.

▶ Houve uma perda de 1,3 kg com a alimentação clássica.

▶ O consumo calórico efetivo foi um pouco mais baixo no grupo com substituto.

▶ Por causa dos substitutos, a alimentação era menos rica em gorduras.

Durante os dois anos seguintes, os pacientes cessaram o regime, mas continuaram a utilizar os substitutos:

▶ O grupo com substituto perdeu mais 3 kg.

▶ A perda foi de mais 4 kg no outro grupo.

▶ No total, sete dos cinqüenta pacientes submetidos à alimentação clássica apresentaram uma redução de peso superior a 10%.

▶ No grupo com substituto, foram 21.

Quatro anos após o início do regime, a perda total de peso foi de:

▶ 8,4 kg nos pacientes que mantinham o uso de substitutos.

▶ 3,2 kg no outro grupo (**Flechtner-Mors**, 2000).

Faça a escolha certa

Existe um grande número de substitutos de refeições. Como fazer a escolha certa? Na França, o direito de utilizar o termo "substituto de refeição" para um suplemento alimentar corresponde a uma definição legislativa estrita[6]. Por exemplo, o consumo de vitaminas e minerais de um substituto é rigorosamente enquadrado. Infelizmente, os critérios de eficácia não são levados em conta. Os melhores substitutos de refeições, no sentido amplo, não são necessariamente os caracterizados pela lei que os definiu. Um bom substituto deve ser o mais rico possível em proteínas. De fato, a pesquisa médica estabeleceu claramente que, do ponto de vista da eficácia, os regimes hiperprotéicos são superiores a todos os outros. Muitos substitutos contêm proteínas e maltodextrinas de qualidade média para reduzir o custo. De todas as proteínas, parece que a do soro do leite (*whey protein*) é a que exerce o maior efeito redutor do apetite, o que é muito importante para esse gênero de suplementos. Portanto, é conveniente que, na descrição das diferentes proteínas contidas no substituto, o *whey protein* esteja na primeira ou na segunda posição. De fato,

a ordem de apresentação das proteínas na lista de ingredientes reflete suas respectivas quantidades. Os homens deverão evitar os substitutos ricos em proteínas de soja (ver capítulo II).

Da mesma forma, são as maltodextrinas com equivalente de dextrose (DE) mais baixo (em torno de 20) que fornecerão energia de maneira durável, evitando, ao mesmo tempo, a hipoglicemia reativa. Elas são as maltodextrinas mais caras. No caso de uma maltodextrina com um DE alto, o melhor é beber um refrigerante: seria menos caro e igualmente eficaz. Infelizmente, é raro encontrar o DE claramente identificado nos rótulos.

---

6   N.R.: No Brasil, segundo a Anvisa, Portaria do MS n. 222/1998, uma das cinco categorias dos "alimentos para praticantes de atividade física" seriam os alimentos compensadores, que contêm uma concentração variada de nutrientes presentes numa refeição.

Índice remissivo

A

Abacate 122
Acanthopanax 92
Ácido acético 97, 104
Ácido alfacetoisocapróico (KIC) 115
Ácido alfalinolênico 88
Ácido docosa-hexanóico ou docosa-hexaenóico (DHA) 89
Ácido eicosapentanóico ou eicosapentaenóico (EPA) 89
Ácido fólico 84, 111, 127
Ácido gamalinolênico (AGL) 89
Ácido glutâmico 46, 119
Ácido hialurônico 117
Ácido hidroxicitrato (HCA) 135
Ácido lático 63, 66, 80, 110, 111, 114
Ácido linoléico 88, 89, 133
Ácido linoléico conjugado (CLA) 89, 133
Ácido málico 65
Ácido uridino-5-trifosfórico 79
Ácidos graxos acetilados 120
Ácidos graxos essenciais 88, 105, 110, 120, 133
Ácidos graxos poliinsaturados 88, 89, 133
Açúcar 18, 19, 20, 23, 26, 31, 54, 71, 78, 95, 117, 134, 137
Adipócitos 125, 130, 133
Adrenalina 66, 105, 125, 126, 128, 136
Afrodisíaco 97
Água 15, 16, 17, 18, 19, 23, 24, 26, 30, 35, 39, 41, 45, 53, 73, 101, 104, 107, 108, 125, 136, 137, 139
Alfa-amilase 138
Alho 69
Aminoácidos 25, 28, 38, 41, 42, 43, 45, 48, 49, 50, 51, 52, 53, 54, 55, 56, 57, 58, 60, 63, 66, 68, 69, 71, 73, 76, 77, 119, 120, 122, 134, 135
Aminoácidos com propriedades particulares 41
Aminoácidos condicionalmente essenciais 41, 57, 60
Aminoácidos de cadeia ramificada 58
Aminoácidos essenciais 41, 42, 43, 48, 51, 55, 56, 57, 58, 68
Aminoácidos não-essenciais 41, 43
Aminofilina 139
Amônia 25
Amoníaco 62, 63
Anabolismo 41, 42, 43, 47, 48, 50, 51, 52, 53, 56, 60, 61, 62, 69, 70, 72, 73, 80
Androgênios 51, 97
Anemia 85, 110
Antiinflamatório 104, 113, 115, 116, 120
Antioxidantes 50, 83, 85, 86, 110, 111, 114, 116, 121, 133
Apetite 95, 104, 125, 126, 128, 130, 134, 135, 136, 137
Apicultura 98

Arginina 41, 45, 46, 50, 57, 62, 63, 64, 65, 69, 73, 76, 87, 105, 113, 120
Arnica 95, 96
Artrite 117, 118, 119, 120
Asma 111
Aspartame 134, 135, 137
Aspartato 63, 69, 134
Astaxantina 97
Astenia 65, 94
ATP 72, 73, 75, 76, 78, 79, 80, 109, 135
Azeite de oliva 88, 120

B

Barras protéicas 50
BCAAs 37, 42, 43, 45, 48, 55, 56, 58, 59, 62, 69, 71, 105, 115
Bebidas de reidratação 17, 18
Bebidas energéticas 23, 25, 26, 27, 35, 67, 71, 103
Betaalanil-L-histidina 66
Betaalanina 66
Betacaroteno 83, 84, 85, 105
Beta-hidroxibetametilbutirato 65
Bicarbonato 60, 80, 108, 127
Bióticos 89
Boca seca 108
Bromelaína 115
Broncoconstrição 111, 112, 113

C

Café 19, 35, 119, 136
Cafeína 34, 35, 38, 66, 78, 92, 93, 96, 101, 109, 127, 128, 129, 134, 136, 139
Câimbra 103
Cálcio 44, 72, 83, 115, 122, 126, 130, 131, 137
Calcitriol 130
Cânfora 118, 121
Carboidratos 18, 19, 20, 21, 22, 23, 24, 25, 26, 27, 28, 29, 30, 31, 32, 33, 53, 54, 55, 56, 125, 126, 136, 138
Carboidratos complexos 20, 22, 23, 138
Carboidratos de massa molecular elevada 28, 71
Carboidratos simples 20
Carga glicogênica 21
Carnitina 37, 38, 115, 132, 133, 134
Carnosina 41, 66
Cartilagem 116, 117, 119, 122
Cartilagem de tubarão 122
Caseína 45, 46, 48, 49, 50, 53, 54

Catabolismo 16, 25, 26, 27, 30, 37, 41, 42, 50, 51, 56, 57, 59, 66, 67, 68, 70, 71, 73, 80, 87, 89, 91, 115, 127
Catecolaminas 125, 126
Catequinas 128
Cefaléia 113
Células-satélites 48, 74
Células-tronco 46, 70, 73, 97
Chá 96, 128, 138
Chá verde 128, 138
Cisteína 45, 46, 113, 121
Citocinas 42, 67, 68, 72, 104, 113
Citrato de sódio 80
Citrulina 62, 65
Ciwujia 92
CLA 88, 89, 133
Cloridrato de glicosamina 118
Cloro 17, 112
Cobre 84
Colágeno 116, 120
Colecistocinina (CCK) 134
Colostro 48, 49, 113
Condicionamento sanguíneo 109
Condroitina 115, 118, 119
Coquetéis de oxigênio 39
Cordyceps 94
Cortisol 67, 68, 71, 102, 104, 115
Creatina 36, 37, 62, 66, 69, 72, 73, 74, 75, 76, 77, 78, 79, 80, 104, 109, 114, 122
Cremes termoterapêuticos 121
Cúrcuma 97
Cystoseira canariensis 71

D

1,25-diidroxivitamina D_3 130
Defesas antioxidantes 50, 87, 133
Degradação articular 116, 118
Desempenho cerebral 96
Desidratação 15, 16, 17, 18, 19, 103, 104, 106, 108, 110, 111, 114, 116
Dextrose, equivalente de (DE) 140
Diidrotestosterona (DHT) 97
Diminuição do metabolismo 126
Dopamina 66, 96
Dor articular 121
Dor e fadiga nos membros 95, 114, 115
Dorsalgia 118
D-ribose 78

E

Efedra 90
Eletrólitos 23, 103

Eleuterococo 92
Emagrecedor 63, 131, 139
Emagrecer 124
Enxaqueca 113
Enxofre 119
Equilíbrio acidobásico 44, 126
Equinácea 96
Eritrócitos 57, 85, 109, 110
Estresse oxidativo 70, 85, 91, 94, 98, 110, 113
Esvaziamento gástrico 128
Extratos vegetais 90, 92

F

Fadiga 15, 18, 19, 21, 23, 24, 25, 26, 29, 30, 53, 55, 60, 61, 63, 65, 66, 67, 71, 75, 76, 79, 80, 84, 85, 87, 91, 95, 97, 101, 102, 104, 105, 109, 110, 114, 115, 125, 126, 131, 134
Fadiga cardíaca 109
Fatores de crescimento 48, 109
Feijão 138
Fenilalanina 49, 134
Feno-grego 95
Fermentos láticos 89
Ferro 38, 83, 84, 85, 110
Fibras alimentares 136
Figueira-da-barbária 138
Fitoestrogênios 69
Flor de laranja amarga 128
Folistatina 71
Força muscular 35, 38, 55, 68, 94
Forscolina 129
Fosfatidilserina 71, 116
Fosfato de cálcio 131
Fosfato de potássio 131
Fosfatos 131, 132
Frutooligossacarídeos 89
Frutose 18

G

Gainers 54
Garcinia cambogia 135
Gelatina 120
Geléia real 98
Ginkgo 94
Ginseng 91, 92
Glicerol 18, 19
Glicídios 20, 21, 22, 23, 24, 25, 26, 27, 28, 29, 30, 31, 32, 33, 35, 44, 50, 54, 55, 56, 67, 68, 97, 98, 104, 107, 115, 122
Glicina 73, 76, 119
Glicogênio 15, 16, 19, 21, 24, 26, 27, 28, 29, 30, 31, 32, 33, 37, 53, 55, 66, 67, 71, 73, 80, 95, 97, 125
Glicosamina 117, 118, 119
Glicose 18, 20, 22, 23, 24, 26, 28, 29, 52

Glucomanano 136, 137
Glutamato 61, 62, 87
Glutamato monossódico 135
Glutamina 30, 41, 45, 48, 53, 57, 60, 61, 62, 63, 69, 73, 87, 105, 107, 117
Glutationa 45, 87
Goma de mascar 109
Gorduras 18, 19, 21, 22, 25, 26, 28, 31, 32, 33, 35, 38, 44, 46, 50, 52, 60, 63, 69, 72, 87, 88, 92, 105, 113, 120, 125, 126, 127, 128, 129, 130, 131, 132, 133, 134, 135, 136, 137, 138, 139
Guar (goma) 137
Guaraná 93, 127, 128
Guggulsterona 131
Gymnema 138

H

4-hidroxiisoleucina 41
HCA 135
Hematócrito 110
Hematúria 85
Hemólise 110
HGF: fator de crescimento do hepatócito (*hepatocyte growth factor*) 70
Hidratação 15, 16, 24, 25, 60, 73, 104, 115
Hidroxiprolina 119
Hiperaminoacidemia 51
Hipercalóricos 54
Hiper-hidratação 18
Hipérico 129
Hipertônico 17
Hipoglicemia 24, 33, 98, 104, 107, 114, 138
Hiposialia 108
Hipotônico 17
HMB 41, 65, 115
Homeopatia 95
Homocisteína 127
Hoodia gordonii 135
Hormônio de crescimento 51, 62, 64, 68, 69
Hormônios tireoidianos 126, 131

I

IGF 44, 48, 49, 55, 63, 68, 69, 73
Índice glicêmico 20, 21, 23, 28
Inosina 79, 80
Insulina 20, 22, 29, 33, 41, 47, 48, 51, 54, 55, 64, 68, 70, 95, 97, 130, 133, 136
Inulina 89
Ioimbina 129, 139
Isoflavonas 50
Isoleucina 41, 58
Isotônico 17
Isquemia 70, 86, 111

K

Kava 90
Konjac (raiz) 136

L

Lactato 16, 63
Laranja, suco de 23, 109
L-carnitina 38, 115, 132
Leite 20, 22, 23, 30, 44, 45, 46, 48, 49, 50, 89, 119, 131
Leite fermentado 89
Leite materno 48, 49
Leptina 136
Leucina 45, 48, 55, 56, 58, 59, 65
L-histidina 66
Ligamentos 31, 102, 116
Lisina 38, 64
L-tartarato 38

M

Maca 69, 97
Magnésio 69, 72, 83, 131
Mal agudo das montanhas 95
Malato de citrulina 65
Maltodextrina 18, 21, 23, 46, 55, 134, 140
Manganês 84
Mate, chá 128
Mateína 128
Mel 98
Menisco 116
Menstruação 85, 105
Mentol 121
Metanol 134
Metilsulfonilmetano (MSM) 119
Metionina 38, 76, 119, 121
MGF (*mechano growth factor*) 73
Minerais 17, 69, 83, 84, 101, 109, 126, 131, 140
Miostatina 44, 68, 71
Monoidrato de creatina 76, 78
Monóxido de nitrogênio (NO) 62, 64, 70, 105, 113

N

NAC (N-acetilcisteína) 87
N-acetilglicosamina 119
Naringina 134
Necessidades protéicas 42, 43
Neurotransmissores 66, 67, 114
Niacina 38
Nicotina 136

Nopal 138
Noradrenalina 66, 67, 125, 126, 129, 130, 134, 136

O

Octopamina 129
Óleo de borracha 88
Óleo de prímula 88
Óleos de peixe 88
Ômega 3 65, 72, 88, 110, 111, 120, 133
Ômega 6 88, 110, 120
Ornitina 63
Ovos 45, 49, 119
Óxido nítrico 70

P

Panax ginseng 91, 92
Paratormônio 72, 130
Patela 116
Peptídeos 48, 61
Perda de gordura 44, 46, 59, 61, 62, 63, 72, 89, 125, 128, 130, 131, 132, 133, 135, 136, 138
Phaseolus vulgaris L, 138
Pimenta 97
Piperina 97
Pólen 98
Polímero de glicose 18, 23, 28
Pontada 107, 108
Potássio 17, 80, 84, 104, 131
Prebióticos 89, 107
Probióticos 89, 105
Problemas cardíacos 93, 109
Prolina 57, 62, 120
Própolis 98
Prostaglandina 114
Proteína do soro do leite 27, 45
Proteínas 18, 21, 26, 27, 28, 29, 30, 33, 38, 41, 42, 43, 44, 45, 48, 49, 50, 51, 52, 53, 54, 55, 56, 57, 58, 60, 61, 68, 69, 70, 71, 73, 85, 105, 109, 111, 115, 122, 137, 140
Proteínas do leite 30, 50
Proteínas do trigo 61
Proteínas em pó 42, 44, 45
Proteinúria 70, 111
Protodioscina 93
PTH 68, 72, 123, 130

Q

Quitosana 137

R

Radicais livres 39, 50, 85, 86, 87, 106, 110, 114, 122, 133
Recarga glicídica 21
Receptores alfa-2-adrenérgicos 127, 129
Receptores betaadrenérgicos 125, 126, 127, 129
Receptores de adenosina 34, 129
Receptores de testosterona 51
Recuperação 16, 18, 20, 21, 25, 27, 28, 29, 30, 32, 33, 37, 38, 50, 52, 53, 56, 57, 58, 59, 60, 62, 65, 67, 68, 70, 71, 72, 75, 79, 80, 84, 91, 95, 97, 101, 104, 117, 119, 121, 122
Redutores da absorção calórica 137
Reidratação 15, 17, 18, 26, 27, 101, 109
Relaxante 96
Resfriado 96
Respirar pela boca 108, 111
Ribose 78, 79, 80, 109
Rodiola 94
Rosavina 94

S

Sabal (*Saw Palmetto*) 97
Sacarose 18
Sangramentos gastrointestinais 85, 106, 110
Sangue 15, 17, 18, 19, 20, 24, 35, 39, 41, 43, 44, 47, 51, 52, 60, 61, 62, 63, 65, 66, 71, 85, 87, 95, 106, 109, 110, 111, 114, 125, 126, 134
Selênio 83, 84
Serotonina 25, 26, 96, 114, 135
Silício 121
Sinefrina 129
Sistema imune 39, 41, 48, 70, 87, 92, 96, 101, 105
Sodas 108
Sódio 16, 17, 19, 46, 80, 84, 101, 103, 108, 127
Soja 50, 122, 140
Soro 44
Soro do leite 140
Substituto de refeições 137, 139
Sulfato de condroitina 115, 119
Sulfato de glicosamina 117, 119
Sulfato de vanádio 71
Superóxido dismutase 86, 87, 91
SU.VI.MAX 83, 87, 126, 136

T

Tabletes de sal 17
Taurina 41
TCM (triglicerídeos de cadeia média) 33
Teanina 41, 96
Tecido adiposo 15, 19, 32, 55, 69, 87, 125, 126, 129, 130

Tendões 31, 102, 116
Termogênico 128, 130, 133, 136
Testosterona 44, 50, 51, 55, 57, 68, 69, 93, 97
Tireóide 126, 131
Tirosina 46, 66, 67
Tribulus 69, 93
Triglicerídeos de cadeia média (TCM) 33
Triglicerídeos intramusculares 32, 33
Triptofano 119

U

Umidificação da boca 108
Uréia 25
UTP 78, 79, 80

V

Valina 58
Vegetariano 37, 50, 76
Vertigem 95
Vinagre 97, 104, 136
Viscosidade do sangue 109
Vitamina B$_1$ 84, 111
Vitamina B$_{12}$ 80, 84, 111, 127
Vitamina B$_2$ 84, 111
Vitamina B$_6$ 38, 69, 80, 84, 111, 127
Vitamina C 38, 84, 85, 87, 105, 107, 110, 113, 116, 133
Vitamina D 83
Vitamina E 83, 84, 85, 87, 105, 110, 120
Vitaminas 37, 83, 84, 87, 101, 109, 110, 111, 126, 140
Volume plasmático 15, 106, 110

W

Whey protein 27, 45

X

Xerostomia 108

Z

Zinco 69, 83
ZMA 69

Referências

Abel T., et al. Influence of chronic supplementation of arginine aspartate in endurance athletes on performance and substrate metabolism - a randomized, double-blind, placebo-controlled study. Int J Sports Med. 2005 Jun; 26(5):344-9.

Abraham E.H., et al. Effects of oral ATP supplementation on anaerobic power and muscular strength. Med Sci Sports Exerc. 2004 Jun; 36(6):983-90.

Abramowicz W.N., et al. Effects of acute versus chronic L-carnitine L-tartrate supplementation on metabolic responses to steady state exercise in males and females. Int J Sport Nutr Exerc Metab. 2005 Aug; 15(4):386-400.

Agren J.J., et al. Fish diet and physical fitness in relation to membrane and serum lipids, prostanoid metabolism and platelet aggregation in female students. Eur J Appl Physiol Occup Physiol. 1991; 63(5):393-8.

Aguilo A., et al. Antioxidant diet supplementation influences blood iron status in endurance athletes. Int J Sport Nutr Exerc Metab. 2004 Apr; 14(2):147-60.

Almekinders L.C., et al. An in vitro investigation into the effects of repetitive motion and nonsteroidal antiinflammatory medication on human tendon fibroblasts. Am J Sports Med. 1995 Jan-Feb; 23(1):119-23.

Anantaraman R., et al. Effects of carbohydrate supplementation on performance during one hour of high-intensity exercise. Int J Sports Med. 1995 Oct; 16(7):461-5.

Andersen L.L., et al. The effect of resistance training combined with timed ingestion of protein on muscle fiber size and muscle strength Metabolism. 2005 Feb; 54(2):151-6.

Andersen T., et al. Weight loss and delayed gastric emptying following a South American herbal preparation in overweight patients. J Hum Nutr Diet 2001 Jun; 14(3):243-50.

Anderson M.J., et al. Effect of glycerol-induced hyperhydration on thermoregulation and metabolism during exercise in heat. Int J Sport Nutr Exerc Metab. 2001 Sep; 11(3):315-33.

Anderson M.L. A preliminary investigation of the enzymatic inhibition of 5alpha-reduction and growth of prostatic carcinoma cell line LNCap-FGC by natural astaxanthin and Saw Palmetto lipid extract in vitro. J Herb Pharmacother. 2005; 5(1):17-26.

Andersson A., et al. Fatty acid composition of skeletal muscle reflects dietary fat composition in humans. Am J Clin Nutr. 2002 Dec; 76(6):1222-9.

Angus D.J., et al. Effect of carbohydrate or carbohydrate plus medium-chain triglyceride ingestion on cycling time trial performance. J Appl Physiol. 2000 Jan; 88(1):113-9.

Antonio J., et al. Effects of a standardized guggulsterone phosphate supplement on body composition in overweight adults: A pilot study. Curr Ther Res 1999; 60: 220-227.

Antonio J., et al. Effects of exercise training and amino-acid supplementation on body composition and physical performance in untrained women. Nutrition. 2000b Nov-Dec; 16(11-12):1043-6.

Antonio J., et al. The effects of bovine colostrum supplementation on body composition and exercise performance in active men and women. Nutrition. 2001 Mar; 17(3):243-7.

Antonio J., et al. The effects of four weeks of ribose supplementation on body composition and exercise performance in healthy, young, male recreational bodybuilders: a double-blind, placebo-controlled trial. Curr Ther Res 2002b Aug; 63(8):486-495.

Antonio J., et al. The effects of high-dose glutamine ingestion on weightlifting performance. J Strength Cond Res. 2002 Feb; 16(1):157-60.

Antonio J., et al. The effects of Tribulus terrestris on body composition and exercise performance in resistance-trained males. Int J Sport Nutr Exerc Metab. 2000 Jun; 10(2):208-15.

Aoki T.T., et al. Leucine meal increases glutamine and total nitrogen release from forearm muscle. J Clin Invest. 1981 Dec; 68(6):1522-8.

Arenas J., et al. Carnitine in muscle, serum, and urine of nonprofessional athletes: effects of physical exercise, training, and L-carnitine administration. Muscle Nerve. 1991 Jul; 14(7):598-604.

Armstrong L.E., et al. Fluid, electrolyte, and renal indices of hydration during 11 days of controlled caffeine consumption. Int J Sport Nutr Exerc Metab. 2005 Jun; 15(3):252-65.

Arnaud J., et al. Serum selenium determinants in French adults: the SU.VI.M.AX study. Br J Nutr. 2006 Feb; 95(2):313-20.

Ashton T., et al. Exercise-induced endotoxemia: the effect of ascorbic acid supplementation. Free Radic Biol Med. 2003 Aug 1; 35(3):284-91.

Asp S., et al. Muscle glycogen accumulation after a marathon: roles of fiber type and pro- and macroglycogen. J Appl Physiol. 1999 Feb; 86(2):474-8.

Astorg P., et al. Dietary intakes and food sources of n-6 and n-3 PUFA in French adult men and women. Lipids. 2004 Jun; 39(6):527-35.

Bailey D.M., et al. Implications of moderate altitude training for sea-level endurance in elite distance runners. Eur J Appl Physiol Occup Physiol. 1998 Sep; 78(4):360-8.

Bailey D.M., et al. Continuous and intermittent exposure to the hypoxia of altitude: implications for glutamine metabolism and exercise performance. Br J Sports Med. 2000 Jun; 34(3):210-2.

Ballard T., et al. Naringin does not alter caffeine pharmacokinetics, energy expenditure, or cardiovascular haemodynamics in humans following caffeine consumption. Clinical and Experimental Pharmacology and Physiology. 2006 April; 33(4): 310.

Ballard T.L., et al. Effect of protein supplementation during a 6-mo strength and conditioning program on insulin-like growth factor I and markers of bone turnover in young adults. Am J Clin Nutr. 2005 Jun; 81(6):1442-8.

Banni S., et al. Conjugated linoleic acids (CLA) as precursors of a distinct family of PUFA. Lipids. 2004 Nov; 39(11):1143-6.

Bassit R.A., et al. The effect of BCAA supplementation upon the immune response of triathletes. Med Sci Sports Exerc. 2000 Jul; 32(7):1214-9.

Baumann J.M., et al. Effects of cysteine donor supplementation on exercise-induced bronchoconstriction. Med Sci Sports Exerc. 2005 Sep; 37(9):1468-73.

Baxter J.H., et al. Dietary toxicity of calcium beta-hydroxy-beta-methyl butyrate (CaHMB). Food Chem Toxicol. 2005 Dec; 43(12):1731-41.

Bell C., et al. Thermogenic responsiveness to fl-adrenergic stimulation is augmented in exercising versus sedentary adults: role of oxidative stress. J Physiol 2006 570.3 pp 629-635.

Below P.R., et al. Fluid and carbohydrate ingestion independently improve performance during une heure of intense exercise. Med Sci Sports Exerc. 1995 Feb; 27(2):200-10.

Benedict S.R. Studies in creatine and creatinine metabolism. J Biol Chem 1923 56: 229.

Bennell K.L., et al. Effect of altered reproductive function and lowered testosterone levels on bone density in male endurance athletes. Br J Sports Med. 1996 Sep; 30(3):205-8.

Berbert A.A., et al. Supplementation of fish oil and olive oil in patients with rheumatoid arthritis. Nutrition. 2005 Feb; 21(2):131-6.

Berg A., et al. Influence of Echinacin (EC31) treatment on the exercise-induced immune response in athletes. J Clin Res. 1998 1: 367-380.

Berg A., et al. The gastrointestinal system - an essential target organ of the athlete's health and physical performance. Exerc Immunol Rev. 1999; 5: 78-95.

Bergeron M.F. Heat cramps during tennis: a case report. Int J Sport Nutr. 1996 Mar; 6(1):62-8.

Bergstrom J., et al. Diet, muscle glycogen and physical performance. Acta Physiol Scand. 1967 Oct-Nov; 71(2):140-50.

Betz J.M., et al. Gas chromatographic determination of yohimbine in commercial yohimbe products. J AOAC Int. 1995 Sep-Oct; 78(5):1189-94.

Bhatt A.D., et al. Conceptual and methodologic challenges of assessing the short-term efficacy of Guggulu in obesity: data emergent from a naturalistic clinical trial. J Postgrad Med. 1995 Jan-Mar; 41(1):5-7.

Biggee B.A., et al. Low levels of human serum glucosamine after ingestion of glucosamine sulphate relative to capability for peripheral effectiveness. Ann Rheum Dis. 2006 Feb; 65(2):222-6.

Biolo G., et al. An abundant supply of amino acids enhances the metabolic effect of exercise on muscle protein. Am J Physiol. 1997 Jul; 273(1 Pt 1): E122-9.

Biolo G., et al. Short-term bed rest impairs amino acid-induced protein anabolism in humans. J Physiol. 2004 Jul 15; 558(Pt 2): 381-8.

Biolo G., Ciocchi B., Stulle M., Piccoli A., Lorenzon S., Dal Mas V., Barazzoni R., Zanetti M., Guarnieri G. Metabolic consequences of physical inactivity. J Ren Nutr. 2005 Jan; 15(1):49-53.

Bird S.P., et al. Effects of liquid carbohydrate/essential amino acid ingestion on acute hormonal response during a single bout of resistance exercise in untrained men. Nutrition. 2006a Apr; 22(4):367-375.

Bird S.P., et al. Independent and combined effects of liquid carbohydrate/essential amino acid ingestion on hormonal and muscular adaptations following resistance training in untrained men. Eur J Appl Physiol. 2006b May; 97(2):225-38.

Birketvedt G.S., et al. Experiences with three different fiber supplements in weight reduction. Med Sci Monit. 2005 Jan; 11(1):PI5-8.

Bishop N.C. Pre-exercise carbohydrate status and immune responses to prolonged cycling: II. Effect on plasma cytokine concentration. Int J Sport Nutr Exerc Metab. 2001 Dec; 11(4):503-12.

Bishop N.C., et al. Salivary IgA responses to prolonged intensive exercise following caffeine ingestion. Med Sci Sports Exerc. 2006 Mar; 38(3):513-9.

Bizzarini E., et al. Is the use of oral creatine supplementation safe? J Sports Med Phys Fitness. 2004 Dec; 44(4):411-6.

Blackburn G.L., et al. The effect of aspartame as part of a multidisciplinary weight-control program on short- and long-term control of body weight. Am J Clin Nutr. 1997 Feb; 65(2):409-18.

Bledsoe J. This new research throws fresh light (yes, honestly) on the benefits of creatine. Peak performance. 1998 112: 2.

Blomstrand E. Amino acids and central fatigue. Amino Acids. 2001; 20(1):25-34.

Blomstrand E., et al. Effect of branched-chain amino acid supplementation on the exercise-induced change in aromatic amino acid concentration in human muscle. Acta Physiol Scand. 1992 Nov; 146(3):293-8.

Bloomer R.J., et al. Effects of antioxidant therapy in women exposed to eccentric exercise. Int J Sport Nutr Exerc Metab. 2004 Aug; 14(4):377-88.

Boirie Y., et al. Slow and fast dietary proteins differently modulate postprandial protein accretion. Proc Natl Acad Sci U S A. 1997 Dec 23; 94(26):14930-5.

Bo-Linn G.W., et al. Starch blockers - their effect on calorie absorption from a high-starch meal. N Engl J Med. 1982 Dec 2; 307(23):1413-6.

Borsheim E., et al. Effect of an amino acid, protein, and carbohydrate mixture on net muscle protein balance after resistance exercise. Int J Sport Nutr Exerc Metab. 2004 Jun; 14(3):255-71.

Bos C., et al. Postprandial kinetics of dietary amino acids are the main determinant of their metabolism after soy or milk protein ingestion in humans. J Nutr. 2003 May; 133(5):1308-15.

Boudjemaa B. Effet de l'arginine sur des haltérophiles en préparation compétitive. Médecine Sport. 1989 ; 63(4):186.

Bowen R.L. Nausea and High Serum Osmolality During a Simulated Ultraendurance Adventure Race : A Case-Control Study. Int J Sports Physiol Perf. 2006 June ; 1(2): 176-185.

Bowtell J.L., et al. Effect of oral glutamine on whole body carbohydrate storage during recovery from exhaustive exercise. J Appl Physiol. 1999 Jun ; 86(6):1770-7.

Brandt K.D. Effects of nonsteroidal anti-inflammatory drugs on chondrocyte metabolism in vitro and in vivo. Am J Med. 1987 Nov 20 ; 83(5A): 29-34.

Brannon T.A., et al. Effects of creatine loading and training on running performance and biochemical properties of rat skeletal muscle. Med Sci Sports Exerc. 1997 Apr ; 29(4):489-95.

Braun W.A., et al. The effects of chondroitin sulfate supplementation on indices of muscle damage induced by eccentric arm exercise. J Sports Med Phys Fitness. 2005 Dec ; 45(4):553-60.

Bregani E.R., et al. Creatine combined with branched-chain amino acids supplement in speleological practice : A scientifically controlled trial. Med Sport. 2005. 58 : 233-9.

Brilla L.R., et al. Effect of fish oil supplementation and exercise on serum lipids and aerobic fitness. J Sports Med Phys Fitness. 1990 Jun ; 30(2):173-80.

Brilla L.R., et al. Effects of a Novel Zinc-Magnesium Formulation on Hormones and Strength, Journal of Exercise Physiologyonline. 2000 Oct ; 3(4):26.

Brinkworth G.D., et al. Concentrated bovine colostrum protein supplementation reduces the incidence of self-reported symptoms of upper respiratory tract infection in adult males. Eur J Nutr. 2003 Aug ; 42(4):228-32.

Brinkworth G.D., et al. Effect of bovine colostrum supplementation on the composition of resistance trained and untrained limbs in healthy young men. Eur J Appl Physiol. 2004 Jan ; 91(1):53-60.

Brites F.D., et al. Soccer players under regular training show oxidative stress but an improved plasma antioxidant status. Clin Sci (Lond). 1999 Apr ; 96(4):381-5.

Brown E.C., et al. Soy versus whey protein bars : effects on exercise training impact on lean body mass and antioxidant status. Nutr J. 2004 Dec 8 ; 3:22.

Buckley J.D., et al. Effect of bovine colostrum on anaerobic exercise performance and plasma insulin-like growth factor I. J Sports Sci. 2003 Jul ; 21(7):577-88.

Burke D.G., et al. The effect of whey protein supplementation with and without creatine monohydrate combined with resistance training on lean tissue mass and muscle strength. Int J Sport Nutr Exerc Metab. 2001 Sep ; 11(3):349-64.

Burke L.M., et al. Guidelines for daily carbohydrate intake : do athletes achieve them ? Sports Med. 2001 ; 31(4):267-99.

Burtscher M., et al. The prolonged intake of L-arginine-L-aspartate reduces blood lactate accumulation and oxygen consumption during submaximal exercise. J Sports Sci Med. 2005 4 : 314.

Bussau V.A., et al. Carbohydrate loading in human muscle : an improved 1 day protocol. Eur J Appl Physiol. 2002 Jul ; 87(3):290-5.

Butchko H.H., et al. Aspartame : review of safety. Regul Toxicol Pharmacol. 2002 Apr ; 35(2 Pt 2) : S1-93.

Cade J.R., et al. Dietary intervention and training in swimmers. Eur J Appl Physiol Occup Physiol. 1991 ; 63(3-4):210-5.

Candeloro N., et al. [Effects of prolonged administration of branched-chain amino acids on body composition and physical fitness] Minerva Endocrinol. 1995 Dec ; 20(4):217-23.

Candow D.G., et al. Effect of glutamine supplementation combined with resistance training in young adults. Eur J Appl Physiol. 2001 Dec ; 86(2):142-9.

Carlson G.L., et al. A bean alpha-amylase inhibitor formulation (starch blocker) is ineffective in man. Science. 1983 Jan 28 ; 219(4583):393-5.

Carrithers J.A., et al. Effects of postexercise carbohydrate-protein feedings on muscle glycogen restoration. J Appl Physiol. 2000 Jun ; 88(6):1976-82.

Carter J.M., et al. The effect of carbohydrate mouth rinse on 1-h cycle time trial performance. Med Sci Sports Exerc. 2004 Dec ; 36(12):2107-11.

Castell L.M., et al. Does glutamine have a role in reducing infections in athletes ? Eur J Appl Physiol Occup Physiol. 1996 ; 73(5):488-90.

Castillo L., et al. Plasma arginine, citrulline, and ornithine kinetics in adults, with observations on nitric oxide synthesis. Am J Physiol. 1995 Feb ; 268(2 Pt 1) : E360-7.

Cavas L., et al. Effects of vitamin-mineral supplementation on cardiac marker and radical scavenging enzymes, and MDA levels in young swimmers. Int J Sport Nutr Exerc Metab. 2004 Apr ; 14(2):133-46.

Cayol M., et al. Influence of protein intake on whole body and splanchnic leucine kinetics in humans. Am J Physiol. 1997 Apr ; 272(4 Pt 1) : E584-91.

Cha Y.S., et al. Effects of carnitine coingested caffeine on carnitine metabolism and endurance capacity in athletes. J Nutr Sci Vitaminol (Tokyo). 2001 Dec ; 47(6):378-84.

Chandler R.M., et al. Dietary supplements affect the anabolic hormones after weight-training exercise. J Appl Physiol. 1994 Feb ; 76(2):839-45.

Chang C.T., et al. Creatine monohydrate treatment alleviates muscle cramps associated with haemodialysis. Nephrol Dial Transplant. 2002 Nov ; 17(11):1978-81.

Chantre P., et al. Recent findings of green tea extract AR25 (Exolise) and its activity for the treatment of obesity. Phytomedicine. 2002 Jan ; 9(1):3-8.

Chanutin A. The fate of creatine when administered to man. J Biol Chem. 1926 67 : 29.

Childs A., et al. Supplementation with vitamin C and N-acetylcysteine increases oxidative stress in humans after an acute muscle injury induced by eccentric exercise. Free Radic Biol Med. 2001 Sep 15 ; 31(6):745-53.

Choi S.C., et al. The role of gastrointestinal endoscopy in long-distance runners with gastrointestinal symptoms. Eur J Gastroenterol Hepatol. 2001 Sep; 13(9):1089-94.

Chos D. Biologie nutritionnelle et complémentation du sportif de haut niveau. Méd Sport. 2001 Mai: 52.

Chos D., et al. Micronutritional supplementation of the French swimming team. Méd Sport. 1999 73 (3): 12.

Chryssanthopoulos C., et al. Skeletal muscle glycogen concentration and metabolic responses following a high glycaemic carbohydrate breakfast. J Sports Sci. 2004 Nov-Dec; 22(11-12):1065-71.

Chryssanthopoulos C., et al. The effect of a high carbohydrate meal on endurance running capacity. Int J Sport Nutr Exerc Metab. 2002 Jun; 12(2):157-71.

Chupin S.P., et al. Use of Apilak (royal jelly) in sports medicine. Sports Training Med Rehab. 1988 88: 13-15.

Cifuentes M., et al. Weight loss and calcium intake influence calcium absorption in overweight postmenopausal women. Am J Clin Nutr. 2004 Jul; 80(1):123-30.

Clancy R.L., et al. Reversal in fatigued athletes of a defect in interferon secretion after administration of Lactobacillus acidophilus. British Journal of Sports Medicine 2006; 40: 351-354.

Clarkson P.M., et al. Exercise and mineral status of athletes: calcium, magnesium, phosphorus, and iron. Med Sci Sports Exerc. 1995 Jun; 27(6):831-43.

Cleary M.A., et al. Dehydration and symptoms of delayed-onset muscle soreness in hyperthermic males. J Athl Train. 2005 Oct-Dec; 40(4):288-97.

Close G.L., et al. Ascorbic acid supplementation does not attenuate post-exercise muscle soreness following muscle-damaging exercise but may delay the recovery process. Br J Nutr. 2006 May; 95(5):976-81.

Coburn J.W., et al. Effects of leucine and whey protein supplementation during eight weeks of unilateral resistance training. J Strength Cond Res. 2006 May; 20(2):284-91.

Cohen H.A., et al. Blocking effect of vitamin C in exercise-induced asthma. Arch Pediatr Adolesc Med. 1997 Apr; 151(4):367-70.

Cohen M., et al. A randomized, double blind, placebo controlled trial of a topical cream containing glucosamine sulfate, chondroitin sulfate, and camphor for osteoarthritis of the knee. J Rheumatol. 2003 Mar; 30(3):523-8.

Coirault B., et al. L'acide uridine-5-triphosphorique (UTP) en thérapeutique. Presse Mes. 1960 68: 1169.

Colker C.M., et al. Effects of Citrus aurantium extract, caffeine, and St. John's Wort on body fat loss, lipid levels, and mood states in overweight healthy adults. Cur Ther Res. 1999; 60: 145-153.

Collier S.R., et al. Growth hormone responses to varying doses of oral arginine. Growth Horm IGF Res. 2005 Apr; 15(2):136-9.

Collis N., et al. Cellulite treatment: a myth or reality: a prospective randomized, controlled trial of two therapies, endermologie and aminophylline cream. Plast Reconstr Surg. 1999 Sep; 104(4):1110-4.

Colson S.N., et al. Cordyceps sinensis- and Rhodiola rosea-based supplementation in male cyclists and its effect on muscle tissue oxygen saturation. J Strength Cond Res. 2005 May; 19(2):358-63.

Couet C., et al. Effect of dietary fish oil on body fat mass and basal fat oxidation in healthy adults. Int J Obes Relat Metab Disord. 1997 Aug; 21(8):637-43.

Cribb P.J., et al. The effect of whey isolate and resistance training on strength, body compostion and plasma glutamine. Int J Sport Nutr Exerc Metab. 2006 Oct; 16(5).

Crim M.C., et al. Creatine metabolism in men: urinary creatine and creatinine excretions with creatine feeding. J Nutr. 1975 Apr; 105(4):428-38.

Crowe M.J., et al. Effects of dietary leucine supplementation on exercise performance. Eur J Appl Physiol. 2006 Aug; 97(6):664–672.

Crowe M.J., et al. The effects of beta-hydroxy-beta-methylbutyrate (HMB) and HMB/creatine supplementation on indices of health in highly trained athletes. Int J Sport Nutr Exerc Metab. 2003 Jun; 13(2):184-97.

Dam B.V. Vitamins and sport. Br J Sports Med. 1978 Jun; 12(2):74-9.

Dawson-Hughes B., et al. Effect of dietary protein supplements on calcium excretion in healthy older men and women. J Clin Endocrinol Metab. 2004 Mar; 89(3):1169-73.

De Bock K., et al. Acute Rhodiola rosea intake can improve endurance exercise performance. Int J Sport Nutr Exerc Metab. 2004 Jun; 14(3):298-307.

Delzenne N.M., et al. Oligofructose promotes satiety in healthy human: a pilot study. European Journal of Clinical Nutrition (2006) 60, 567–572.

Demling R.H., et al. Effect of a hypocaloric diet, increased protein intake and resistance training on lean mass gains and fat mass loss in overweight police officers. Ann Nutr Metab. 2000; 44(1):21-9.

DeRuisseau K.C., et al. Sweat iron and zinc losses during prolonged exercise. Int J Sport Nutr Exerc Metab. 2002 Dec; 12(4):428-37.

Diepvens K., et al. Effect of green tea on resting energy expenditure and substrate oxidation during weight loss in overweight females. Br J Nutr. 2005 Dec; 94(6):1026-34.

Dillingham B.L., et al. Soy protein isolates of varying isoflavone content exert minor effects on serum reproductive hormones in healthy young men. J Nutr. 2005 Mar; 135(3):584-91.

DiSilvestro R.A., et al. Soy protein intake by active young adult men raises plasma antioxidant capacity without altering plasma testosterone. Nutrition Research. 2006 Feb; 26(2):92-95.

Ditschuneit H.H., et al. Metabolic and weight-loss effects of a long-term dietary intervention in obese patients. Am J Clin Nutr. 1999 Feb; 69(2):198-204.

Dowling E.A., et al. Effect of Eleutherococcus senticosus on submaximal and maximal exercise performance. Med Sci Sports Exerc. 1996 Apr; 28(4):482-9.

Dubrovskii V.I., et al. Use of the oxygen cocktail for stimulating recovery processes in athletes. Vopr Pitan. 1982 Jan-Feb; (1): 29-30.

Dulloo A.G., et al. Efficacy of a green tea extract rich in catechin polyphenols and caffeine in increasing 24-h energy expenditure and fat oxidation in humans. Am J Clin Nutr. 1999 Dec; 70(6):1040-5.

Dunn C.L., et al. The comparative and cumulative effects of a dietary restriction and exercise on weight loss. Int J Obes (Lond). 2006 Jan; 30(1):112-21.

Earnest C.P., et al. Effects of a commercial herbal-based formula on exercise performance in cyclists. Med Sci Sports Exerc. 2004a Mar; 36(3):504-9.

Earnest C.P., et al. Low vs. high glycemic index carbohydrate gel ingestion during simulated 64-km cycling time trial performance. J Strength Cond Res. 2004b Aug; 18(3):466-72.

Edge J., et al. Effects of chronic NaHCO3 ingestion during interval training on changes to muscle buffer capacity, metabolism, and short-term endurance performance. J Appl Physiol. 2006 Sep; 101(3):918-25.

Elam R.P. Morphological changes in adult males from resistance exercise and amino acid supplementation. J Sports Med Phys Fitness. 1988 Mar; 28(1):35-9.

Elam R.P., et al. Effects of arginine and ornithine on strength, lean body mass and urinary hydroxyproline in adult males. J Sports Med Phys Fitness. 1989 Mar; 29(1):52-6.

Elliot T.A., et al. Milk Ingestion Stimulates Net Muscle Protein Synthesis following Resistance Exercise. Medicine & Science in Sports & Exercise. 38 (4): 667-674, April 2006.

Engelhardt M.G., et al. Creatine supplementation in endurance sports. Med Sci Sports Exerc. 1998 Jul; 30(7):1123-1129.

Engels H.J., et al. Effects of ginseng supplementation on supramaximal exercise performance and short-term recovery. J Strength Cond Res. 2001 Aug; 15(3):290-5.

Evans R.W., et al. Biochemical responses of healthy subjects during dietary supplementation with L-arginine. J Nutr Biochem. 2004 Sep; 15(9):534-9.

Falk B., et al. Effect of lycopene supplementation on lung function after exercise in young athletes who complain of exercise-induced bronchoconstriction symptoms. Ann Allergy Asthma Immunol. 2005 Apr; 94(4):480-5.

Fallowfield J.L., et al. The influence of ingesting a carbo-hydrate-electrolyte beverage during 4 hours of recovery on subsequent endurance capacity. Int J Sport Nutr. 1995 Dec; 5(4):285-99.

Farnfield M.M., et al. Whey protein supplementation and resistance training to enhance muscle growth in young and older adults. Asia Pac J Clin Nutr, 2005 14; suppl: S69.

Fawcett J.P., et al. The effect of oral vanadyl sulfate on body composition and performance in weight-training athletes. Int J Sport Nutr. 1996 Dec; 6(4):382-90.

Febbraio M.A., et al. Effects of carbohydrate ingestion before and during exercise on glucose kinetics and performance. J Appl Physiol. 2000 Dec; 89(6):2220-6.

Fernstrom J.D. Dietary amino acids and brain function. J Am Diet Assoc. 1994 Jan; 94(1):71-7.

Finaud J., et al. Résultats d'une enquíte alimentaire réalisée chez des joueurs de rugby français de haut niveau. Cahiers de Nutrition et de Diététique. 2003 Sept; 38 (4): 234 - 241.

Finn K.J. Glutamine supplementation did not benefit athletes during short-term weight reduction. J Sports Sci Med. 2003 2: 163.

Flakoll P.J., et al. Postexercise protein supplementation improves health and muscle soreness during basic military training in Marine recruits. J Appl Physiol. 2004 Mar; 96(3):951-6.

Flechtner-Mors M., et al. Metabolic and weight loss effects of long-term dietary intervention in obese patients: four-year results. Obes Res. 2000 Aug; 8(5):399-402.

Foster C., et al. Effects of preexercise feedings on endurance performance. Med Sci Sports. 1979 Spring; 11(1):1-5.

Foster C., et al. The placebo effect on exercise performance. Med Sci Sports Exerc. 2005 May; 36(5 suppl): S171.

Francis C. Training for speed. 1997. Faccioni. Canberra, Australia.

Frati-Munari A.C., et al. Effect of a dehydrated extract of nopal (Opuntia ficus indica Mill.) on blood glucose. Arch Invest Med (Mex). 1989 Jul-Sep; 20(3):211-6.

Friedlander A.L., et al. Three weeks of caloric restriction alters protein metabolism in normal-weight, young men. Am J Physiol Endocrinol Metab. 2005 Sep; 289(3):E446-55.

Fry A.C., et al. Effect of A Liquid Multivitamin/Mineral Supplement on Anaerobic Exercise Performance. Research Sports Medicine. 2006 January-March; 14(1):53-64.

Fu-Chun T. Influence of Branched-Chain Amino Acid Supplementation on Urinary Protein Metabolite Concentrations after Swimming. J Am Coll Nutr. 2006 25 (3): 188-194.

Gades M.D., et al. Chitosan supplementation and fat absorption in men and women. J Am Diet Assoc. 2005 Jan; 105(1):72-7.

Gaine P.C., et al. Level of dietary protein impacts whole body protein turnover in trained males at rest. Metabolism. 2006 Apr; 55(4):501-7.

Galan P., et al. Dietary magnesium intake in a French adult population. Magnes Res. 1997 Dec; 10(4):321-8.

Galitzky J., et al. Role of vascular alpha-2 adrenoceptors in regulating lipid mobilization from human adipose tissue. J Clin Invest. 1993 May; 91(5):1997-2003.

Ganzit G.P. Effets of oral branched-chain amino acids supplementation in bodybuilders. Med sport. 1997 50: 293.

Gaudichon C., et al. Net postprandial utilization of [15N]-labeled milk protein nitrogen is influenced by diet composition in humans. J Nutr. 1999 Apr; 129(4):890-5.

Gaullier J.M., et al. Clinical trial results support a preference for using CLA preparations enriched with two isomers rather than four isomers in human studies. Lipids. 2002 Nov; 37(11):1019-25.

Gauthaman K., et al. Sexual effects of puncturevine (Tribulus terrestris) extract (protodioscin): an evaluation using a rat model. J Altern Complement Med. 2003 Apr; 9(2):257-65.

Gertsch J.H., et al. Randomised, double blind, placebo controlled comparison of ginkgo biloba and acetazolamide for prevention of acute mountain sickness among Himalayan trekkers: the prevention of high altitude illness trial (PHAIT). BMJ. 2004 Apr 3; 328(7443):797.

Giamberardino M.A., et al. Effects of prolonged L-carnitine administration on delayed muscle pain and CK release after eccentric effort. Int J Sports Med. 1996 Jul; 17(5):320-4.

Godard M.P., et al. Body composition and hormonal adaptations associated with forskolin consumption in overweight and obese men. Obes Res. 2005 Aug; 13(8):1335-43.

Goforth jr H.W. Use of supplements by U. S NAVY SEALS. Med. Sci. Sports Exerc. 1990. 30; (5 suppl): S60.

Gonzales G.F., et al. Lepidium meyenii (Maca) improved semen parameters in adult men. Asian J Androl. 2001 Dec; 3(4):301-3.

Gonzales G.F., et al. Effect of Lepidium meyenii (Maca), a root with aphrodisiac and fertility-enhancing properties, on serum reproductive hormone levels in adult healthy men. J Endocrinol. 2003 Jan; 176(1):163-8.

Goodpaster B.H., et al. The effects of pre-exercise starch ingestion on endurance performance. Int J Sports Med. 1996 Jul; 17(5):366-72.

Gorostiaga E.M., et al. Decrease in respiratory quotient during exercise following L-carnitine supplementation. Int J Sports Med. 1989 Jun; 10(3):169-74.

Gougeon R., et al. Increase in the thermic effect of food in women by adrenergic amines extracted from citrus aurantium. Obes Res. 2005 Jul; 13(7):1187-94.

Greenway F.L., et al. Topical fat reduction. Obes Res. 1995 Nov; 3 Suppl 4: 561S-568S.

Greenwood M., et al. Cramping and Injury Incidence in Collegiate Football Players Are Reduced by Creatine Supplementation. J Athl Train. 2003 Sep; 38(3):216-219.

Greiwe J.S., et al. Effects of endurance exercise training on muscle glycogen accumulation in humans. J Appl Physiol. 1999 Jul; 87(1):222-6.

Gremion G., et al. Arginine aspartate and muscular activity. Schweiz Z Sportmed. 1987 Mar; 35(1):21-4.

Gremion G., et al. Arginine aspartate and muscular activity II. Schweiz Z Sportmed. 1989 Dec; 37(4):241-6.

Groussard C., et al. Évaluation de l'apport en vitamines antioxydantes chez des sportifs. Sci Sports 2004 19 (4): 193-195.

Gruber R., et al. The influence of oxygenated water on the immune status, liver enzymes, and the generation of oxygen radicals: a prospective, randomised, blinded clinical study. Clin Nutr. 2005 Jun; 24(3):407-14.

Guezennec C.Y., et al. Is there a relationship between physical activity and dietary calcium intake? A survey in 10,373 young French subjects. Med Sci Sports Exerc. 1998 May; 30(5):732-9.

Guillemant J., et al. Acute effects of an oral calcium load on markers of bone metabolism during endurance cycling exercise in male athletes. Calcif Tissue Int. 2004 May; 74(5):407-14.

Guinot C., et al. Vitamin D concentrations in blood and skin phototype in a general adult population in France. Ann Dermatol Venereol. 2000 Dec; 127(12):1073-6.

Haff G.G., et al. Carbohydrate supplementation attenuates muscle glycogen loss during acute bouts of resistance exercise. Int J Sport Nutr Exerc Metab. 2000 Sep; 10(3):326-39.

Hagobian T.A., et al. Cytokine responses at high altitude: effects of exercise and antioxidants at 4300 m. Med Sci Sports Exerc. 2006 Feb; 38(2):276-85.

Halson S.L., et al. Effects of carbohydrate supplementation on performance and carbohydrate oxidation after intensified cycling training. J Appl Physiol. 2004 Oct; 97(4):1245-53.

Hannum S.M., et al. Use of packaged entrees as part of a weight-loss diet in overweight men: an 8-week randomized clinical trial. Diabetes, Obesity and Metabolism. 2006 March; 8(2):146.

Hargreaves M., et al. Effect of fluid ingestion on muscle metabolism during prolonged exercise. J Appl Physiol. 1996 Jan; 80(1):363-6.

Harris A.M., et al. Weekly Changes in Basal Metabolic Rate with Eight Weeks of Overfeeding. Obesity 2006; 14: 690-695.

Harris R., et al. Muscle carnosine elevation with supplementation and training, and the effects of elevation on exercise performance. Journal of the International Society of Sports Nutrition. 2005. 2 (1): 39.

Haskell C.F., et al. A double-blind, placebo-controlled, multidose evaluation of the acute behavioural effects of guarana in humans. J Psychopharmacol. 2006 in press.

Haub M.D., et al. Acute L-glutamine ingestion does not improve maximal effort exercise. J Sports Med Phys Fitness. 1998 Sep; 38(3):240-4.

Haugen M., et al. [Can linoleic acids in conjugated CLA products reduce overweight problems?] Tidsskr Nor Laegeforen. 2004 Dec 2; 124(23):3051-4.

Haussinger D., et al. Cellular hydration state: an important determinant of protein catabolism in health and disease. Lancet. 1993 May 22; 341(8856):1330-2.

Hausswirth C., et al. Influence d'une supplémentation en vitamines sur le rendement de la locomotion après une épreuve d'ultratrail. Science & Sports. 2006 Feb; 21(1):8-12.

Hayamizu K., et al. Effects of Garcinia cambogia (Hydroxycitric Acid) on Visceral Fat Accumulation: A Double-Blind, Randomized, Placebo-Controlled Trial. Current Therapeutic Research, 2003. 64 (8) p. 551-567.

Heini A.F., et al. Effect of hydrolyzed guar fiber on fasting and postprandial satiety and satiety hormones: a double-blind, placebo-controlled trial during controlled weight loss. Int J Obes Relat Metab Disord. 1998 Sep; 22(9):906-9.

Heliovaara M., et al. Serum antioxidants and risk of rheumatoid arthritis. Ann Rheum Dis. 1994 Jan; 53(1):51-3.

Henning B.F., et al. Vitamin supplementation during weight reduction--favourable effect on homocysteine metabolism. Res Exp Med (Berl). 1998 Jul; 198(1):37-42.

Hermanussen M., et al. Obesity, voracity, and short stature: the impact of glutamate on the regulation of appetite. European Journal of Clinical Nutrition (2006) 60, 25–31.

Hesslink R., et al. Cetylated fatty acids improve knee function in patients with osteoarthritis. J Rheumatol. 2002 Aug; 29(8):1708-12.

Heymsfield S.B., et al. Garcinia cambogia (hydroxycitric acid) as a potential antiobesity agent: a randomized controlled trial. JAMA. 1998 Nov 11; 280(18):1596-600.

Hickner R.C., et al. L-citrulline reduces time to exhaustion and insulin response to a graded exercise test. Med Sci Sports Exerc. 2006 Apr; 38(4):660-6.

Hirvonen J., et al. Fatigue and changes of ATP, creatine phosphate, and lactate during the 400-m sprint. Can J Sport Sci. 1992 Jun; 17(2):141-4.

Hiscock N., et al. A comparison of plasma glutamine concentration in athletes from different sports. Med Sci Sports Exerc. 1998 Dec; 30(12):1693-6.

Hoffer L.J., et al. Sulfate could mediate the therapeutic effect of glucosamine sulfate. Metabolism. 2001 Jul; 50(7):767-70.

Hoffman J.R., et al. Effects of beta-hydroxy beta-methylbutyrate on power performance and indices of muscle damage and stress during high-intensity training. J Strength Cond Res. 2004 Nov; 18(4):747-52.

Hong C.Z., et al. Effects of a topically applied counterirritant (Eucalyptamint) on cutaneous blood flow and on skin and muscle temperatures. A placebo-controlled study. Am J Phys Med Rehabil. 1991 Feb; 70(1):29-33.

Horvath P.J., et al. The effects of varying dietary fat on performance and metabolism in trained male and female runners. J Am Coll Nutr. 2000 Feb; 19(1):52-60.

Hsu C.C., et al. American ginseng supplementation attenuates creatine kinase level induced by submaximal exercise in human beings. World J Gastroenterol. 2005 Sep 14; 11(34):5327-31.

Huang S.H., et al. The use of dietary supplements and medications by Canadian athletes at the atlanta and sydney olympic games. Clin J Sport Med. 2006 Jan; 16(1):27-33.

Hulmi J.J., et al. Protein ingestion prior to strength exercise affects blood hormones and metabolism. Med Sci Sports Exerc. 2005 Nov; 37(11):1990-7.

Hurson M., et al. Metabolic effects of arginine in a healthy elderly population. JPEN J Parenter Enteral Nutr. 1995 May-Jun; 19(3):227-30.

Imai H., et al. Effect of Propolis Supplementation on the Redox State of Human Serum Albumin during High-Intensity Training. Adv. Exerc. Sports Physiol. 2005 11 (3): 109-113.

Ingwall J.S., et al. Specificity of creatine in the control of muscle protein synthesis. J Cell Biol. 1974 Jul; 62(1):145-51.

Isidori A., et al. A study of growth hormone release in man after oral administration of amino acids. Curr. Med. Res. Opin. 1981; 7:475.

Ivy J.L., et al. Early postexercise muscle glycogen recovery is enhanced with a carbohydrate-protein supplement. J Appl Physiol. 2002 Oct; 93(4):1337-44.

Ivy J.L., et al. Effect of a carbohydrate-protein supplement on endurance performance during exercise of varying intensity. Int J Sport Nutr Exerc Metab. 2003 Sep; 13(3):382-95.

Ivy J.L., et al. Muscle glycogen storage after different amounts of carbohydrate ingestion. J Appl Physiol. 1988b Nov; 65(5):2018-23.

Ivy J.L., et al. Muscle glycogen synthesis after exercise: effect of time of carbohydrate ingestion. J Appl Physiol. 1988a Apr; 64(4):1480-5.

Jacobsen R., et al. Effect of short-term high dietary calcium intake on 24-h energy expenditure, fat oxidation, and fecal fat excretion. Int J Obes (Lond). 2005 Mar; 29(3):292-301.

James W.P., et al. Studies of amino acid and protein metabolism in normal man with L-[U-14C]tyrosine. Clin Sci Mol Med. 1976 Jun; 50(6):525-32.

Jaedig S., et al. Increased postprandial energy expenditure in obese women after peroral K- and Mg-phosphate. Miner Electrolyte Metab. 1994; 20(3):147-52.

Jenkins T., et al. Effect of oxygenized water on percent oxygen saturation and performance during exercise. Med Sci Sports Exerc. 2001 May; 33(5 suppl): S167.

Jensen L.B., Kollerup G., Quaade F., Sorensen O.H. Bone minerals changes in obese women during a moderate weight loss with and without calcium supplementation. J Bone Miner Res. 2001 Jan; 16(1):141-7.

Jessen A.B., Toubro S., Astrup A. Effect of chewing-gum containing nicotine and caffeine on energy expenditure and substrate utilization in men. Am J Clin Nutr. 2003 Jun; 77(6):1442-7.

Jessen A., et al. The appetite-suppressant effect of nicotine is enhanced by caffeine. Diabetes Obes Metab. 2005 Jul; 7(4):327-33.

Johnson H.L., et al. Effects of electrolyte and nutrient solutions on performance and metabolic balance. Med Sci Sports Exerc. 1988 Feb; 20(1):26-33.

Johnston C.S. Strategies for healthy weight loss: from vitamin C to the glycemic response. J Am Coll Nutr. 2005 Jun; 24(3):158-65.

Jones P.J., et al. Polyunsaturated: saturated ratio of diet fat influences energy substrate utilization in the human. Metabolism. 1988 Feb; 37(2):145-51.

Jozkow P., et al. Gastroesophageal reflux disease and physical activity. Sports Med. 2006; 36(5):385-91.

Jugdaohsingh R., et al. Dietary silicon intake and absorption. Am J Clin Nutr. 2002 May; 75(5):887-93.

Juhel C., et al. Green tea extract (AR25) inhibits lipolysis of triglycerides in gastric and duodenal medium in vitro. J Nutr Biochem. 2000 Jan; 11(1):45-51.

Juneja L.R., et al. L-theanine a unique amino acid of green tea and its relaxation effect in humans. Trends Food Sci Tech 1999; 10: 199-204.

Jung A.P., et al. Influence of Hydration and Electrolyte Supplementation on Incidence and Time to Onset of Exercise-Associated Muscle Cramps. J Athl Train. 2005 Jun; 40(2):71-75.

Jung U.J., et al. Naringin supplementation lowers plasma lipids and enhances erythrocyte antioxidant enzyme activities in hypercholesterolemic subjects. Clin Nutr. 2003 Dec; 22(6):561-8.

Kalmar J.M., et al. Effects of caffeine on neuromuscular function. J Appl Physiol. 1999 Aug; 87(2):801-8.

Karlsson H.K.R., et al. Branched-Chain Amino Acids increase p70s6k phosphorylation in human skeletal muscle after resistance training. J Appl Physiol. 2004 287: E1-E7.

Keast D., et al. Depression of plasma glutamine concentration after exercise stress and its possible influence on the immune system. Med J Aust. 1995 Jan 2; 162(1):15-8.

Keithley J., et al. Glucomannan and obesity: a critical review. Altern Ther Health Med. 2005 Nov-Dec; 11(6):30-4.

Kelsey B.K., et al. Adiposity Alters Muscle Strength and Size Responses to Resistance Training in Healthy Men and Women. Med Sci Sports Exerc. 2004. May; 36(5 Suppl): S352.

Kerksick C.M., et al. The Effects of Protein and Amino Acid Supplementation on Performance and Training Adaptations During Ten Weeks of Resistance Training. J Strength Cond Res. 2006 20 (3): 643–653.

Kerstetter J.E., et al. Dietary protein, calcium metabolism, and skeletal homeostasis revisited. Am J Clin Nutr. 2003 Sep; 78(3 Suppl): 584S-592S.

Kessler M.A., et al. Volume changes in the menisci and articular cartilage of runners: an in vivo investigation based on 3-D magnetic resonance imaging. Am J Sports Med. 2006 May; 34(5):832-6.

Kharitonov S.A., et al. L-arginine increases exhaled nitric oxide in normal human subjects. Clin Sci (Lond). 1995 Feb; 88(2):135-9.

Kim L.S., et al. Efficacy of methylsulfonylmethane (MSM) in osteoarthritis pain of the knee: a pilot clinical trial. Osteoarthritis Cartilage. 2006 to be published.

Kim S.H., et al. Effects of Panax ginseng extract on exercise-induced oxidative stress. J Sports Med Phys Fitness. 2005 Jun; 45(2):178-82.

Kingsbury K.J., et al. Contrasting plasma free amino acid patterns in elite athletes: association with fatigue and infection. Br J Sports Med. 1998 Mar; 32(1):25-32.

Kingsley M.I., et al. Effects of phosphatidylserine on oxidative stress following intermittent running. Med Sci Sports Exerc. 2005 Aug; 37(8):1300-6.

Kinscherf R, et al. Low plasma glutamine in combination with high glutamate levels indicate risk for loss of body cell mass in healthy individuals: the effect of N-acetyl-cysteine. J Mol Med. 1996 Jul; 74(7):393-400.

Kirwan JP, et al. A moderate glycemic meal before endurance exercise can enhance performance. J Appl Physiol. 1998 Jan; 84(1):53-9.

Klesges R.C., et al. Changes in bone mineral content in male athletes. Mechanisms of action and intervention effects. JAMA. 1996 Jul 17; 276(3):226-30.

Kobayashi H., et al. Reduced amino acid availability inhibits muscle protein synthesis and decreases activity of initiation factor eIF2B. Am J Physiol Endocrinol Metab. 2003 Mar; 284(3):E488-98.

Köhnke R., et al. Resistance exercise and protein intake down regulate myostatin mRNA in human skeletal muscle. Faseb J. 2006 20 (4): A390.

König D., et al. Essential fatty acids, immune function, and exercise. Exerc Immunol Rev. 1997; 3:1-31.

Koopman R., et al. Combined ingestion of protein and free leucine with carbohydrate increases postexercise muscle protein synthesis in vivo in male subjects. Am J Physiol Endocrinol Metab. 2005 Apr; 288(4):E645-53.

Kovacs E.M., et al. Effect of caffeinated drinks on substrate metabolism, caffeine excretion, and performance. J Appl Physiol. 1998 Aug; 85(2):709-15.

Kovacs E.M., et al. The effect of addition of modified guar gum to a low-energy semisolid meal on appetite and body weight loss. Int J Obes Relat Metab Disord. 2001 Mar; 25(3):307-15.

Kovacs E.M., et al. Urine color, osmolality and specific electrical conductance are not accurate measures of hydration status during postexercise rehydration. J Sports Med Phys Fitness. 1999 Mar; 39(1):47-53.

Kraemer W.J., et al. Androgenic responses to resistance exercise: effects of feeding and L-carnitine. Med Sci Sports Exerc. 2006b Jul; 38(7):1288-96.

Kraemer W.J., et al. Effect of a cetylated fatty acids topical cream on functional mobility and quality of life of patients with osteoarthritis. J Rheumatol. 2004 31: 767-74.

Kraemer W.J., et al. Hormonal responses to consecutive days of heavy-resistance exercise with or without nutritional supplementation. J Appl Physiol. 1998 Oct; 85(4):1544-55.

Kraemer W.J., et al. The effects of amino acid supplementation on hormonal responses to resistance training overreaching. Metabolism. 2006a March; 55(3):282-291.

Kreider R.B., et al. Effects of ingesting supplements designed to promote lean tissue accretion on body composition during resistance training. Int J Sport Nutr. 1996 Sep; 6(3):234-46.

Kriketos A.D., et al. (-)-Hydroxycitric acid does not affect energy expenditure and substrate oxidation in adult males in a post-absorptive state. Int J Obes Relat Metab Disord. 1999 Aug; 23(8):867-73.

Kucio C., et al. Does yohimbine act as a slimming drug? Isr J Med Sci. 1991 Oct; 27(10):550-6.

Kuhn K.S., et al. Determination of glutamine in muscle protein facilitates accurate assessment of proteolysis and de novo synthesis-derived endogenous glutamine production. Am J Clin Nutr. 1999 Oct; 70(4):484-9.

Kuipers H., et al. Effects of oral bovine colostrum supplementation on serum insulin-like growth factor-I levels. Nutrition. 2002 Jul-Aug; 18(7-8):566-7.

Lacroix J. Utilisation du chlorydrate d'arginine sur un groupe de vingt sportifs. Revue de Médecine. 1981 Juin; 24: 1481.

Lairon D., et al. Dietary fibre intake and clinical indices in the French SUpplementation en VItamines et Mineraux AntioXydants (SU.VI.MAX) adult cohort. Proc Nutr Soc. 2003 Feb; 62(1):11-5.

Lands L.C., et al. Effect of supplementation with a cysteine donor on muscular performance. J Appl Physiol. 1999 Oct; 87(4):1381-5.

Lanou A.J. Data do not support recommending dairy products for weight loss. Obes Res. 2005 Jan; 13(1):191.

Larsen T.M., et al. Conjugated linoleic acid supplementation for 1 y does not prevent weight or body fat regain. Am J Clin Nutr. 2006 Mar; 83(3):606-12.

Laursen P.B., et al. Core temperature and hydration status during an Ironman triathlon. British Journal of Sports Medicine 2006; 40: 320-325.

Layer P., et al. Effect of a purified amylase inhibitor on carbohydrate tolerance in normal subjects and patients with diabetes mellitus. Mayo Clin Proc. 1986 Jun; 61(6):442-7.

Leffler C.T., et al. Glucosamine, chondroitin, and manganese ascorbate for degenerative joint disease of the knee or low back: a randomized, double-blind, placebo-controlled pilot study. Mil Med. 1999 Feb; 164(2):85-91.

Léglise M. Utilisation de l'aspartate d'arginine chez 50 sportifs (espoirs nationaux). Cinésiologie. 1970. 38: 337.

Leibetseder V., et al. Does oxygenated water support aerobic performance and lactate kinetics? Int J Sports Med. 2006 Mar; 27(3):232-5.

Lelovics Z. Relation between calcium and magnesium intake and obesity. Asia Pac J Clin Nutr. 2004; 13(Suppl): S144.

Lemon P.W. Effects of exercise on dietary protein requirements. Int J Sport Nutr. 1998 Dec; 8(4):426-47.

Lemon P.W., et al. Moderate physical activity can increase dietary protein needs. Can J Appl Physiol. 1997 Oct; 22(5):494-503.

Levenhagen D.K., et al. Postexercise nutrient intake timing in humans is critical to recovery of leg glucose and protein homeostasis. Am J Physiol Endocrinol Metab. 2001 Jun; 280(6):E982-93.

Levenhagen D.K., et al. Postexercise protein intake enhances whole-body and leg protein accretion in humans. Med Sci Sports Exerc. 2002 May; 34(5):828-37.

Liang M.T., et al. Panax notoginseng supplementation enhances physical performance during endurance exercise. J Strength Cond Res. 2005 Feb; 19(1):108-14.

Liappis N., et al. Quantitative study of free amino acids in human eccrine sweat excreted from the forearms of healthy trained and untrained men during exercise. Eur J Appl Physiol Occup Physiol. 1979; 42(4):227-34.

Lim K., et al. (-)-Hydroxycitric acid ingestion increases fat utilization during exercise in untrained women. J Nutr Sci Vitaminol (Tokyo). 2003b Jun; 49(3):163-7.

Lim K., et al. (-)-Hydroxycitrate ingestion increases fat oxidation during moderate intensity exercise in untrained men. Biosci Biotechnol Biochem. 2003a Sep; 67(9):1999-2001.

Lim K., et al. Short-term (-)-hydroxycitrate ingestion increases fat oxidation during exercise in athletes. J Nutr Sci Vitaminol (Tokyo). 2002 Apr; 48(2):128-33.

Lopez-Garcia E., et al. Changes in caffeine intake and long-term weight change in men and women. Am J Clin Nutr. 2006 Mar; 83(3):674-80.

Machefer G., et al. Apports et statut en vitamines antioxydantes chez des athlètes d'endurance. Science & Sports 2006 in press.

MacLean D.B., et al. Increased ATP content/production in the hypothalamus may be a signal for energy-sensing of satiety: studies of the anorectic mechanism of a plant steroidal glycoside. Brain Res. 2004 Sep 10; 1020(1-2):1-11.

Maggini S., et al. L-Carnitine Supplementation Results in Improved Recovery after Strenuous Exercise. Ann Nutr Metab. 2000 44: 86-88.

Malm C. Susceptibility to infections in elite athletes: the S-curve. Scand J Med Sci Sports. 2006 Feb; 16(1):4-6.

Manetta J., et al. Carbohydrate dependence during hard-intensity exercise in trained cyclists in the competitive season: importance of training status. Int J Sports Med. 2002 Oct; 23(7):516-23.

Mannion A.F., et al. Carnosine and anserine concentrations in the quadriceps femoris muscle of healthy humans. Eur J Appl Physiol Occup Physiol. 1992; 64(1):47-50.

Marks L.S., et al. Tissue effects of saw palmetto and finasteride: use of biopsy cores for in situ quantification of prostatic androgens. Urology. 2001 May; 57(5):999-1005.

Martinet A., et al. Thermogenic effects of commercially available plant preparations aimed at treating human obesity. Phytomedicine. 1999 Oct; 6(4):231-8.

Mathieu P. Radiological progression of internal femoro-tibial osteoarthritis in gonarthrosis. Chondro-protective effect of chondroitin sulfates ACS4-ACS6. Presse Med. 2002 Sep 14; 31(29):1386-90.

Matsubara F. Implication of the amino acid metabolism regarding changes in the mood profile following ultra-endurance exercise. Japanese Society of Physical Fitness and Sports Medicine. 1999 48 (1): 201-211.

Maughan R.J., et al. Effects of pollen extract upon adolescent swimmers. Br J Sports Med. 1982 Sep; 16(3):142-5.

Maughan R.J., et al. Fluid and electrolyte intake and loss in elite soccer players during training. Int J Sport Nutr Exerc Metab. 2004 Jun; 14(3):333-46.

McCarty M.F. Pre-exercise administration of yohimbine may enhance the efficacy of exercise training as a fat loss strategy by boosting lipolysis. Med Hypotheses. 2002 Jun; 58(6):491-5.

McConell G., et al. Effect of timing of carbohydrate ingestion on endurance exercise performance. Med Sci Sports Exerc. 1996 Oct; 28(10):1300-4.

McConell G.K., et al. Influence of ingested fluid volume on physiological responses during prolonged exercise. Acta Physiol Scand. 1997 Jun; 160(2):149-56.

McNaughton L., et al. Sodium citrate ingestion and its effects on maximal anaerobic exercise of different durations. Eur J Appl Physiol Occup Physiol. 1992; 64(1):36-41.

Medelli J., et al. Variation in plasma amino acid concentrations during a cycling competition. J Sports Med Phys Fitness. 2003 Jun; 43(2):236-42.

Mehlsen J., et al. Effects of a Ginkgo biloba extract on forearm haemodynamics in healthy volunteers. Clin Physiol Funct Imaging. 2002 Nov; 22(6):375-8.

Melanson E.L., et al. Effect of low- and high-calcium dairy-based diets on macronutrient oxidation in humans. Obes Res. 2005 Dec; 13(12):2102-12.

Mercke Odeberg J., et al. Oral bioavailability of the antioxidant astaxanthin in humans is enhanced by incorporation of lipid based formulations. Eur J Pharm Sci. 2003 Jul; 19(4):299-304.

Mero A., et al. Effects of bovine colostrum on serum IGF-I, IgG, hormone, and saliva IgA during training. J Appl Physiol. 1997 83: 1144-1151.

Mero A., et al. IGF-I, IgA, and IgG responses to bovine colostrum supplementation during training. J Appl Physiol. 2002 Aug; 93(2):732-9.

Mero A., et al. Leucine supplementation and serum amino acids, testosterone, cortisol and growth hormone in male power athletes during training. J Sports Med Phys Fitness. 1997b Jun; 37(2):137-45.

Metin G., et al. Effect of regular training on plasma thiols, malondialdehyde and carnitine concentrations in young soccer players. Chin J Physiol. 2003 Mar 31; 46(1):35-9.

Mhurchu C.N., et al. Effect of chitosan on weight loss in overweight and obese individuals: a systematic review of randomized controlled trials. Obes Rev. 2005 Feb; 6(1):35-42.

Mickleborough T.D., et al. Protective effect of fish oil supplementation on exercise-induced bronchoconstriction in asthma. Chest. 2006 Jan; 129(1):39-49.

Millard-Stafford M., et al. Recovery from run training: efficacy of a carbohydrate-protein beverage? Int J Sport Nutr Exerc Metab. 2005 Dec; 15(6):610-24.

Millard-Stafford M., et al. Water versus carbohydrate-electrolyte ingestion before and during a 15-km run in the heat. Int J Sport Nutr. 1997 Mar; 7(1):26-38.

Miller P.C., et al. The effects of protease supplementation on skeletal muscle function and DOMS following downhill running. J Sports Sci. 2004 Apr; 22(4):365-72.

Miller S.L., et al. Independent and combined effects of amino acids and glucose after resistance exercise. Med Sci Sports Exerc. 2003 Mar; 35(3):449-55.

Mittendorfer B., et al. Whole body and skeletal muscle glutamine metabolism in healthy subjects. Am J Physiol Endocrinol Metab. 2001 Feb; 280(2):E323-33.

Moore T.A., et al. Growth hormone response to oral arginine supplementation. Faseb J. 1998. 12 (4 part 1): A541.

Morens C., et al. Increasing habitual protein intake accentuates differences in postprandial dietary nitrogen utilization between protein sources in humans. J Nutr. 2003 Sep; 133(9):2733-40.

Morton D.P. Exercise related transient abdominal pain. Br J Sports Med. 2003 Aug; 37(4):287-8.

Morton D.P., et al. Effect of ingested fluid composition on exercise-related transient abdominal pain. Int J Sport Nutr Exerc Metab. 2004 Apr; 14(2):197-208.

Morton D.P., et al. Factors influencing exercise-related transient abdominal pain. Med Sci Sports Exerc. 2002 May; 34(5):745-9.

Moskowitz R.W. Role of collagen hydrolysate in bone and joint disease. Semin Arthritis Rheum. 2000 Oct; 30(2):87-99.

Mullins N.M., et al. Effects of resistance training and protein supplementation on bone turnover in young adult women. Nutr Metab (Lond). 2005 Aug 17; 2:19.

Mundel T., et al. Drink temperature influences fluid intake and endurance capacity during exercise in a hot, dry environment. Exp Physiol. 2006b 91 (5): 925-933.

Mundel T., et al. Effect of transdermal nicotine administration on exercise endurance in men. Exp Physiol. 2006a Jul; 91(4):705-13.

Nadelson C. Sport and Exercise-induced Migraines. Current Sports Medicine Reports 2006, 5:29-33.

Nagasawa T., et al. Effects of creatine laoding on rowing performance in male competitive rowers. Jpn J Phys Fit Sport Med 2001 50 (1): 89-96.

Nakao C., et al. Effect of acetate on glycogen replenishment in liver and skeletal muscles after exhaustive swimming in rats. Scand J Med Sci Sports. 2001 Feb; 11(1):33-7.

Narin S.O., et al. The effects of exercise and exercise-related changes in blood nitric oxide level on migraine headache. Clin Rehabil. 2003 Sep; 17(6):624-30.

Nasolodin V.V., et al. Zinc and silicon metabolism in highly trained athletes during heavy exercise. Vopr Pitan. 1987 Jul-Aug; (4): 37-9.

Naylor G.J., et al. A double blind placebo controlled trial of ascorbic acid in obesity. Nutr Health. 1985; 4(1):25-8.

Nazar K., et al. Phosphate supplementation prevents a decrease of triiodothyronine and increases resting metabolic rate during low energy diet. J Physiol Pharmacol. 1996 Jun; 47(2):373-83.

Nelson A.G., et al. Creatine supplementation alters the response to a graded cycle ergometer test. Eur J Appl Physiol 2000 Sep; 83(1):89-94.

Neuman I., et al. Reduction of exercise-induced asthma oxidative stress by lycopene, a natural antioxidant. Allergy. 2000 Dec; 55(12):1184-9.

Neychev V.K., et al. The aphrodisiac herb Tribulus terrestris does not influence the androgen production in young men. J Ethnopharmacol. 2005 Oct 3; 101(1-3):319-23.

Nissen S., et al. Effect of leucine metabolite beta-hydroxy-beta-methylbutyrate on muscle metabolism during resistance-exercise training. J Appl Physiol. 1996 Nov; 81(5):2095-104.

Ohtani M., et al. Amino acid supplementation affects hematological and biochemical parameters in elite rugby players. Biosci Biotechnol Biochem. 2001 Sep; 65(9):1970-6.

Ohtani M., et al. Changes in hematological parameters of athletes after receiving daily dose of a mixture of 12 amino acids for one month during the middle- and long-distance running training. Biosci Biotechnol Biochem. 2001 Feb; 65(2):348-55.

Oktedalen O., et al. Changes in the gastrointestinal mucosa after long-distance running. Scand J Gastroenterol. 1992 Apr; 27(4):270-4.

Oliveira P.V., et al. Correlation Among Muscle Mass, Strength And Cross Sectional Muscle Area According To Carbohydrate And Protein Supplementation. Med Sci Sports Exerc. 2005 May; 37(5 Supplement): p S38.

Ollier F., et al. Apports alimentaires et dépenses énergétiques d'adolescents footballeurs de haut niveau: Comparaison de deux méthodes d'évaluation des apports. Cahiers de Nutrition et de Diététique. 2006 Fév; 41(1): 23-31.

Olsen S., et al. Creatine supplementation augments the increase in satellite cell and myonuclei number in human skeletal muscle induced by strength training. J Physiol. 2006 Jun 1; 573(Pt 2): 525-534.

Ostman E., et al. Vinegar supplementation lowers glucose and insulin responses and increases satiety after a bread meal in healthy subjects. Eur J Clin Nutr. 2005 Sep; 59(9):983-8.

Paddon-Jones D., et al. Amino acid ingestion improves muscle protein synthesis in the young and elderly. Am J Physiol Endocrinol Metab. 2004 Mar; 286(3):E321-8.

Paddon-Jones D, et al. Exogenous amino acids stimulate human muscle anabolism without interfering with the response to mixed meal ingestion. Am J Physiol Endocrinol Metab. 2005 Apr; 288(4):E761-7.

Paddon-Jones D., et al. Short-term beta-hydroxy-beta-methylbutyrate supplementation does not reduce symptoms of eccentric muscle damage. Int J Sport Nutr Exerc Metab. 2001 Dec; 11(4):442-50.

Parcell A.C., et al. Cordyceps Sinensis (CordyMax Cs-4) supplementation does not improve endurance exercise performance. Int J Sport Nutr Exerc Metab. 2004 Apr; 14(2):236-42.

Parnell H., et al. Combined effects of L-theanine and caffeine on cognition and mood. Appetite. 2006 Sept; 47(2):273.

Pavelka K. Glucosamine sulfate use and delay of progression of knee-osteoarthritis. Arch Intern Med. 2002 162: 2113-2123.

Pearson D. The effects of gelatin supplementation on anterior knee pain in collegiate-level athletes. J Strength Cond res. 2000 14 (3): 368.

Phillips S.M., et al. Dietary protein to support anabolism with resistance exercise in young men. J Am Coll Nutr. 2005 Apr; 24(2):134S-139S.

Phinney S.D., et al. Reduced adipose 18:3 omega 3 with weight loss by very low calorie dieting. Lipids. 1990 Dec; 25(12):798-806.

Piattoly T., et al. L-Glutamine Supplementation: Effects on Recovery from Exercise. Medicine & Science in Sports & Exercise. 2004 May Supplement; 36(5): S127.

Piehl Aulin K., et al. Muscle glycogen resynthesis rate in humans after supplementation of drinks containing carbohydrates with low and high molecular masses. Eur J Appl Physiol. 2000 Mar; 81(4):346-51.

Pinkoski C. et al. The Effects of Conjugated Linoleic Acid Supplementation during Resistance Training. Medicine & Science in Sports & Exercise. 38 (2): 339-348, February 2006.

Pitkanen H., et al. Effects of training on the exercise-induced changes in serum amino acids and hormones. J Strength Cond Res. 2002b Aug; 16(3):390-8.

Pitkanen H., et al. Serum amino acid responses to three different exercise sessions in male power athletes. J Sports Med Phys Fitness. 2002a Dec; 42(4):472-80.

Pittler M.H., et al. Guar gum for body weight reduction: meta-analysis of randomized trials. Am J Med. 2001 Jun 15; 110(9):724-30.

Plunkett B.T., et al. Investigation of the side pain «stitch» induced by running after fluid ingestion. Med Sci Sports Exerc. 1999 Aug; 31(8):1169-75.

Poolsup N., et al. Glucosamine long-term treatment and the progression of knee osteoarthritis: systematic review of randomized controlled trials. Ann Pharmacother. 2005 Jun; 39(6):1080-7.

Quintana R., et al. The Effects Of Gingko Biloba On Acute Mountain Sickness And Exercise Performance With Moderate Hypoxia. Med Sci Sports Exerc. 2005 May (suppl) 37 (5): S297.

Rajpathak S.N., et al. Calcium and dairy intakes in relation to long-term weight gain in US men. Am J Clin Nutr. 2006 Mar; 83(3):559-66.

Rakes M., et al. Effects of 28 days of beta-alanine and creatine monohydrate supplementation on oxygen uptake, ventilatory and lactate thresholds, and time to exhaustion. Journal of the International Society of Sports Nutrition. 2 (1): 7, 2005.

Ramazanov Z., et al. Sulfated polysaccharides of brown seaweed Cystoseira canariensis bind to serum myostatin protein. Acta Physiol Pharmacol Bulg. 2003; 27(2-3):101-6.

Ransone J., et al. The effect of beta-hydroxy beta-methylbutyrate on muscular strength and body composition in collegiate football players. J Strength Cond Res. 2003 Feb; 17(1):34-9.

Rawson E.S., et al. Differential response of muscle phosphocreatine to creatine supplementation in young and old subjects. Acta Physiol Scand. 2002 Jan; 174(1):57-65.

Reay J.L., et al. Single doses of Panax ginseng (G115) reduce blood glucose levels and improve cognitive performance during sustained mental activity. J Psychopharmacol. 2005 Jul; 19(4):357-65.

Reginster J.Y., et al. Long-term effects of glucosamine sulphate on osteoarthritis progression: a randomised, placebo-controlled clinical trial. Lancet 2001 Jan 27; 357: 251-56.

Rehrer N.J. Fluid and electrolyte balance in ultra-endurance sport. Sports Med. 2001; 31(10):701-15.

Robin J.M. Acides gras polyinsaturés (AGPI), activité physique et lipidémie. Méd Sport. 2002 38 (Mars-Avril): 24-28.

Robinson Y., et al. Intravascular hemolysis and mean red blood cell age in athletes. Med Sci Sports Exerc. 2006 Mar; 38(3):480-3.

Robson P.J., et al. Antioxidant supplementation enhances neutrophil oxidative burst in trained runners following prolonged exercise. Int J Sport Nutr Exerc Metab. 2003 Sep; 13(3):369-81.

Rodriguez-Stanley S., et al. Effect of esophageal Acid and prophylactic rabeprazole on performance in runners. Med Sci Sports Exerc. 2006 Sep; 38(9):1659-65.

Rogers P.J., et al. Further analysis of the short-term inhibition of food intake in humans by the dipeptide L-aspartyl-L-phenylalanine methyl ester (aspartame). Physiol Behav. 1991 Apr; 49(4):739-43.

Rohde T., et al. Competitive sustained exercise in humans, lymphokine activated killer cell activity, and glutamine - an intervention study. Eur J Appl Physiol Occup Physiol. 1998 Oct; 78(5):448-53.

Rolls B.J. Effects of intense sweeteners on hunger, food intake, and body weight: a review. Am J Clin Nutr. 1991 Apr; 53(4):872-8.

Rossi A.L., et al. Soy beverage consumption by young men: increased plasma total antioxidant status and decreased acute, exercise-induced muscle damage. J Nutraceuticals Funct Med Foods. 2000; 3:33–44.

Roti M.W., et al. Thermoregulatory responses to exercise in the heat: chronic caffeine intake has no effect. Aviat Space Environ Med. 2006 Feb; 77(2):124-9.

Rozenek R., et al. Effects of high-calorie supplements on body composition and muscular strength following resistance training. J Sports Med Phys Fitness. 2002 Sep; 42(3):340-7.

Ruby B.C., et al. The addition of fenugreek extract (Trigonella foenum-graecum) to glucose feeding increases muscle glycogen resynthesis after exercise. Amino Acids. 2005 Feb; 28(1):71-6.

Rudzki S.J., et al. Gastrointestinal blood loss in triathletes: it's etiology and relationship to sports anaemia. Aust J Sci Med Sport. 1995 Mar; 27(1):3-8.

Saitta G., et al. L'uridin-trifosfato (UTP) in associazione vitaminica nella prevenzione della fatica. Med Sport. 1965 5: 480.

Sallinen J., et al. Relationship between diet and serum anabolic hormone responses to heavy-resistance exercise in men. Int J Sports Med. 2004 Nov; 25(8):627-33.

Saunders M.J., et al. Effects of a carbohydrate-protein beverage on cycling endurance and muscle damage. Med Sci Sports Exerc. 2004 Jul; 36(7):1233-8.

Schabort E.J., et al. The effect of a preexercise meal on time to fatigue during prolonged cycling exercise. Med Sci Sports Exerc. 1999 Mar; 31(3):464-71.

Schaefer A., et al. L-arginine reduces exercise-induced increase in plasma lactate and ammonia. Int J Sports Med. 2002 Aug; 23(6):403-7.

Schaffhauser A.O., et al. L-carnitine supplementation - A natural approach for weight management. Ann Nutr Metab. 2000 44: 94.

Scharhag J., et al. Effects of Graded Carbohydrate Supplementation on the Immune Response in Cycling. Med Sci Sports Exerc. 2006 Feb; 38(2):286-292.

Schena F., et al. Branched-chain amino acid supplementation during trekking at high altitude. The effects on loss of body mass, body composition, and muscle power. Eur J Appl Physiol Occup Physiol. 1992; 65(5):394-8.

Schneiker K.T., et al. Effects of caffeine on prolonged intermittent-sprint ability in team-sport athletes. Med Sci Sports Exerc. 2006 Mar; 38(3):578-85.

Schoenberg M.H., et al. The generation of oxygen radicals after drinking of oxygenated water. Eur J Med Res. 2002 Mar 28; 7(3):109-16.

Seifert J.G., et al. Muscle damage, fluid ingestion, and energy supplementation during recreational alpine skiing. Int J Sport Nutr Exerc Metab. 2005 Oct; 15(5):528-36.

Senturk U.K., et al. Effect of antioxidant vitamin treatment on the time course of hematological and hemorheological alterations after an exhausting exercise episode in human subjects. J Appl Physiol. 2005 Apr; 98(4):1272-9.

Shafat A., et al. Effects of dietary supplementation with vitamins C and E on muscle function during and after eccentric contractions in humans. Eur J Appl Physiol. 2004 Oct; 93(1-2):196-202.

Shapses S.A., et al. Bone, Body Weight, and Weight Reduction: What Are the Concerns? J. Nutr. 2006 June; 136: 1453-1456.

Sharp R.L. Role of Sodium in Fluid Homeostasis with Exercise. J Am Coll Nutr. 2006 June; 25(suppl 3): 231S-239S.

Shave R., et al. The effects of sodium citrate ingestion on 3,000-meter time-trial performance. J Strength Cond Res. 2001 May; 15(2):230-4.

Shimomura Y., et al. Nutraceutical effects of branched-chain amino acids on skeletal muscle. J Nutr. 2006 Feb; 136(2):529S-532S.

Shirreffs S.M., et al. Volume repletion after exercise-induced volume depletion in humans: replacement of water and sodium losses. Am J Physiol. 1998 May; 274(5 Pt 2): F868-75.

Simonsen J.C., et al. Dietary carbohydrate, muscle glycogen, and power output during rowing training. J Appl Physiol. 1991 Apr; 70(4):1 500-5.

Sindayikengera S., et al. Nutritional evaluation of caseins and whey proteins and their hydrolysates from Protamex. J Zhejiang Univ Sci B. 2006 Feb; 7(2):90-8.

Singh A., et al. Chronic multivitamin-mineral supplementation does not enhance physical performance. Med Sci Sports Exerc. 1992 Jun; 24(6):726-32.

Siu P.M., et al. Use of the glycemic index: effects on feeding patterns and exercise performance. J Physiol Anthropol Appl Human Sci. 2004 Jan; 23(1):1-6.

Slater G., et al. Beta-hydroxy-beta-methylbutyrate (HMB) supplementation does not affect changes in strength or body composition during resistance training in trained men. Int J Sport Nutr Exerc Metab. 2001 Sep; 11(3):384-96.

Smith D.J., et al. Changes in glutamine and glutamate concentrations for tracking training tolerance. Med Sci Sports Exerc. 2000 Mar; 32(3):684-9.

Smith G.J., et al. The effect of pre-exercise glucose ingestion on performance during prolonged swimming. Int J Sport Nutr Exerc Metab. 2002 Jun; 12(2):136-44.

Smith H.J., et al. Mechanism of the attenuation of proteolysis-inducing factor stimulated protein degradation in muscle by beta-hydroxy-beta-methylbutyrate. Cancer Res. 2004 Dec 1; 64(23):8731-5.

Snow R.J., et al. Effect of carbohydrate ingestion on ammonia metabolism during exercise in humans. J Appl Physiol. 2000 May; 88(5):1576-80.

Steben R.E., et al. The effects of pollen and protein extracts on selected blood factors and performance of athletes. J Sports Med Phys Fitness. 1978 Sep; 18(3):221-6.

Stein T.P., et al. Attenuation of the protein wasting associated with bed rest by branched-chain amino acids. Nutrition. 1999 Sept; 15(9):656-60.

Stofan J.R., et al. Sweat and sodium losses in NCAA football players: a precursor to heat cramps? Int J Sport Nutr Exerc Metab. 2005 Dec; 15(6):641-52.

Stone M.B., et al. A single dose of Ginkgo biloba does not affect soleus motoneuron pool excitability. J Strength Cond Res. 2003 Aug; 17(3):587-9.

Stout J.R., et al. Effects of 28 days of beta-alanine and creatine monohydrate supplementation on physical working capacity at neuromuscular fatigue threshold. Journal of the International Society of Sports Nutrition. 2 (1): 17, 2005.

Striegel H., et al. The Use of Nutritional Supplements Among Master Athletes. Int J Sports Med 2006; 27: 236-241.

Stroescu V., et al. Hormonal and metabolic response in elite female gymnasts undergoing strenuous training and supplementation with SUPRO Brand Isolated Soy Protein. J Sports Med Phys Fitness. 2001 Mar; 41(1):89-94.

Sugita M., et al. Effect of a selected amino acid mixture on the recovery from muscle fatigue during and after eccentric contraction exercise training. Biosci Biotechnol Biochem. 2003 Feb; 67(2):372-5.

Sullivan P.G., et al. Dietary supplement creatine protects against traumatic brain injury. Ann Neurol. 2000 Nov; 48(5):723-9.

Suminski R.R., et al. Acute effect of amino acid ingestion and resistance exercise on plasma growth hormone concentration in young men. Int J Sport Nutr. 1997 Mar; 7(1):48-60.

Sutton E.E., et al. Ingestion of tyrosine: effects on endurance, muscle strength, and anaerobic performance. Int J Sport Nutr Exerc Metab. 2005 Apr; 15(2):173-85.

Swart I., et al. The effect of L-carnitine supplementation on plasma carnitine levels and various performance parameters of male marathon athletes. Nutr Res. 1997 March; 17(3):405-414.

Syrotuik D.G., et al. Acute creatine monohydrate supplementation: a descriptive physiological profile of responders vs. nonresponders. J Strength Cond Res. 2004 Aug; 18(3):610-7.

Tallon M.J., et al. The carnosine content of vastus lateralis is elevated in resistance-trained bodybuilders. J Strength Cond Res. 2005 Nov; 19(4):725-9.

Taniguchi Y., et al. Antinociceptive effects of counterirritants. Nippon Yakurigaku Zasshi. 1994 Dec; 104(6):433-46.

Tant L., et al. Open-label, randomized, controlled pilot study of the effects of a glucosamine complex on Low back pain. Current Therapeutic Research. 2005 Nov-Dec; 66(6):511-521.

Tarnopolsky M.A. Gender differences in metabolism; nutrition and supplements. J Sci Med Sport. 2000 Sep; 3(3):287-98.

Tarnopolsky M.A, et al. Gender differences in carbohydrate loading are related to energy intake. J Appl Physiol. 2001 Jul; 91(1):225-30.

Tarpenning K.M., et al. Influence of weight training exercise and modification of hormonal response on skeletal muscle growth. J Sci Med Sport. 2001 Dec; 4(4):431-46.

Telford R.D., et al. The effect of 7 to 8 months of vitamin/mineral supplementation on the vitamin and mineral status of athletes. Int J Sport Nutr. 1992 Jun; 2(2):123-34.

Thistlethwaite J.R. The effects of glutamine on muscle strength and body composition. Medicine & Science in Sports & Exercise. 2005 May; 37(5 suppl): S45.

Tholon L., et al. An in vitro, ex vivo, and in vivo demonstration of the lipolytic effect of slimming liposomes: An unexpected alpha (2)-adrenergic antagonism. J Cosmet Sci. 2002 Jul-Aug; 53(4):209-18.

Thompson D., et al. Prolonged vitamin C supplementation and recovery from demanding exercise. Int J Sport Nutr Exerc Metab. 2001 Dec; 11(4):466-81.

Thompson W.G., et al. Effect of energy-reduced diets high in dairy products and fiber on weight loss in obese adults. Obes Res. 2005 Aug; 13(8):1344-53.

Tidow-Kebritchi S., et al. Effects of diets containing fish oil and vitamin E on rheumatoid arthritis. Nutr Rev. 2001 Oct; 59(10):335-8.

Tipton K.D., et al. Acute response of net muscle protein balance reflects 24-h balance after exercise and amino acid ingestion. Am J Physiol Endocrinol Metab. 2003 Jan; 284(1):E76-89.

Tipton K.D., et al. Ingestion of Casein and Whey Proteins Result in Muscle Anabolism after Resistance Exercise. Medicine & Science in Sports & Exercise. 2004 Dec; 36(12):2073-2081.

Tipton K.D., et al. Nonessential amino acids are not necessary to stimulate net muscle protein synthesis in healthy volunteers. J Nutr Biochem. 1999 Feb; 10(2):89-95.

Tipton K.D., et al. Timing of amino acid-carbohydrate ingestion alters anabolic response of muscle to resistance exercise. Am J Physiol Endocrinol Metab. 2001 Aug; 281(2):E197-206.

Tomten S.E., et al. Energy balance in weight stable athletes with and without menstrual disorders. Scandinavian Journal of Medicine & Science in Sports. 2006 Apr; 16(2):127.

Tripathi Y.B., et al. Thyroid stimulatory action of (Z)-guggulsterone: mechanism of action. Planta Med. 1988 Aug; 54(4):271-7.

Tsintzas O.K., et al. Carbohydrate ingestion and single muscle fiber glycogen metabolism during prolonged running in men. J Appl Physiol. 1996 Aug; 81(2):801-9.

Tveiten D., et al. Effect of Arnica D30 in marathon runners. Pooled results from two double-blind placebo controlled studies. Homeopathy. 2003 Oct; 92(4):187-9.

Uchiyama S., et al. Relationship between oxidative stress in muscle tissue and weight-lifting-induced muscle damage. Pfl̦gers Archiv European Journal of Physiology. 2006 April; 452(1)109 – 116.

Udani J., et al. Blocking carbohydrate absorption and weight loss: a clinical trial using Phase 2 brand proprietary fractionated white bean extract. Altern Med Rev. 2004 Mar; 9(1):63-9.

Usha P.R., et al. Randomised, Double-Blind, Parallel, Placebo-Controlled Study of Oral Glucosamine, Methylsulfonylmethane and their Combination in Osteoarthritis. Clinical Drug Investigation. 2004, 24 (6): 353-363.

Van Hall G., et al. Effect of carbohydrate supplementation on plasma glutamine during prolonged exercise and recovery. Int J Sports Med. 1998 Feb; 19(2):82-6.

Van Hall G., et al. Mechanisms of activation of muscle branched-chain alpha-keto acid dehydrogenase during exercise in man. J Physiol. 1996 Aug 1; 494 (Pt 3): 899-905.

Van Koevering M.T., et al. Effects of beta-hydroxy-beta-methyl butyrate on performance and carcass quality of feedlot steers. J Anim Sci. 1994 Aug; 72(8):1927-35.

Van Schepdael P. Les effets du Ginseng G115 sur la capacité physique de sportifs d'endurance. Acta ther. 1993 19 (4): 337-347.

Van Someren K.A., et al. Supplementation with beta-hydroxy-beta-methylbutyrate (HMB) and alpha-ketoisocaproic acid (KIC) reduces signs and symptoms of exercise-induced muscle damage in man. Int J Sport Nutr Exerc Metab. 2005 Aug; 15(4):413-24.

Van Zyl C.G., et al. Effects of medium-chain triglyceride ingestion on fuel metabolism and cycling performance. J Appl Physiol. 1996 Jun; 80(6):2217-25.

Varnier M., et al. Stimulatory effect of glutamine on glycogen accumulation in human skeletal muscle. Am J Physiol. 1995 Aug; 269(2 Pt 1): E309-15.

Vaughan M.A., et al. Physiological effects of ginseng may be due to methylxanthines. Med Sci Sports Exerc. 1999 May; 31(5) Supplement: S121.

Vickers A.J., et al. Homeopathic Arnica 30x is ineffective for muscle soreness after long-distance running: a randomized, double-blind, placebo-controlled trial. Clin J Pain. 1998 Sep; 14(3):227-31.

Vierck J.L., et al. The effects of ergogenic compounds on myogenic satellite cells. Med Sci Sports Exerc. 2003 May; 35(5):769-76.

Vikman H.L., et al. Alpha 2A-adrenergic regulation of cyclic AMP accumulation and lipolysis in human omental and subcutaneous adipocytes. Int J Obes Relat Metab Disord. 1996 Feb; 20(2):185-9.

Villani R.G., et al. L-Carnitine supplementation combined with aerobic training does not promote weight loss in moderately obese women. Int J Sport Nutr Exerc Metab. 2000 Jun; 10(2):199-207.

Volek J.S. Performance and muscle fiber adaptations to creatine supplementation and heavy resistance training. Med Sci Sports Exerc. 1999 Aug; 31(8):1147-1156.

Volek J.S., et al. L-Carnitine L-tartrate supplementation favorably affects markers of recovery from exercise stress. Am J Physiol Endocrinol Metab. 2002 Feb; 282(2):E474-82.

Volk O. Behaviour of selected amino acids during a triple iron ultra-triathlon. Deutsche Zeitschrift Sportmedezin. 2001 52 (5): 169.

Vukovich M.D., et al. Effect of beta-hydroxy beta-methylbutyrate on the onset of blood lactate accumulation and Vo (2) peak in endurance-trained cyclists. J Strength Cond Res. 2001 Nov; 15(4):491-7.

Walberg-Rankin J., et al. The Effect of Oral Arginine During Energy Restriction in Male Weight Trainers. J Strength Cond Res. 1994. 8 (3): 170–177.

Walker J.L., et al. Dietary carbohydrate, muscle glycogen content, and endurance performance in well-trained women. J Appl Physiol. 2000 Jun; 88(6):2151-8.

Wallace S.G. Exercise performance in silicon supplemented thoroughbreds. Faseb J. 2006; 20(4):A197.

Walsh D.E., et al. Effect of glucomannan on obese patients: a clinical study. Int J Obes. 1984; 8(4):289-93.

Watson T.A., et al. Antioxidant-restricted diet reduces plasma nonesterified fatty acids in trained athletes. Lipids. 2005 Apr; 40(4):433-5.

Weight L.M., et al. Vitamin and mineral supplementation: effect on the running performance of trained athletes. Am J Clin Nutr. 1988 Feb; 47(2):192-5.

Weiss M., et al. Correlations between central nervous parameters and hormonal regulations during recovery from physical stress are influenced by L-theanine. Amino Acids. 2001 21 (1): 62.

Welbourne T.C. Increased plasma bicarbonate and growth hormone after an oral glutamine load. Am J Clin Nutr. 1995 May; 61(5):1058-61.

Weschler L.B., et al. What can be concluded regarding water versus sports drinks from the Vrijens-Reher experiments? J Appl Physiol. 2006 Apr; 100(4):1433-4.

Wideman L., et al. Synergy of L-arginine and GHRP-2 stimulation of growth hormone in men and women: modulation by exercise. Am J Physiol Regul Integr Comp Physiol. 2000 Oct; 279(4):R1467-77.

Wilborn C.D., et al. Effects of zinc magnesium aspartate (ZMA) supplementation on training adaptations and markers of anabolism and catabolism. Journal of the International Society of Sports Nutrition. 2004; 1(2):12-20.

Williams M.B., et al. Effects of recovery beverages on glycogen restoration and endurance exercise performance. J Strength Cond Res. 2003 Feb; 17(1):12-9.

Williams R.B. Treatment of acute muscle cramps with vinegar: a case report. J Athl Train. 2001 April-June; 36(2):S-106.

Williamson D.F., et al. Smoking cessation and severity of weight gain in a national cohort. N Engl J Med. 1991 Mar 14; 324(11):739-45.

Willoughby D.S. Effects of an alleged myostatin-binding supplement and heavy resistance training on serum myostatin, muscle strength and mass, and body composition. Int J Sport Nutr Exerc Metab. 2004 Aug; 14(4):461-72.

Wing-Gaia S.L, et al. Effects of purified oxygenated water on exercise performance during acute hypoxic exposure. Int J Sport Nutr Exerc Metab. 2005 Dec; 15(6):680-8.

Woodside J.V, et al. Short-term phytoestrogen supplementation alters insulin-like growth factor profile but not lipid or antioxidant status. The Journal of Nutritional Biochemistry 2006 17, Issue 3, March Pages 211-215.

Wright D.A, et al. Carbohydrate feedings before, during, or in combination improve cycling endurance performance. J Appl Physiol. 1991 Sep; 71(3):1082-8.

Wutzke K.D., et al. The effect of l-carnitine on fat oxidation, protein turnover, and body composition in slightly overweight subjects. Metabolism. 2004 Aug; 53(8):1002-6.

Ye W., et al. Antisweet saponins from Gymnema sylvestre. J Nat Prod. 2001 Feb; 64(2):232-5.

Young Soo J., et al. The Effects of Propolis on Exercise Induced Oxidative Stress. Med Sci Sports & Exerc. 2004 May; 36(5 Suppl): S173.

Zahorska-Markiewicz B., et al. [Effect of chitosan in complex management of obesity]. [Article in Polish]. Pol Merkuriusz Lek. 2002 Aug; 13(74):129-32.

Zajac A., et al. The influence of L-carnitine supplementation on body fat content, speed, explosive strength and VO2MAX in elite athletes. Biology of Sport. 2001 18: 127-135.

Zanolari B., et al. Qualitative and quantitative determination of yohimbine in authentic yohimbe bark and in commercial aphrodisiacs by HPLC-UV-API/ MS methods. Phytochem Anal. 2003 Jul-Aug; 14(4):193-201.

Zehnder M., et al. Further glycogen decrease during early recovery after eccentric exercise despite a high carbohydrate intake. Eur J Nutr. 2004 Jun; 43(3):148-59.

Zemel M.B., et al. Dairy augmentation of total and central fat loss in obese subjects. Int J Obes (Lond). 2005 Apr; 29(4):391-7.

Zemel M.B., et al. Dietary calcium induces regression of left ventricular hypertrophy in hypertensive non-insulin-dependent diabetic blacks. Am J Hypertens. 1990 Jun; 3(6 Pt 1): 458-63.

Zemel M.B., et al. Regulation of adiposity by dietary calcium. FASEB J. 2000 Jun; 14(9):1132-8.

Ziegler T.R., et al. Glutamine: from basic science to clinical applications. Nutrition. 1996 Nov-Dec; 12(11-12 Suppl): S68-70.

Ziemba A.W., et al. Ginseng treatment improves psychomotor performance at rest and during graded exercise in young athletes. Int J Sport Nutr. 1999 Dec; 9(4):371-7.

Zurier R.B., et al. Gamma-Linolenic acid treatment of rheumatoid arthritis. A randomized, placebo-controlled trial. Arthritis Rheum. 1996 Nov; 39(11):1808-17.